骨科疾病诊疗与临床护理

孙飞 等 主编

吉林科学技术出版社

图书在版编目（CIP）数据

骨科疾病诊疗与临床护理 / 孙飞等主编 . -- 长春：吉林科学技术出版社，2024.3

ISBN 978-7-5744-1106-7

Ⅰ . ①骨 … Ⅱ . ①孙 … Ⅲ . ①骨疾病－诊疗②骨疾病－护理 Ⅳ . ① R68 ② R473.6

中国国家版本馆 CIP 数据核字 (2024) 第 059763 号

骨科疾病诊疗与临床护理

主　　编	孙　飞　等
出 版 人	宛　霞
责任编辑	练闽琼
封面设计	刘　雨
制　　版	刘　雨
幅面尺寸	185mm×260mm
开　　本	16
字　　数	311 千字
印　　张	14.375
印　　数	1~1500 册
版　　次	2024 年 3 月第 1 版
印　　次	2024 年12月第 1 次印刷

出　　版	吉林科学技术出版社
发　　行	吉林科学技术出版社
地　　址	长春市福祉大路5788 号出版大厦A 座
邮　　编	130118
发行部电话/传真	0431-81629529 81629530 81629531 81629532 81629533 81629534
储运部电话	0431-86059116
编辑部电话	0431-81629510
印　　刷	廊坊市印艺阁数字科技有限公司

书　　号	ISBN 978-7-5744-1106-7
定　　价	84.00元

前 言

《骨科疾病诊疗与临床护理》是一本详细阐述骨科疾病的损伤机制、临床表现、并发症和治疗方法的专业用书，尤其在治疗方法上突出地描述骨科保守治疗和手术治疗方式方法。编者系统阐述了骨科疾病治疗方面新理论、新方法、新技术及新材料的应用，对新参加工作的年轻骨科医师在掌握传统治疗方法上起到推动作用。

本书内容包括脊柱骨折、脊髓骨折、髋部损伤、脊柱和脊髓损伤、胸腰椎和脊髓损伤、非化脓性关节炎、椎间盘退变性疾病、骨科疾病护理和骨科手术护理程序。本书内容全面、文字简练、重点突出、可操作性强、易于掌握，可供骨科专业的各级临床医师参考阅读。

在本书编写过程中，所有参编人员精心策划，认真编写，投入了大量的时间和经历，力求内容科学准确，但由于时间仓促，加之我们水平所限，书中不足之处在所难免，敬请广大读者提出宝贵意见。

目 录

第一章　脊柱骨折

脊柱骨折发生率占全身骨折总量的5%～6%，其中，胸腰段骨折约占50%。损伤原因多为各类形式的暴力作用，如交通事故、高处坠落等。该类患者往往伴有脊髓和神经根的损伤而出现多种形式的神经功能障碍，导致死亡或永久性残疾。随着医疗水平的提高，该疾病的预后较前有了明显改善。

一、临床症状

由于脊柱骨折多合并脊髓损伤，延误诊断可能会导致神经功能并发症的发生，所以早期评估损伤非常重要。脊柱损伤的患者有明确的外伤史，可出现脊柱畸形、脊柱活动受限、皮下瘀血、损伤处疼痛等，常并发脊髓和神经根的损伤而出现完全性或不完全性运动、感觉障碍，如四肢瘫、截瘫、马尾综合征、大小便功能障碍等。不同的部位有不同的并发症，如胸椎骨折伴随肋骨损伤时出现胸廓畸形、呼吸运动异常；腰椎骨折时可合并腹膜后血肿而出现麻痹性肠梗阻等。

影像学检查在脊柱骨折中有非常重要的作用，特别是在患者意识不清，难以进行全面准确的判断时，对了解骨折的部位、类型、严重程度有很大的帮助。脊柱骨折时，X线上表现为椎体高度、脊柱序列等变化，在CT上可出现椎体爆裂、椎管容积变小、椎弓、椎弓根、椎板、棘突的断裂等。MRI可进一步评估脊柱骨折带来的脊髓和软组织损伤，可发现脊髓受压、脊髓血肿、后纵韧带断裂等征象。

二、脊柱骨折的分型

脊柱骨折根据不同需要有多种分类方法，可按解剖部位、压缩程度、损伤机制等分类。值得一提的是，胸腰段是脊柱骨折中最常见区域。从解剖结构上看，该部位由活动范围很小的胸椎向活动范围很大腰椎的延续，其形态由后凸逐渐移行为前凸，这些特殊的解剖学特征使胸腰段骨折呈现复杂性、多样化，进而胸腰段骨折的治疗也成为脊柱骨折研究的焦点。

1983年Denis提出“三柱”理论，将胸腰段分为前、中、后柱：前柱包括前纵韧带、椎体和椎间盘的前1/2，中柱包括椎体和椎间盘后1/2和后纵韧带，后柱包括椎弓、黄韧带、关节突关节和棘间韧带。以此为基础，脊柱骨折按形态分为压缩型骨折、爆裂型骨折、屈曲牵张型(安全带损伤)、骨折脱位型4大类。压缩型骨折主要涉及椎体前柱，其余两柱正常；累及中柱的称为爆裂性骨折；屈曲牵张型骨折又称为安全带损伤，常见于车祸，其特点通常是以前柱为支点，中柱和后柱继发性受力进而造成牵张损伤；骨折脱位常是脊柱受到混合性质的暴力因素(压缩、牵张、旋转、剪切等)所致“三柱”全部断裂而造成椎体间的相对移位。按骨折稳定性与否可将脊柱骨折分为稳定性骨折和不稳定性骨折。一般来说，凡累及“三柱”中后柱的脊柱骨折均视为不稳定性骨折，但 Denis 认为累及中柱的骨折属不稳定性骨折。

随着人们对脊柱骨折的认识不断深入，局限于影像学上骨折形态的分类已经不能满足现代治疗的需要，在近几年的脊柱骨折分型中纳入了生物力学、损伤机制、神经损伤等因素，如强调损伤严重程度的 AO 分型将脊柱骨折分为三型：A 型为压缩型骨折；B 型为分离损伤；C 型为旋转或多方向的不稳。每型根据骨折程度分为 3 个亚型，该分类在国际上较为流行。但该分型对脊柱的稳定性和神经损伤程度的细化考虑不足，且分型复杂烦琐，其应用受到限制。

现代治疗观点认为判断后方韧带复合体的完整性对于手术治疗脊柱骨折有着至关重要的作用。目前认为 MRI 为判断后方韧带复合体韧带损伤提供了条件。国际脊柱损伤研究小组制定了胸腰段损伤严重性评分和改良后的胸腰段损伤分型及评分系统。上述评分考虑了神经功能的状态和后方韧带复合体的状态，可据此决定是否手术。同时 TUCS 还能确定最佳的手术入路。

虽然现在的脊柱骨折分型较以前更为精细、合理，为治疗提供了更多的依据，但每个临床个体都有其独特的病理特点，不能完全依靠骨折分型而决定治疗方式，而应该全面评估患者的总体状态。

三、脊柱骨折的治疗方式的选择及争议

脊柱骨折的治疗分为手术和非手术治疗。现代影像辅助技术和内固定技术与器材的改进极大地提高了脊柱骨折治疗水平使医生对该疾病治疗方式的选择有了更加明晰的判断：不完全脊髓损伤，椎管占位＞ 50%，椎体高度丢失＞ 1/4，脊柱后凸角＞ 25° ～ 30°，多节段不连续脊柱骨折均视为手术治疗的指征，尤其是存在脊髓马尾和圆锥受损的患者，提倡在伤后 48 小时内进行手术治疗，解除神经压迫。尽管针对脊柱骨折的治疗已经形成了一套适用性很强的理论体系，但是仍有一些富有争议性的话题引起该领域医师的持续关注，现论述如下。

（一）非手术治疗

非手术治疗伴有非进展性神经损伤的脊柱骨折往往能获得满意疗效。有人在非手术治疗胸腰段爆裂性骨折的患者中也观察到了神经功能的改善，还有人发现手术和非手术治疗一些 ASIA 分级相同的患者神经功能恢复疗效相当。有人提出对伴有非进展性神经损伤的脊柱骨折应尽量采取非手术治疗。但考虑到长期卧床带来并发症的风险，为促进早日下床活动、减少并发症而充分权衡后更多地学者提倡手术治疗。也值得提倡。

（二）手术指征

椎管占位＞ 50% 是明确的手术指征，虽然有人提出神经功能恢复与椎管占位清除之间没有相关性，但这并不能说明没有神经功能受损的脊柱骨折就不具备手术指征，多数

学者提倡为防止后期继发性畸形、迟发性神经损伤而通过手术治疗恢复脊柱的生理序列、重建脊柱稳定性是非常有必要的。

（三）椎体高度丢失

经过临床治疗后，随访中对椎体高度丢失的变化结果的报道不尽相同。有资料显示，在良好的椎弓根钉固定后，椎体高度丢失量更小。一些报道认为椎体高度的丢失和患者的神经功能评价并无相关性。上述现象可能是由于临床随访样本量和随访时间的差异性造成的，未来大样本长时间的临床随访有助于明确两者之间的关系，这样有助于判断是否需要进行手术来干预椎体高度丢失的进展。

（四）后凸畸形

部分非手术治疗的脊柱骨折在一定条件下出现局部或较大范围的节段性后凸畸形。不少人认为其后凸畸形会随着随访时间的延长而呈现动态进展，但在一些临床随访中却发现了不一样的结果。虽然没有证据显示严重后凸畸形与迟发性的神经功能障碍及其他相关不好的功能结果之间有明显联系，但为恢复脊柱正常解剖序列，采取后凸矫形手术可以提高患者生活质量。

四、手术治疗脊柱骨折

手术治疗脊柱骨折目的在于：①保护神经、解除神经所受的压迫，以利于神经功能恢复；②恢复和重建椎体的高度和生理形态；③建立稳定的脊柱环境，为早期下床活动和康复锻炼提供条件；④防止迟发性创伤后脊柱畸形和神经功能障碍；⑤最大限度地保留脊柱的运动功能。近年有一种观点提倡稳定固定的脊柱骨折患者术后即刻活动，以减少长期卧床所致并发症。

脊柱骨折的手术入路大致分为后入路、前入路、后前联合入路等。应结合患者神经功能状态、脊柱骨折脱位程度、后方韧带复合体损伤状况以及医疗设备、技术条件等因素综合考虑，应尽可能在单一入路内完成手术。

对于后方韧带复合体的孤立性损伤，最好采用后方入路。骨折伴有明确的脱位时，应选择后路或后、前路手术，以便于脱位的复位。现有的影像辅助技术条件为术前、术中准确定位损伤椎体及相关结构的损伤严重程度提供了有利条件，同时内固定材质的改良也大大提高了该手术入路的实用性和可操作性。目前经后路手术不仅可以完成后路减压、复位及固定，还能一次性完成脊柱中柱、前柱的减压、复位及固定。后方入路的不足之处在于后路固定常伴随着脊柱生理曲度的丢失。另外，前柱完整性受到破坏时，经后路椎弓根螺钉的内固定失败率增高，故爆裂型、屈曲牵张型骨折时不推荐选择该入路。

对于前部脊柱损伤、不完全性神经损伤、后方韧带复合体完整的脊柱骨折宜采取前路手术。同时存在脊髓前方受压、伴有后方韧带复合体损伤的患者，宜于前后联合入路。联合入路多用于严重椎体、椎板爆裂骨折并伴有移位的病例的治疗。但由于现代后路手术技术可以依次完成中柱、前柱的操作，前路及联合入路的手术适用范围逐渐缩小。

(一)钉棒固定

钉棒固定是目前治疗脊柱骨折的最常见、最重要的方式。1944 年 King 等在关节突上使用螺钉固定，这是关于脊柱内固定螺钉的最早报道。1962 年 Harrington 脊柱侧弯矫形器(哈氏器械)的出现极大地促进了后路脊柱矫形手术的发展，该器械经过反复改进，很快就成为脊柱后路内固定使用最广泛的内固定器械之一。1970 年 Roy-Camille 将椎弓根螺钉用于后路内固定，催生了后来的具有三维空间调整能力的 AO 钉棒 (Dick 系统)、脊柱复位内固定系统 (RF 系统) 和兼有 AO 和 RF 优点的 RF Ⅲ型 (AF) 系统。

典型钉棒固定技术有短节段及长节段融合两种。短节段融合指包含伤椎及邻近上下两个椎体的 3 椎体融合，以 4 钉 2 棒为代表。它是脊柱骨折中最常见、最重要的复位、固定方式，其创伤小、费用低、保留邻近椎体活动度，对于单一椎体骨折通常采用此方法，但稳定性差、有再次手术之可能。目前对于经椎弓根钉固定进行短节段融合的合理性存在争议，Tezern 和 Kuru 报道进行短节段融合的 9 名患者中有 5 名患者畸形矫正角度小于 10°，且失败率达 55%，而长节段固定的患者均没有出现畸形矫正角度小于 10°。因此人们将骨水泥应用于短节段固定的脊柱骨折中以获得可靠的稳定性并减少内植物的失败。

长节段融合是指大于 4 个椎体的固定，以 8 钉 2 棒为代表。一方面，它能分散内固定的应力，相对稳定，融合率高，适用于钉 - 棒、钩 - 棒系统通过较多的固定节段获取较长的力臂来治疗多个椎体的骨折。McBride 通过 21 个月的随访发现在 48 例胸腰椎骨折患者中使用多节段的钩棒内固定装置获得 93% 的融合率。另一方面，长节段融合不必要地牺牲了部分脊柱的活动度，并发症较高，且创伤大、费用高。由于早期金属植入物失败、持续疼痛、瘘管形成、侧弯畸形逐渐加重，据报道长节段融合有 22% 并发症发生率。

有部分学者提出为加强内固定而在短节段固定的上端或下端额外加固两枚螺钉即 6 钉 2 棒技术，还有部分学者提倡在伤椎椎弓根完整时进行伤椎内固定，能获得较满意的椎体高度和融合率。

目前钉棒系统多应用于脊柱后路手术，随着内固定材料的不断改进和部分学者也在前路手术开展钉棒固定系统，并取得了满意疗效。

(二)钉 - 板固定

钉 - 板内固定如 ZEPHIR、Z-plate 胸腰段内固定系统、AO 前路胸腰椎带锁钛板 (ATLP) 等目前已经在临床中得到广泛应用，有些还带有锁定螺钉，增加了固定效果。同时，该技术可通过自体骨移植或同种异体骨移植支撑重建前、中柱，金属 Cage 填充移植物来恢复椎体高度和脊柱矢状平衡，由于不累及脊柱后柱，钉 - 板还提供了利于神经恢复的椎管和椎间孔的最大空间，使得脊柱恢复接近正常的载荷分布，为融合区域提供了稳定的环境。同时，通过前方入路钉 - 板固定还能彻底清除骨碎片和对椎管施行减压，融合最少的脊柱节段，但由于前路解剖结构相对后路复杂，加之后路钉棒技术的成熟且能获得满意的效果，钉－板固定只在后柱完整性良好的脊柱骨折中考虑使用。

（三）脊柱微创手术

脊柱微创手术是指经非传统手术途径在医学影像学、显微内镜等特殊手术器械和仪器对脊柱疾患进行诊治的手段。现代内镜技术、显微器械、计算机导航等出现为微创治疗脊柱疾病提供了条件。这种小切口的手术方式能显著降低患者的疼痛和传统开放性手术所带来的创伤。治疗脊柱骨折的微创手术主要为经皮椎体成形术（PVP）、经皮椎体后凸成形术（PKP）、经皮椎间融合术和内镜下前路内固定术。

（四）植骨

由于内植物在脊柱失稳时会承担过大的载荷引起内植物疲劳，造成内植物松动、断裂等并发症，因此在适当的部位进行必要的植骨，有利于融合的形成，进一步防止植入物疲劳。但如果内固定植入物的刚度过高，由于应力遮挡作用，通过植骨区的载荷就很小，就导致植骨吸收，出现融合失败。常见的植骨方式有钛笼内植骨、自体骨块移植植骨。常用的植骨融合术有脊柱后外侧融合术、后路椎间植骨融合术。脊柱内固定系统的应用为脊柱融合创造了一个相对稳定的力学环境，促进融合的形成。

五、展望

脊髓的减压与保护神经、恢复脊柱的生理形态与动态稳定性是治疗脊柱骨折的目的。更多更好地应用微创与动态固定是长期研究、发展的方向。现代影像辅助技术的提高和内固定材质的改进极大地促进了脊柱骨折诊疗技术的发展，脊柱固定方式由过去的二维矫形逐渐过渡为现代的三维矫形，由开放式手术逐渐向小切口的微创手术过渡。尽管目前脊柱骨折的治疗方式已经逐渐成熟，但所有的治疗方式都有一个特点即在减压、复位、获得稳定的固定环境后试图进一步提高融合率，减少并发症，而未来随着脊柱可动固定技术的发展，相信脊柱骨折会超越融合的理念，朝着非融合的方向发展。

第二章 脊髓骨折

第一节 脊髓损伤的诊断和分类

脊髓损伤是由各种原因(外伤、炎症、肿瘤等)引起的脊髓横贯性损害，造成损害平面以下的脊髓神经功能(运动、感觉、括约肌及自主神经功能)障碍，至今尚无有效方法治愈的一种致残性疾病。科学的分类有助于确定正确的临床诊断、选择适当的治疗方案、确定合理的康复目标、制订有效的康复流程、客观地评估临床康复效果并可为预后判断提供一定依据。

一、脊髓损伤病因学分类

脊髓损伤原因依时代、地区、国情或文化习惯的不同而有所差别，过去以战伤、煤矿事故为多，近年来交通事故、高处坠落伤逐渐增加，而运动外伤与日常生活中的损伤亦引起越来越多的关注。脊髓损伤原因概括起来有：

(一)外伤性脊髓损伤

1. 直接外力致伤

如刀刺伤、火器伤等。

2. 间接外力致伤

如各种原因所致脊柱损伤后引起的脊髓损伤。

(二)非外伤性脊髓损伤

1. 发育性病因

包括脊柱侧弯、脊柱裂、脊柱滑脱等。

2. 获得性病因

包括：感染(脊柱结核、脊柱化脓性感染等)、肿瘤(脊柱或脊髓的肿瘤)、脊柱退变性疾病、代谢性疾病及医源性疾病等。

二、脊髓损伤神经学分类回顾与现状

统一的脊髓损伤功能评定标准对于临床及科研人员之间进行正确交流具有重要意义。1982 年美国脊髓损伤委员会 (ASIA) 首次制定了脊髓损伤神经功能分类标准，在 1992 年 9 月 7 日西班牙巴塞罗那召开的脊髓损伤学术年会上被国际脊髓学会 (ISCoS) 确定作为国际标准加以推荐，并相继于 1996 年、2000 年和 2011 年进行了多次修订。国内医师在长

期的临床实践过程中，也对 ASIA 标准进行了分析和研究，提出了自己的见解。中国康复研究中心脊髓损伤临床康复实践过程中也一直强调临床检查标准的统一和规范，并曾多次组织临床医生参加标准的国际规范化培训。李建军、王方永等曾对 ASIA2000 版标准进行过系统研究，发现该标准具有较好的可靠性和有效性。该研究同时还发现 ASIA2000 版标准在脊髓损伤患者神经功能预后和步行能力预后方面具有较好的指导作用。这些工作都为脊髓损伤神经功能评价提供了更全面的依据。

目前最新版的 ASIA2011 标准综合了 ASIA 残损分级、ASIA 运动评分、ASIA 感觉评分，确定了完全性损伤和不完全性损伤的定义，为脊髓损伤神经功能评价提供了一种相对量化的指标。

（一）基本概念

1. 四肢瘫

四肢瘫指由于椎管内的颈段脊髓神经组织受损而造成颈段运动和（或）感觉的损害或丧失。四肢瘫导致上肢、躯干、下肢及盆腔器官的功能损害，即功能受损涉及四肢。但本术语不包括臂丛损伤或者椎管外的周围神经损伤造成的功能障碍。

2. 截瘫

截瘫指椎管内神经组织损伤后，导致脊髓胸段、腰段或骶段（不包括颈段）运动和（或）感觉功能的损害或丧失。截瘫时，上肢功能不受累，但是根据具体的损伤水平，躯干、下肢及盆腔脏器可能受累。本术语包括马尾和圆锥损伤，但不包括腰骶丛病变或者椎管外周围神经的损伤。

3. 四肢轻瘫和轻截瘫

不提倡使用这些术语，因为它们不能精确地描述不完全性损伤，同时可能错误地暗示四肢瘫和截瘫仅可以用于完全性损伤。相反，用 ASIA 残损分级较为精确。

4. 皮节

皮节指每个脊髓节段神经的感觉神经（根）轴突所支配的相应皮肤区域。

5. 肌节

肌节指受每个脊髓节段神经的运动神经（根）轴突所支配的相应一组肌群。

6. 感觉平面

通过身体两侧（右侧和左侧）各 28 个关键点的检查进行确定。由身体两侧有正常的针刺觉（锐 / 钝区分）和轻触觉的最低脊髓节段进行确定。身体左右侧可以不同。

7. 运动平面

通过身体两侧各 10 个关键肌的检查进行确定。由身体两侧具有 3 级及以上肌力的最低关键肌进行确定，使用的检查方法为仰卧位徒手肌力检查 (MMT)，其上所有节段的关键肌功能须正常 (MMT 为 5 级）。身体左右侧可以不同。

8. 神经损伤平面 (NLI)

NLI 是指在身体两侧有正常的感觉和运动功能的最低脊髓节段，该平面以上感觉和

运动功能正常 (完整)。实际上，身体两侧感觉、运动检查正常的神经节段常常不一致。因此，在确定神经平面时，需要确定四个不同的节段，即 R(右)- 感觉、L(左)- 感觉、R- 运动、L- 运动。而 NLI 为这些平面中的最高者。

9. 椎骨平面

椎骨平面指放射学检查发现损伤最严重的椎骨节段。椎骨平面不包括在当前版本的 ISNCSCI 检查中，因并非所有 SCI 者都有骨折，骨折程度与脊髓损伤程度并不具有一致性且该术语不能反映神经功能改善或恶化的程度。

10. 感觉评分

该术语指感觉功能总得分。身体两侧轻触觉和针刺觉 (锐 / 钝区分) 总分各为 56 分，身体一侧感觉总分为 112 分。该术语可以反映 SCI 神经受损情况。

11. 运动评分

该术语指运动功能总得分。每个肢体总分为 25 分，上肢总分为 50 分，下肢总分为 50 分。该术语可以反映 SCI 神经受损情况。

12. 不完全损伤

该术语指神经平面以下包括最低段 S4 ～ S5 有任何的感觉和 (或) 运动功能保留 (即存在“鞍区保留”)。鞍区感觉保留指身体两侧肛门皮肤黏膜交界处 (S4 ～ S5 皮节) 感觉，包括轻触觉或针刺觉，或肛门深部压觉 (DAP) 保留 (完整或受损)。鞍区运动功能保留是指肛门指诊检查发现肛门括约肌存在自主收缩。

13. 完全损伤

该术语是指最低段骶节 (S4 ～ S5) 感觉和运动功能丧失 (即无鞍区保留)。

14. 部分保留带 (ZPP)

此术语只用于完全性损伤，指感觉和运动平面以下一些皮节和肌节保留部分神经支配。保留感觉和 (或) 运动功能的最低节段即为感觉和运动 ZPP 的范围，应分为 4 个平面分别记录 (R- 感觉、L- 感觉、R- 运动和 L- 运动)。

(二) 神经学检查

1. 引言

神经学分类国际标准检查包括两部分 (感觉和运动)，下面将分别进行描述。检查的项目将用于确定感觉 / 运动 / 神经平面，并产生反映感觉 / 运动功能特点的评分，并确定损伤的完全程度。该检查不是 SCI 患者神经学全面查体，因其不包括对分类无帮助的检查项目，如腱反射等。虽然感觉和运动功能检查可以更加精确，但现有的检查方法对设备要求最低 (安全别针和棉棒丝)，实际上在任何临床情况和治疗的任何阶段都可实施该临床检查。

患者检查应取仰卧位 (肛诊可取侧卧位)，以保证能将治疗各阶段的检查结果进行有效对比。如损伤早期存在脊柱不稳，又无支具稳定的情况下，侧卧位行肛门指诊时应采用轴向翻身(即脊柱无扭转)的方法，或用仰卧位检查来替代。

2. 患者无法进行检查时

当关键点或关键肌因某种原因无法检查时(即因石膏固定、烧伤、截肢或患者无法感知面部感觉等)，检查者将记录“NT”(无法检查)来代替评分。这种情况下将无法评估治疗过程中该点的感觉运动评分以及受累侧的感觉运动总分。另外，伴有脑外伤、臂丛神经损伤、四肢骨折等相关损伤时，可影响神经系统检查的完成；但仍应尽可能准确地评定神经损伤平面。然而，感觉/运动评分和分级应根据延后的检查来进行。

3. 感觉检查：必查项目

感觉检查的必查部分是检查身体左右侧各28个皮节的关键点。关键点应为容易定位的骨性解剖标志点。每个关键点要检查2种感觉：轻触觉和针刺觉(锐/钝区分)。

每个关键点的轻触觉和针刺觉分别以面颊部的正常感觉作为参照，按3个等级评分。

轻触觉检查需要在患者闭眼或视觉遮挡的情况下，使用棉棒末端的细丝触碰皮肤，接触范围不超过1cm。

针刺觉(锐/钝区分)常用打开的一次性安全别针的两端进行检查：尖端检查锐觉，圆端检查钝觉。在检查针刺觉时，检查者应确定患者可以准确可靠地区分每个关键点的锐性和钝性感觉。如存在可疑情况时，应以10次中8次正确为判定的准确标准，因这一标准可以将猜测的概率降低到5%以下。无法区分锐性和钝性感觉者(包括触碰时无感觉者)为0分。

若锐/钝感知发生改变则为1分。这种情况下患者可以可靠地区分锐性和钝性感觉，但关键点的针刺程度不同于面部正常的针刺强度。其强度可以大于也可以小于面部感觉。

可以使用身体两侧的关键点来检查C2-S4/5的皮节感觉。

肛门深部压觉(DAP)DAP检查方法是检查者用食指对患者肛门直肠壁轻轻施压(该处由阴部神经S4/5的躯体感觉部分支配)。还可以使用拇指配合食指对肛门施加压力。感知的结果可以为存在或缺失(在记录表上填是或否)。该部分检查如发现肛门处任何可以重复感知的压觉即意味着患者为感觉不完全损伤。在S4-5有轻触觉或针刺觉者，DAP评估不是必须检查的项目，因患者已经可以判定为感觉不完全损伤。即便如此，仍应建议完成检查表上该部分项目的检查。肛门指诊必查的另一个原因是判定运动功能的保留(即肛门括约肌自主收缩)。

4. 感觉检查：选择项目

在SCI感觉功能评估中，下列项目为可选项：关节运动觉和位置觉以及深部压觉/深部痛觉的感知(注：可在检查表上的评注部分记录此项)。关节运动觉和位置觉的分级方法与感觉分级法相同(缺失、受损、正常)。0分(缺失)说明患者无法正确报告关节大幅运动时的关节运动情况。1分(受损)说明患者10次中有8次能够正确报告关节运动情况，但仅在关节大幅度运动情况下，而无法正确报告关节小幅度运动情况。2分(正常)说明患者10次中有8次能够正确报告关节运动情况，其中包括关节大幅度运动和关节小幅度

运动 (运动大约为 10°)。可检查的关节包括拇指指间关节、小指近端指间关节、腕关节、足大拇趾趾间关节、踝关节和膝关节。

对轻触觉和针刺觉检查为 0 分 (缺失) 患者的肢体可以进行深压觉检查 (对腕、指、踝、趾的不同部位皮肤施加 3 ～ 5 秒稳定的压力)。因为这项检查主要用于轻触觉和针刺觉缺失的患者，因此以拇指或食指对患者下颌稳定施压获得的感觉为参照，将检查结果分为 0 分 (缺失) 或 1 分 (存在)。

5. 运动检查：必查项目

运动检查的必查部分通过检查 10 对肌节 (C5 ～ T1 及 L2 ～ S1) 对应的肌肉功能来完成。推荐每块肌肉的检查应按照从上到下的顺序，使用标准的仰卧位及标准的肌肉固定方法。体位及固定方法不当会导致其他肌肉代偿，并影响肌肉功能检查的准确性。

肌肉的肌力检查结果分为 6 级。

应用上述肌力分级法检查的肌肉 (双侧) 如下。选择这些肌肉是因为它们与相应节段的神经支配相一致，至少接受 2 个脊髓节段的神经支配，每块肌肉都有其功能上的重要性，并且便于仰卧位检查。在检查 4 或 5 级肌力时应使用特殊体位。

对脊柱不稳的患者，进行徒手肌力检查时要小心。对胸部以下怀疑急性创伤的患者髋主动或被动屈曲均应不超过 90°，以降低对腰椎的后凸应力。检测时应保持等长收缩并单侧检查。

肛门自主收缩 (VAC) 肛门外括约肌检查 (由 S2 ～ 4 阴部神经的躯体运动部分支配) 应在检查者手指能重复感受到自主收缩的基础上，将结果分为存在和缺失 (在检查表上记录为是或否)。给患者的指令应为“像阻止排便运动一样挤压我的手指”。若 VAC 存在，则患者为运动不完全损伤。要注意将 VAC 与反射性肛门收缩鉴别；若仅在 Valsalva 动作时出现收缩，则为反射性收缩，应记录为缺失。

6. 运动检查：选择项目

脊髓损伤评定还可包括其他非关键肌的检查，如膈肌、三角肌、指伸肌、髋内收肌及腘绳肌。非关键肌检查结果可记录在检查表评注部分。虽然这些肌肉功能不用于确定运动平面或评分，但本版国际标准允许使用非关键肌功能来确定运动不完全损伤状态，即协助确定 AIS 为 B 级还是 C 级 (见后)。

7. 感觉和运动评分 / 平面

(1) 感觉平面：感觉平面为针刺觉和轻触觉的最低正常平面。该平面由一个 2 分的皮节确定。由 C2 开始，向下至轻触觉或针刺觉小于 2 分的皮节为止。位于其上且与该皮节最近的节段即为感觉平面。

因左右侧可能不同，感觉平面左右应分开确定。检查结果将产生 4 个感觉平面：R-针刺觉、R- 轻触觉、L- 针刺觉、L- 轻触觉。所有平面中最高者为单个感觉平面。

若 C2 感觉异常，而面部感觉正常，则感觉平面为 C1。若身体一侧 C2 至 S4 ～ 5 轻触觉和针刺觉均正常，则该侧感觉平面应记录为“INT”，即“完整”，而不是 S5。

(2) 感觉评分：必查部分身体两侧每个皮节的针刺觉和轻触觉评分相加即产生两个总分，针刺觉总分和轻触觉总分。每种状态的正常情况为 2 分，每侧 28 个关键点，则身体一侧针刺觉总分为 56 分，轻触觉总分为 56 分，二者共为 112 分。若有任何关键点无法检查，则无法计算感觉评分。感觉评分反映感觉功能的量化改变。

(3) 运动平面：运动平面通过身体一侧 10 个关键肌的检查确定，肌力为 3 级及以上 (仰卧位 MMT) 的最低关键肌即代表运动平面，前提是代表其上节段的关键肌功能正常 (5 级)。身体左右侧可以不同。二者中的最高者为单个运动平面。

每个节段的神经 (根) 支配一块以上的肌肉，同样大多数肌肉接受 1 个以上的神经节段支配 (常为 2 个节段)。因此，用 1 块肌肉或 1 组肌肉 (即关键肌功能) 代表 1 个脊神经节段支配旨在简化检查。我们可以理解某一块肌肉在丧失一个神经节段支配但仍有另一神经节段支配时肌力减弱。

按常规，如果 1 块肌肉肌力在 3 级以上，则该肌节的上一个肌节存在完整的神经支配。在确定运动平面时，相邻的上一个关键肌肌力必定是 5 级，因为预计这块肌肉受 2 个完整的神经节段支配。例如，C7 支配的关键肌无任何活动，C6 支配的肌肉肌力为 3 级，若 C5 支配的肌肉肌力为 5 级，那么，该侧的运动平面为 C6。

检查者的判断依赖于确定其所检查的肌力低于正常 (5 级) 的肌肉是否有完整的神经支配。许多因素可以抑制患者充分用力，如疼痛、体位、肌张力过高或废用等。

如果任何上述或其他因素妨碍了肌力检查，则该肌肉的肌力应被认为是无法检查 (NT)。然而，如果这些因素不妨碍患者充分用力，检查者的最佳判断为排除这些因素后患者肌肉肌力为正常 (仰卧位 MMT 为 5 级)，此时该肌肉肌力评为 5 级。

对于那些临床应用徒手肌力检查法无法检查的肌节，如 C1 ～ C4、T2 ～ L1 及 S2 ～ S5，运动平面可参考感觉平面来确定。如果这些节段的感觉是正常的，其上的运动功能正常，则认为该节段的运动功能正常。举例如下：

例 1：如感觉平面为 C4，且 C5 无运动功能 (或肌力小于 3 级)，则运动平面为 C4。

例 2：如感觉平面为 C4，且 C5 关键肌肌力大于等于 3 级，则运动平面为 C5。因为 C5 关键肌肌力至少为 3 级，其上一节段运动功能正常；因 C4 感觉正常，假定存在 C4 关键肌，其运动功能应为正常。

例 3：如感觉平面为 C3，且 C5 关键肌肌力大于等于 3 级，则运动平面为 C3。因为 C4 节段运动功能无法假定为正常 (因 C4 皮节功能不正常)，因此平面以上所有功能均正常这一条无法满足。类似原则也适用于下肢，其中 L2 为第一个关键肌。只有在 L1 及以上节段感觉功能均正常时，L2 才有可能成为运动平面。

例 4：如果上肢关键肌功能均正常，感觉至 T6 均正常，则感觉平面和运动平面均为 T6。

例 5：如病例情况与例 4 类似，只是 T1 肌力为 3 或 4 级，而非 5 级，则 T6 仍为感觉平面，但运动平面为 T1，因 T6 以上的肌肉功能不是都正常。

(4) 运动评分：运动检查结果分为两组成对肌节的运动功能：右侧和左侧。身体肌节的运动得分按上肢和下肢分别汇总得分。运动评分可反映运动功能的量化改变。每块肌肉的正常功能得分为 5 分。每个肢体有 5 个关键肌，因此每个肢体总分为 25 分，双上肢的总分为 50 分。每个下肢 5 个关键肌，双下肢总分为 50 分。任何一块必查肌肉无法检查时即无法计算运动评分。虽然既往将所有肢体得分总分计为 100 分，但已不推荐将上下肢得分相加。运动评分检查的计量特征要求上肢 10 个关键肌功能和下肢 10 个关键肌功能应分开计算，总分各为 50 分。

8. 神经损伤平面 (NLI)

NLI 是指具有正常感觉功能的皮节平面和肌肉力量能抗重力的肌节平面中的最低者，要求该平面以上的感觉和运动功能正常。

根据检查者对关键点和关键肌的检查结果，感觉和运动平面应左右侧分别确定。因此结果可能为四个独立的平面：右感觉平面、左感觉平面、右运动平面、左运动平面。单个 NLI 是指这四个平面中的最高者，在分类过程中使用此平面。如果感觉平面高于运动平面，则推荐上述平面分别记录，因为单个 NLI 会误导功能评估。

注：与 SCI 无关的神经学病变导致的无力也应在检查表上进行记录。如某患者 T8 骨折，伴左侧臂丛神经损伤，应说明左侧上肢感觉和运动障碍由臂丛神经损伤引起，而不是由 SCI 引起。这对于患者的正确分类很重要。

9. ASIA 残损分级 (AIS)

损伤一般根据鞍区功能保留程度分为神经学“完全损伤”或“不完全损伤”。“鞍区保留”指查体发现最低段鞍区存在感觉或运动功能 (即 S4-5 存在轻触觉或针刺觉或存在 DAP 或存在 VAC)。鞍区保留消失 (即最低骶段 S4-5 感觉和运动功能) 即定义为完全损伤，而鞍区保留 (即最低骶段 S4-5 感觉和 (或) 运动功能) 存在则定义为不完全损伤。

10. 部分保留带 (ZPP)

ZPP 仅用于完全损伤 (AIS 为 A 级)，指感觉和运动平面以下保留部分神经支配的皮节和肌节。保留部分感觉或运动功能的节段即为相应的感觉或运动 ZPP，且应按右侧和左侧以及感觉和运动分别记录。检查表上有指定位置记录这些情况，记录内容为单个节段 (而非节段范围)。例如，右侧感觉平面为 C5，从 C6 至 C8 有感觉保留，则检查表上右侧感觉 ZPP 应记录为“C8”。如果运动或感觉平面以下无部分支配的节段，则应将运动和感觉平面记录在检查表上 ZPP 部分。

注意记录 ZPP 时运动功能与感觉功能不一定一致，且运动平面以下记录为 ZPP 的肌肉运动应为主动收缩。某病例根据运动和感觉平面，得出 NLI 为 T4，左侧感觉保留至 T6 皮节，则左侧感觉 ZPP 应记录为 T6，但运动 ZPP 仍为 T4。ZPP 中不包括非关键肌。对不完全损伤，ZPP 不适用，因此在检查表上应记录“NA”。

11. 临床综合征

不完全损伤综合征在既往版本的手册中已有描述，虽然这些综合征不是国际标准检查和 AIS 分类的一部分，但本版仍予以保留。

(1) 中央综合征：中央综合征是最常见的临床综合征，最常见于颈椎病患者发生过伸性损伤时(常见原因为摔伤)；可伴或不伴骨折和脱位。临床表现为不完全损伤，上肢无力重于下肢。

(2) Brown-Sequard 综合征：Brown-Sequard 综合征(多见于刀刺伤)有代表性的情况为单纯的脊髓半切，导致同侧损伤平面以下本体感觉、运动觉和运动控制丧失，损伤水平所有感觉丧失，而对侧痛觉和温觉丧失。单纯脊髓半切导致的典型 Brown-Sequard 综合征少见，更常见的是临床表现出某些 Brown-Sequard 综合征和中央综合征的特点。有人将这种情况称为 Brown-Sequard-Plus 综合征。

(3) 前柱综合征：前柱综合征较少见，病史常见脊髓前三分之二血运减少或缺血。后柱功能保留，但皮质脊髓束和脊髓丘脑束功能受损。临床表现包括损伤平面及以下运动功能、痛觉和温觉功能丧失，而轻触觉和关节位置觉有所保留。

(4) 马尾综合征：马尾综合征涉及马尾的腰骶神经根，脊髓本身可能无损伤。神经根损伤为下运动神经元损伤，常导致下肢软瘫(肌肉受累情况取决于损伤平面)及肠道和膀胱无反射。感觉受损程度类似，且感觉功能可以消失或部分保留。骶反射即球海绵体反射和肛门反射消失。

(5) 圆锥综合征：圆锥综合征临床表现与马尾综合征类似，但损伤位置更高(L1 和 L2 区域)，常见于胸腰段骨折。根据损伤的平面不同，损伤类型可以同时具有上运动神经元损伤(脊髓损伤)和下运动神经元损伤(神经根损伤)的表现。某些临床病例与马尾综合征区分非常困难。圆锥高位损伤可能保留某些骶段反射(即球海绵体反射和肛门反射)。

三、脊髓损伤神经学分类国际标准最新修订与展望

通过将最新版 ASIA 标准 (2011 年) 英文版，与上一版 (2000 年) 检查标准的英文版进行逐句逐字的对比分析，发现最新版 ASIA 标准 (2011 年) 进行了多处修订，详细阐述如下。

(一) 明确了 ASIA 标准的版本问题

鉴于以往对 ASIA 标准各版本描述的矛盾，本版标准在手册扉页显著位置标出了 ASIA 标准第 1 至第 7 版的时间，即 1982 年第 1 版、1987 年第 2 版、1989—1990 年第 3 版、1992 年第 4 版、1996 年第 5 版、2000 年第 6 版、2011 年第七版。

(二) 对肛门感觉检查提出了标准的检查方法和判定方法

肛门感觉的描述由任何肛门感觉改为肛门深部压觉 DAP。关于“压”的一致意见是，检查者的拇指和食指末节对肛门直肠壁施压，而不采用其他更剧烈的方法。本项改动对脊髓损伤临床实践将产生较大影响。因为既往关于脊髓损伤肛门感觉的检查包括肛门深

部的任何感觉，而压觉仅为任何感觉的一部分。

(三)对关键点的描述进行细化与明确

其中描述方式有改动的部位有 C2、T3、L2、S2、S3 和 S4-5。这些关键点的部位虽未发生实质性变化，但描述更为准确和详细，便于在临床实践中进行规范和统一。

(四)明确了轻触觉的检查细节

明确了轻触觉检查时棉棒丝与皮肤的接触范围。

(五)明确了针刺觉的检查细节

对钝 / 锐觉的区分提出了以 10 次中 8 次及以上正确为判断标准。

(六)对关节运动觉和位置觉检查提出了细化的标准

关节运动觉和位置觉的分级方法与感觉分级法相同。可检查的关节包括拇指指间关节、小指近端指间关节、腕关节、足拇趾趾间关节、踝关节和膝关节。

(七)对深觉检查提出了细化的标准

对轻触觉和针刺觉检查为 0 分 (缺失) 患者的肢体可以进行深压觉检查，以拇指或食指对患者下颌稳定施压获得的感觉为参照，将检查结果分为 0 分或 1 分。

(八)对肌力检查判断标准进行修改和更详细的描述

新版标准对关键肌 4 ～ 5 肌力检查的体位进行标准化。对徒手肌力检查 5 级中的抑制因素进行明确。对徒手肌力检查 NT 级的原因进行量化，利于临床使用。

(九)肛门收缩的检查细节进行明确

肛门外括约肌检查应在检查者手指能重复性感受到自主收缩的基础上，将结果分为存在和缺失 (即检查表上记录为是或否)。给患者的指令应为“像阻止排便运动一样挤压我的手指”。

(十)对损伤平面的判定方法进行修订

提出了 C_1 脊髓损伤的概念及感觉平面在 S_5 的脊髓损伤的记录方法。明确提出单个神经平面概念，即左右侧感觉和运动平面中的最高者。并使用 5 个典型病例阐述如何确定运动功能无法检查节段的运动平面 (如 C_5 以上或 T_2 ～ L_1)。

(十一)对 ASIA 残损分级标准进行修订

对于 B、C、D 级原来统一解释为不完全损伤，新标准明确将 B 级解释为感觉不完全损伤，C 和 D 级解释为运动不完全损伤。强调 B/C、C/D 级区分时所使用的平面是不同的。区分 AIS 的 B 级和 C 级时使用运动平面；而区分 AIS 的 C 级和 D 级时使用单个神经损伤平面 (NLI)。在确定运动平面或运动评分时不使用非关键肌，但在确定感觉和运动不完全损伤 (AIS 是 B 级还是 C 级) 时可以使用非关键肌 (如果可查)。

（十二）对 ZPP 判定方法进行修订和细化

对神经完全损伤（AIS 为 A 级）患者 ZPP 的定义进行修订，以保持与 InSTeP 一致。

（十三）对临床综合征的定义进行全新阐述

5 个临床综合征描述方式均发生变化，其中脊髓半切综合征、圆锥综合征和马尾综合征的描述变化较大。

（十四）提供了网络版学习资料的获取方法

提供了网络版学习资料的获取方法。关于检查和学习培训材料等详细信息也可以从网站获取。

（十五）对检查表和流程图做出相应修改

某些图示也进行了更新，同时对检查表进行了相应的修改以方便临床使用。

如同 ASIA 标准委员会在脊髓损伤神经学分类国际标准 ASIA2011 版前言中指出的那样，"标准要在临床实践中不断完善"，相信未来在标准临床使用的实践过程中仍会有新的问题出现。而 ASIA 标准委员会也欢迎世界各国的脊髓损伤临床康复工作者对标准提出意见和建议，以利于将来对标准进行不断地修订和完善。

第二节　急性脊髓损伤的治疗选择

一、回顾

在过去的数百年中，脊柱脊髓损伤的治疗经历了从闭合复位、保守处理到积极手术治疗（手术复位、减压、内固定等），及目前结合细胞移植神经修复等措施的综合治疗的过程。特别是近 10 年来脊柱外科的快速发展，为脊髓损伤的治疗带来了积极的影响。合理选择急性脊髓损伤的治疗方法，应当以减少完全脊髓损伤的发生率和提高脊髓损伤的恢复率为主要目标，包括急救治疗、保守治疗、手术治疗、并发症处理、康复治疗等，以及其他促进脊髓损伤恢复的方法。然而对于医患双方来说，急性脊髓损伤治疗的选择中，最重要的莫过于选择保守还是手术治疗？选择什么样的保守治疗方法？手术治疗是早期还是延期？选择什么样的手术方法等问题。

在早期，由于麻醉学和外科学的限制，无法行手术治疗，脊柱脊髓损伤的治疗主要通过闭合复位和牵引等外固定方式进行治疗。随着外科学的发展，麻醉学和影像学的进步使得医生能够观察到脊髓损伤时合并压迫的病理表现，使得手术治疗成为一种可能。随着手术治疗的出现，医患双方自然就会面临一个重要的选择，是保守还是手术？尽管很多动物试验证实早期手术减压能够促进神经功能的恢复，但相关的临床研究并不能明确地证实早期手术减压的效果优于保守治疗。手术减压同样也是引起脊髓“继发损伤”一个潜在的可逆性原因。早期 Bedbrook 和 Maynard 等，最近 Tator、Wilmot 和 Hall 等的研究表明，手术治疗并不是最好的选择，但他们的研究忽视了手术时间窗的问题。最近，Dickson 等人运用 Meta 分析方法分析了减压手术对胸腰段骨折患者神经功能的作用。结果表明，对神经功能的恢复，手术并没有明显的优于保守治疗。但在此研究中，时间窗的概念再一次被忽视。甚至到现在，仍有很多专家认为完全性脊髓损伤也存在一定的自然恢复率，仍对大多数患者采取保守治疗。

他们不仅忽视了手术时间窗的问题，关键在于复位失败或不减压所造成的脊髓持续压迫，可以造成脊髓损伤的继续加重。有研究表明，脊髓的持续压迫可造成脊髓组织进一步坏死和凋亡，减慢和阻断脊髓内血运，加重继发损伤，破坏神经传导束的功能，从而使得内环境不利于脊髓神经修复和功能重建。而且，LaRosaG 等的 Meta 分析研究检索了 1966—2000 年期间 Medline 所收录的关于脊髓损伤后的手术指征、手术原则、减压时机的文献，并辅以手工检索，分析了符合条件的 1687 位患者，结果发现与保守治疗和延期手术减压（> 24 小时）相比，24 小时内减压可获得更好的结果 ($P < 0.001$)。FehlingsMG 等的 Meta 分析也同样认为手术较保守治疗能够使患者获得更佳的治疗效果。虽然在手术与否上存在一定的争议，但对于存在明确的压迫，且通过闭合复位等保守治疗无法解除压迫的脊髓损伤患者，行减压手术在国内外还是存在一定的共识。

二、现状

（一）保守治疗还是手术治疗

当我们面对一个患者的时候，如何进行判断和选择呢？治疗的选择基于术前对胸腰椎脊柱脊髓损伤患者全面和精确地评估。目前关于脊柱脊髓损伤的分类都是将脊柱及脊髓分开评定，如脊柱损伤 Dennis 和 AO 分类，脊髓损伤 ASIA 评分系统，没有将脊柱和脊髓损伤结合起来进行综合评定，回答这个问题，首先需要一个全面和科学的分类评估体系来指导临床。

2006 年，Moore 等报道了一种新的下颈椎损伤的分类方法，即颈椎损伤程度评分系统。这个系统将颈椎分为 4 个柱，前柱、后柱和 2 个侧柱。前柱由椎体、椎间盘、前后纵韧带组成；后柱包括棘突、椎板和项韧带、黄韧带等骨韧带复合结构；2 个侧柱各包括一侧的侧块和关节突关节及关节囊。在 CT 三维重建上，每柱都根据骨折移位和韧带断裂情况进行评分，根据损伤程度的加重分值由 0 ～ 5 逐渐升高，1 分代表无移位骨折，5 分表示骨折移位> 5mm 或韧带完全断裂。总分最高 20 分，损伤涉及多节段时以最严重的节段进行计算。Anderson 等对这个分类方法进行了分析，发现可信度和可重复性均较高，平均的 Kappa 值分别为 0.977 和 0.883，总分≥ 7 的 14 例中，11 例存在神经功能的损害，并在总分≥ 7 时推荐手术治疗。此评分系统将颈椎损伤的程度进行了量化，仅依据 CT 数据，并未将神经功能的状态考虑进去，存在一定的不足。

最近，美国脊柱损伤研究小组制定了一套下颈椎脊柱脊髓损伤分类系统 (SLIC)，此分类系统包括 3 个方面，即骨折形态、间盘韧带复合体 (DLC) 及神经损伤状态，根据损伤情况评分，最后将 3 个方面的分值相加，其总分可作为选择治疗方法的依据，SLIC 评分≤ 3 分，建议保守治疗；SLIC=4 分，可选择手术或保守治疗；SLIC ≥ 5 分，建议手术治疗。有作者分析了此方法的可信度，按照损伤形态、DLC 状态、神经功能状态分别为 0.49、0.57、0.87，可重复性分别为 0.66、0.75、0.90，为中度可信和一致性，治疗推荐符合率为 93.3%。此分类方法将神经功能和骨性、椎间盘、韧带结构的损伤相结合，已被大宗病例研究验证。

2005 年，美国脊柱损伤研究小组制定了一套胸腰段脊柱脊髓损伤程度的评分系统 (TLICS)，TLICS 系统将脊柱和脊髓评估相结合，包括骨折形态、后方韧带复合体状态 (PLC)、神经功能状态三个方面，分项目评分后计算总分来决定手术与否。随后，国内外大量的Ⅱ～Ⅳ级证据的研究证实 TLICS 系统较以往的 AO 和 Denis 分类系统有较高的可靠性和可重复性，TLICS 评估后做出的治疗推荐与临床处理有高度的一致性，且对手术入路的选择具有重要的指导意义。故应通过 TLICS 系统评估选择手术与非手术治疗，其他评分标准或分型方法可辅助判断。TLICS 评分＜ 3 分，建议保守治疗；TLICS=4 分，可选择手术或保守治疗；TLICS ＞ 5 分，建议手术治疗。

然而，评估颈段和胸腰段脊柱脊髓损伤重点和难点就在于如何判断损伤形态、神经功能状态、间盘韧带复合体 (颈段) 状态、后方韧带复合体状态。如何准确地评估就成为我们面临的主要问题。应通过病史、查体、影像学检查对患者上述几方面进行综合评估。

应详细采集病史，了解致伤因素、暴力程度、受伤机制、损伤时间，还应了解初始暴力接触部位，了解神经功能障碍的演变过程，了解治疗的经过及效果；应观察有无局部肿胀、皮下出血及颈椎胸腰椎后凸畸形，还应观察头皮、颜面部、后枕部、胸腹部有无外伤。常规触诊各个棘突及棘突间隙，判断有无棘突间隙空虚感、台阶感，并检查有无颈前区压痛；应常规行颈椎和胸腰椎 X 线、CT、MRI 检查，以判断损伤的形态、椎间盘韧带复合体、后方韧带复合体及神经结构的状态。

1. 损伤形态评估

下颈椎损伤形态分为无损伤、压缩损伤、爆裂骨折、牵张损伤、旋转损伤、剪力损伤；压缩骨折由轴向压缩和屈曲应力引起椎体压缩，但未造成椎体后壁骨折。当轴向压缩应力可平均分布到前后方的骨性结构，可引起后方椎弓部位的骨折。除在影像学上存在明显脱位和移位的证据，较小的侧块和关节突骨折可由侧方压缩引起，可将其归为压缩型损伤。若骨折累及整个椎体并造成后壁骨折则为爆裂骨折。由牵张应力引起的颈椎轴向解剖结构分离即为牵张损伤，典型的表现为通过椎间隙或关节突关节的间盘韧带断裂，比如椎体间脱位和旋转，关节突关节半脱位或脱位。颈椎过伸伤可导致前纵韧带断裂和椎间隙增宽，甚至后方附件骨折，是颈椎牵张损伤的一种。旋转损伤由旋转应力引起，典型表现为损伤头尾侧节段椎体、棘突和椎弓根的旋转，矢状位 CT 重建可见单侧关节突关节脱位、跳跃或骨折，轴位CT可见椎体间的旋转＞11°。剪力损伤主要由剪切应力引起，表现为椎体间侧方和前后方的平移，可通过侧位片和CT三维重建来确定，影像学上发现相邻椎体间存在与退变不相符的明确位移。另外，双侧关节突骨折脱位和双侧椎弓根骨折都可归为剪力损伤。

胸腰椎损伤形态分为压缩骨折、爆裂骨折、旋转损伤、剪力损伤及牵张损伤。压缩骨折由轴向压缩和屈曲应力引起椎体压缩，但未造成椎体后壁骨折；随着应力增加引起椎体后壁骨折且未造成后方韧带复合体断裂时，称为爆裂骨折。旋转损伤由旋转应力引起，典型表现为损伤头尾侧节段棘突和椎弓根的旋转，矢状位CT重建可见关节突关节跳跃或骨折，轴位CT可见椎体间的旋转。剪力损伤主要由剪切应力引起，表现为椎体间的侧方和前后的平移，可通过侧位片和矢状位CT重建来确定。由牵张应力引起损伤头尾侧脊柱正常结构的分离为牵张损伤，牵张损伤可通过韧带或骨性结构，也可同时通过以上两种结构。其典型表现为后方韧带复合体的断裂、棘突间距增宽、关节突关节分离、椎间隙增宽等。

2. DLC和PLC状态

DLC的状态分为无损伤、不全损伤、完全损伤。DLC由椎间盘、前后纵韧带、黄韧带、棘间韧带、棘上韧带和关节囊组成，由于其愈合能力较骨性结构差，易造成颈椎不稳定，常需手术干预。DLC的状态应根据查体、X线、CT重建、MRI等各项检查综合评定。当出现棘突间距增宽、关节突关节脱位及分离、椎体间半脱位、椎间隙增宽时往往提示DLC损伤。棘突间距增大可通过棘突间隙触诊、X线片或CT三维重建来判断。同时，可借助颈椎MRI，尤其是T2-抑脂像，观察间盘、前后纵韧带、黄韧带及棘间韧带的信号变化及连续性。当出现关节突关节脱位大于50%、关节突关节分离大于2mm、中立位及过伸位椎间隙增宽则表明DLC完全断裂。由于下颈椎棘间韧带较为薄弱，单纯棘突间隙增宽并不代表着DLC的断裂，和单纯韧带间盘的T2像高信号(抑脂像更敏感)可诊断为DLC不全损伤。

PLC的状态分为无损伤、不完全损伤、完全断裂；PLC包括棘上韧带、棘间韧带、黄韧带及小关节囊。后方韧带复合体已经作为胸腰段损伤稳定性判断的独立参考指标，并越发受到重视。PLC的状态可根据查体、X线、CT、MRI等各项检查综合评定。PLC完全断裂的典型表现为棘突间距增宽和关节突关节脱位及半脱位，当查体出现棘突间空虚感和台阶感，X线片或CT重建出现棘突间距增大、椎体间前后移位和旋转时可以诊断PLC的完全断裂。MRI尤其是T2-抑脂像可大大提高其诊断的敏感性。MRI中若存在PLC信号的中断可诊断为PLC完全断裂。若没有棘突间距增大、MRI信号中断等PLC完全断裂的征象，但又存在MRI信号异常时可定义为不完全损伤。

3. 神经功能状态评估

神经功能评估主要通过查体来判断神经损伤的部位，分为脊髓损伤、马尾神经损伤、神经根损伤等；还要确定神经损伤的程度，可分为无损伤、不完全损伤、完全性损伤；

要依据ASIA标准进行神经功能检查，需强调的是按照ASIA标准对于完全性和不完全性脊髓损伤的鉴别是根据肛门感觉及肛门括约肌自主收缩的有无，而不是下肢活动的全无，所以对脊髓损伤患者特别强调肛门感觉及肛门括约肌的检查。不完全性损伤是指神经平面以下包括最低位的骶段保留部分感觉或运动功能。骶部感觉包括肛门黏膜皮肤交界处和肛门深部的感觉。骶部运动功能检查是通过肛门指诊检查肛门外括约肌有无自主收缩；完全性损伤指最低骶段的感觉和运动功能完全消失。

由于ASIA标准对于运动的评定局限于10对关键肌，但在临床上有些肌肉不在关键肌中，但其恢复有益于患者功能的恢复，比如上肢的屈腕肌和下肢的缝匠肌，所以任何对患者功能恢复有意义的肌肉都应该检查，在应用ASIA标准的同时，应对患者进行全面详细的神经查体，尤其对于肌力检查，不应局限于关键肌。

神经功能状态是一个动态演变过程，而神经功能状态的演变有可能影响到进一步的处理，所以应反复多次地进行神经学检查以了解神经功能演变的过程，尤其应在患者转送、搬动、牵引、手法复位后重复进行神经功能检查，以了解有无恢复或恶化。而神经学检查重复的频率应根据患者的状况个体化，但伤后前3天每天至少应进行1次。

当存在神经功能障碍时应根据MRI检查，观察脊髓、神经根的状态，并观察脊髓有无持续性压迫。持续性脊髓压迫是指颈椎损伤导致的颈脊髓压迫不经复位和减压则压迫持续存在的一种状态，其判断需通过MRI检查。由于MRI可提高椎间盘及脊柱韧带损伤的检出率，故当X线及CT检查怀疑有椎间盘韧带复合体损伤时，应根据MRI检查进一步确定。

（二）保守治疗中的选择

1. 早期药物治疗及相关问题

大剂量甲泼尼龙(MP)冲击治疗是唯一被美国FDA批准的治疗脊髓损伤的药物，NASCIS三次RCT的Ⅰ级研究证实了脊髓损伤早期应用大剂量MP冲击治疗的效果，其治疗方案也被业内广泛接受。但近些年，对于NASCIS研究质疑声不断，从研究设计、数据采集、统计分析等不同方面进行了批驳。另外，大量的Ⅰ级证据证实该治疗方法副作用较多，效果并不明确，2008年的美国成人急性脊髓损伤指南中并未推荐，加拿大脊柱协会已将MP冲击治疗作为一种治疗选择而非治疗标准。到目前为止，还没有充分的证据支持将其作为一种标准的治疗方案，但由于其对部分病例确实有效，故可以将其作为一种治疗选择。

由于其副作用大，并发症多，故应严格地掌握其绝对和相对禁忌证。对于无神经功能障碍、脊髓连续性中断的脊髓损伤，损伤时间超过8小时应作为禁忌。将消化道出血、溃疡，已存在感染和严重心脏疾患的应作为相对禁忌证。

有研究表明，准确剂量的MP才能减轻脊髓继发损伤，剂量过小达不到有效的保护，剂量过大还可能会加重继发损伤，所以对于MP用量的计算非常严格。另外，还需要维持正确的静点速度；同时应注意预防消化道出血、感染，注意监测和控制血糖。在治疗过程中，神经症状完全缓解的患者，应尽早停用 MP，以减少副作用的发生。

关于神经节苷脂 (GMI)，尽管基础研究结果显示其有助于提高损伤后神经元可塑性的增高，并具有神经再生和保护等作用，但脊髓损伤后使用 GMI 的临床研究数据非常有限。尽管一项单中心临床研究结果显示在脊髓损伤后连续每天使用神经节苷脂 1 个月，对神经功能的恢复有一定益处，但一项具备 760 名受试者的大规模、多中心临床试验发现，使用 GMI 的受试者与安慰剂者相比并没有获得更佳的效果，故不推荐作为常规应用，但由于副作用较小，仅作为一种治疗选择。

2. 闭合复位及外固定治疗

对不伴神经损伤的颈椎单纯压缩骨折，可选择保守治疗，可佩戴颈托或支具固定 8～12 周，在外固定过程中应注意神经功能的变化，并在固定后 2 周、1 月、2 月、3 月拍片观察椎体高度和颈椎曲度，若出现神经功能障碍应及时改变治疗方式。对于单纯胸腰段压缩骨折，可行闭合复位、卧床休息并作腰背肌功能锻炼 4～6 周后佩戴支具下地活动，支具固定 6～8 周后可去除；爆裂骨折不伴神经损伤，且后凸畸形＜25° 时，可行闭合复位过伸胸腰骶 (TLSO) 支具固定。Ⅰ～Ⅱ级证据表明对此类患者采取保守治疗，其术后的功能和疼痛与手术治疗无明显的差异。但在复位、支具固定过程中应注意神经功能的变化，并定时拍片观察椎体高度和后凸畸形，若出现神经功能障碍应及时改变治疗方式。

（三）手术治疗中的选择

1. 手术时机选择

手术可进行减压、复位、稳定等治疗，但在手术时机上仍存在一定的争议，虽然有研究表明行早期减压与延迟减压手术效果相似，但也证明了早期手术的安全性，并可以改善神经功能、降低费用。同时Ⅰ级证据认为对任何进展性的神经功能损伤均为积极手术治疗的绝对手术指征，对进行性神经损害进行减压后可以改善神经功能。故推荐不完全脊髓及马尾神经损伤呈进行性加重时行急诊手术治疗。

文献中对早期手术的定义多为脊髓损伤后 24～72 小时，虽然国外有Ⅰ级证据表明可将 24 小时作为脊柱脊髓损伤减压的手术时间窗，但在国内并不现实，24 小时入院患者少，而 72 小时才有现实可行性，故对合并脊髓及马尾神经损伤患者，在条件允许的情况下应在 72 小时内手术治疗。

完全性脊髓及马尾神经损伤合并严重多发创伤者，待全身情况稳定后，尽早手术治疗，能够降低并发症的发生率。对不伴神经损伤的胸腰段骨折患者，有Ⅰ级证据表明行早期手术可实现早期翻身，减少并发症，缩短住院时间，减少总体费用，故在条件允许的情况下，尽早手术治疗。

2. 手术入路选择

(1) 颈段：爆裂骨折合并脊髓损伤 (损伤形态 2 分，DLC0 分，神经功能状态 2～4，

SLIC=4～6分)，行前路手术；牵张损伤中，过伸伤伴 / 不伴撕脱骨折(损伤形态3分，DLC2分，神经功能0～4分，SLIC=5～9分)，可行前路手术；牵张损伤中，单侧 / 双侧关节突半脱位 / 跳跃(损伤形态3分，DLC2分，神经功能0～4分，SLIC=5～9分)，MRI显示椎间盘突入椎管内，建议行前路手术，但存在复位不完全和后方韧带打褶的风险；MRI显示DLC断裂，但无椎间盘突出时，建议行后路手术，但存在椎间隙进行性塌陷和节段性后凸的风险。旋转 / 剪力损伤中，对单侧或双侧关节突骨折脱位(损伤形态4分，DLC2分，神经功能0～4分，SLIC=6～10分)，应首先小心谨慎试行牵引闭合复位，若闭合复位成功，建议行前路手术；若闭合复位失败，且合并椎体爆裂骨折、泪滴骨折(DLC损伤)、椎间盘突出时，可先行前路手术，若经前路手术复位，则可仅行前路手术；若前路手术无法复位则加做后路手术。中央型脊髓损伤(损伤形态0分，DLC0分，神经功能3+1分，SLIC=4分)若为多节段压迫且生理前凸存在，可行后路减压；若为1～2节段压迫且颈椎生理前凸消失，可行前路减压或前后路减压。

(2) 胸腰段：胸腰段脊柱脊髓损伤的手术入路的选择争议较大，由于前后路联合手术麻醉时间长，出血多，创伤大，应严格掌握适应证。本共识指出应根据后方韧带复合体的状态、神经功能状态，结合医疗设备及技术条件，从简单到复杂，尽可能在单一入路下完成手术目的。

TLICS系统指出，影响医生手术入路选择的关键因素是后方韧带复合体的状态及神经损伤的状态，并指出了手术入路选择的具体原则。故对无神经损伤的患者，无论后方韧带复合体断裂与否，建议选择后路手术；当后方韧带复合体断裂合并神经根和完全性脊髓损伤时，TLICS建议行后路手术；当伴有不完全性脊髓损伤时TLICS建议前后路联合，但由于目前后路手术可完成前路的减压重建，为减少创伤可行单一后路手术，故建议有神经损伤伴后方韧带复合体断裂时行后路手术；有神经损伤不伴后方韧带复合体断裂时可根据医生的技术条件选择前路或后路手术；大量的临床研究认为，当存在明确脱位，为便于脱位复位应选择后路手术或后前路手术。

结合我国经验和临床实际，由国内相关专家达成的《专家共识》所建议的入路选择原则为：无神经损伤患者，无论后方韧带复合体断裂与否，选择后路手术；有神经损伤无后方韧带复合体断裂可选择前路手术；有神经损伤伴后方韧带复合体断裂时可行后路或后前路手术，为减少手术创伤，也可经后路手术行前路的减压重建；存在明确的脱位，应选择后路或后前路手术，以便于脱位的复位。

3. 手术方法选择

行减压手术增加了手术时间和出血，存在医源性神经损伤的风险，且有研究表明，借助撑开等骨折复位手段可使突入椎管的骨折块复位，故对于无神经损伤的患者，不建议行减压术。

当伴有神经损伤时，应结合影像学检查判断压迫的方向，根据压迫的方向进行准确和充分的减压，但在解除压迫的同时应尽可能地保留脊柱的稳定结构，以脊柱结构最小的损伤换取充分的减压。

术中应使用内固定重建颈椎的稳定性和曲度，应根据手术入路选择固定方式，前路固定应选择限制性钛板螺钉固定，后路固定可根据术者技术条件选择侧块螺钉、椎弓根螺钉、经关节突螺钉等。

术中应使用内固定重建胸腰椎的稳定性已基本达成共识。但有Ⅱ级证据表明大多数固定技术，尤其是后路短节段固定，存在术后后凸矫正丢失的倾向，但并不影响治疗效果。根据 McCormack 等提出载荷分享分类法，其是基于椎体粉碎程度和后凸的严重程度进行分类并量化，来判断椎体承担前方载荷的能力，判断是否需要同时行前方的重建。其中对于椎体爆裂骨折同时累及上下终板，横截面上骨折粉碎程度较重，术中需矫正的后凸畸形＞ 10°，推荐行前柱的支撑重建，可减少单纯行后路手术的并发症。

当合并骨折脱位、后方韧带复合体断裂骨折复位不佳时，晚期容易造成局部不稳定，故应行脊柱融合术；虽然近些年来，国内外开展了经椎弓根植骨的方法来填补骨折复位后残留的空腔，试图通过这种方法来减少后路手术矫形丢失和继发塌陷的并发症，但有Ⅱ级证据表明经椎弓根椎体内植骨不能有效地防止术后后凸畸形矫正的丢失。

三、展望

21 世纪初，干细胞治疗帕金森病的初步成功使一些学者认为利用干细胞移植可以用来治疗神经系统的其他疾病，脊髓损伤也在其中。孙天胜指出，这种想法看似顺理成章，但帕金森病的病理基础是原始的成神经节细胞，而其他疾病如脊髓损伤所涉及的是高级的、高度发育的运动神经元，如贝茨细胞。成熟的神经细胞与成神经节细胞在进化谱系中相隔数百万年。早在 19 世纪 70 年代，著名的生物学家特奥多修斯·多布然斯基就一针见血地指出，如果不以进化理论为根据，生物学的一切将毫无意义。脊髓损伤后的修复也应遵循进化论的原则，功能的恢复也是严格按照进化论的规律进行的，即进化低的结构修复能力大于进化高的结构。脊髓中有连接大脑和周围神经系统的所有结构，因此它涵盖了神经系统从最低级原始结构 (网状结构) 到最高级发达的神经元 (贝茨细胞) 以及其传导束 (锥体束) 的广阔范围。按其原则脊髓被修复的先后顺序是网状结构、小脑联结、脊髓丘脑联结、大脑皮质脊髓联结。虽然有关脊髓损伤的动物试验证实，细胞移植治疗有助于脊髓损伤后包括运动功能在内的功能恢复，但这与临床试验的结果并不完全相符。目前，全世界接受嗅神经鞘细胞 (OEG) 移植的脊髓损伤患者超过 1 例，接受移植的大多数病例主要表现为脊髓中进化较低的结构的修复，如脊髓损伤平面以下的温度、颜色、膀胱功能和肠道功能的改善 (自主神经功能)、肌张力的恢复 (脊髓小脑、红核脊髓的联结) 在临床常被忽视且不易测定，部分患者还表现为感觉功能有明显的恢复。孙天胜等人 11 例脊髓损伤行 OEG 移植治疗，得到了相似的结果。

脊髓损伤动物接受 OEG 移植后可以获得较满意的功能恢复，而脊髓损伤患者接受 OEG 移植后仅可获得轻度至中等程度的功能改善，功能恢复程度和可能性由高到低如下：

(1) 皮肤营养状况。

(2) 痉挛。

(3) 膀胱和肠道功能。

(4) 浅感觉 (最长达 10 个节段)。

(5) 运动 (仅限于损伤区域)。

由此不能轻率否定 OEG 移植对脊髓损伤的修复作用。脊髓的复杂性决定了任何单一的治疗干预都不可能解决所有问题，因此尽管移植细胞具备桥接、支持、分泌生长因子、替代等作用，在脊髓损伤修复中发挥的作用是多方面的，可以说基本涵盖了脊髓损伤修复的各个环节，可还是越来越多的学者强调包括细胞移植在内的多种治疗方法的综合干预。

另外，将基础研究成果应用于临床治疗试验应稳定过渡，不能急于求成，应规范细胞移植临床试验的人选标准。有学者认为，细胞移植临床试验最佳人选标准应为无残留压迫的陈旧性 (＞ 6 个月) 胸脊髓完全性损伤，脊髓连续性存在，神经功能无进一步恢复的患者，原因有以下几点：

(1) 急性损伤可能存在自发的修复，因而无法判断功能恢复的原因。

(2) 胸神经根主要支配节段性的感觉及运动，细胞注射的占位效应若引起损伤不至于构成严重的功能障碍。

(3) 对残留压迫减压带来的根性恢复与细胞移植的效果容易混淆。

(4) 多项研究显示对于陈旧不完全性损伤减压后仍存在神经功能的恢复。

所以，包括细胞移植在内的脊髓损伤的治疗还需进行更多、更深入的研究，但所有的试验都应基于进化理论并严格遵循科学方法学的原理。

第三节　马尾神经损伤手术修复的可能性

脊髓下端逐渐变细并成为脊髓圆锥。脊髓圆锥逐渐变细呈锥状，末端移行为终丝。终丝一部分位于硬膜囊内称之为内终丝并抵达硬膜下界；一部分进入终线鞘内并在骶管内形成扇状，将脊髓固定在尾椎上。脊髓的每个节段都发出一对脊神经根。

脊神经根在椎管内走行方向在各节段有明显不同。在腰膨大部位的神经根纵行向下并围绕终丝形成马尾。

马尾神经损伤给患者带来的后果是灾难性的。腰 1 以下的骨折脱位可引起马尾神经的损伤，主要表现为损伤节段以下感觉运动等神经功能障碍，甚至造成损伤平面以下瘫痪，由于损伤部位的不同也可以出现不同的临床表现。腰 2 骨折脱位表现为双下肢不完全瘫痪。腰 3 骨折脱位残留髂腰肌、股四头肌和内收肌。腰 4 骨折脱位表现为双下肢膝以下的瘫痪。腰5骨折脱位表现双下肢膝以下的不全瘫。损伤平面以下感觉减退或消失；患者尿流动力学检查，表现为神经源性无张力性膀胱；根据损伤程度、平面的不同，双下肢股神经、胫后神经及腓总神经体感诱发电位检测可表现为无波幅引出、可引出波幅，但潜伏期延长、波幅降低。神经电生理检查也有助于损伤平面的判断，比如腰3平面完全损伤，股神经SEP可引出，但胫后神经和腓总神经的SEP无法引出。

一、回顾

由于马尾神经损伤引发的后果是灾难性的，其修复就显得尤为重要。然而，在过去很长的时间里，马尾神经的修复仅仅局限于骨性结构的稳定及骨性压迫的解除，而针对神经结构的修复往往被忽视或让其自行恢复。实际上，骨性结构复位、稳定、减压后，不足以使断裂的马尾神经获得良好的对合和局部稳定，这种情况下需要借助外科的手段进行修复。然而，马尾神经能否进行手术修复的争议由来已久，在20世纪60年代之前，国外学者甚至认为马尾神经无法进行手术修复，在Pubmed上检索马尾神经手术修复的文献少之又少。实际上，马尾神经手术修复的困难主要源于其特殊的解剖结构。

马尾神经纤结构较为特殊，类似于周围神经但又有很大不同。马尾神经纤维漂浮位于椎管内，且条数众多，感觉和运动纤维混杂，且不具备周围神经的神经外膜，无法为缝合提供足够的张力。马尾神经纤维被比较疏松、菲薄，类似于周围神经内膜样的结构所包裹，形成束组样结构，易于分开。这就使损伤后马尾神经的对合和外科吻合存在一定困难。

20世纪60年代以后，学者们对马尾神经做了大量的研究，肯定了马尾神经再生的可能性，其再生的方式类似于周围神经，但再生能力较周围神经弱。深入的解剖学研究也为马尾神经的手术修复提供了科学依据。

（一）马尾神经的解剖特点

1. 马尾的神经束结构

椎管内的马尾神经根丝及纤维被类似周围神经的束间组织，束膜和内膜样的结构所包裹，但这些膜都比较疏松、菲薄。马尾神经形成束组样结构，容易分开。这就使得马尾神经不具备周围神经的神经外膜，无法为缝合提供足够的张力。但也就是因为马尾神经缺乏神经外膜等结缔组织，损伤后几乎不回缩，这也为手术的修复提供了便利条件。

2. 马尾神经条数

马尾神经条数众多，但排列规律的马尾神经根在椎管内的数目，自上而下逐渐递减。由于圆锥一般终止于第1腰椎中下1/3，因此第2腰椎水平的马尾神经数量最多。在硬膜囊中，每1个神经根由1条前根纤维束与3条后根纤维束组成，圆锥下从腰2～骶5有9对神经根（第1腰神经根已穿出椎间孔离开椎管），即每一侧有36条纤维束，两侧72条，加1根终丝，各纤维顺行向下，每下移一个椎节，两个神经根共减少8条纤维束，至腰5椎间盘水平，只剩下5对骶神经根，即40条纤维束。在下腰椎椎管中，马尾神经数目逐渐减少，分散漂浮在脑脊液中，每条神经根的4条纤维，呈并行状合并为一束，但在手术中容易分开。而在L1间盘和L2椎体椎管内，马尾集合在一起为一大束。

虽然马尾神经纤维数目众多，但其排列有自己的规律，这也是马尾神经可以手术进行修复的重要原因。在腰3椎间孔以上，马尾纤维束多密集在一起，各前根纤维束居前半，后根纤维束居后半，终丝在中间。此一特点对马尾断裂伤的修复，甚为重要。众多的马尾神经束，不可能也没必要逐条分开去对合，而是将整个马尾作为一大束，使前根（前半）对前根，后根对后根，选其中较粗的纤维束，用无创针线缝合固定1～2束，即可保持整个马尾对合，不必逐条缝合，为减少缝线刺激，缝合愈少愈好。

腰3椎间孔以下，马尾纤维束的数量逐渐减少，并在脑脊液中互相分开，各个神经根的后根束在远侧集合为一束，并与前根纤维束互相接近并行至出各自椎间孔。终丝则向后正中位移至腰骶水平，居后正中浅面，两侧各神经根由中线向两侧排列，腰椎者在两侧前部，骶椎者在后面近中线，横切面上呈马蹄状。每一神经根的前根束在前内，后根束在后外。马尾于此水平断裂，即需逐条缝合修复，上述排列规律可作为判断纤维束归属的参考依据。

3. 马尾神经纤维轴突数量

后根神经纤维的轴突数量，平均每一神经纤维为311682条，前根神经纤维为94983条，后前根比例3.2∶1。骶神经者，特点是骶3以下各神经根较细。肋间神经纤维轴突计数约在10000～35000之间，其中运动神经轴突所占较少。肋间神经运动神经轴突数与马尾中腰骶神经运动纤维轴突数，相差甚远，至少十余倍。因此用肋间神经移植桥接马尾或腰骶神经根以恢复下肢运动功能，从解剖基础看是不合理的。排尿功能的低级中枢在骶2、骶3。用肋间神经修复骶2、骶3神经，在纤维数量上是合理的。

4. 马尾神经的血供及营养

马尾神经的血供近端来自脊髓动脉，远端来自椎间孔处的根动两个系统在神经纤维的外1/3吻合部血管密度较低，为贫血区。马尾神经血管多浅表且与神经纤维走向平行，神经根在行程中没有来自邻近组织的区域性节段血管来补充血供，一旦断裂或受压易发生缺血。这可能就是马尾神经损伤后比其他周围神经恢复更慢的原因之一。

尽管马尾神经的血运并不理想，但脑脊液可以提供一部分的营养。通过放射性核素追踪法发现，通过脑脊液进入神经根的核素为58%，而通过根血管只进入了35%。这说明脑脊液提供给神经根的营养比根血管多。给狗的蛛网膜下腔注入印度墨水，发现神经根的许多微静脉中有染料，显示脑脊液在某种程度上介入了马尾神经的血液循环。有研究表明，在马尾神经的营养来源中，脑脊液来源占(60.8±7.3)%(50.5%～70.0%)，血液循环来源占(39.2±7.3)%(30.0%～49.5%)。当马尾神经因断裂导致血运障碍时，脑脊液能够为马尾神经的手术修复提供部分的营养支持。

（二）马尾神经手术修复现状

通过基础研究证实了马尾神经可以再生，且深入的解剖学研究也为马尾神经的手术修复提供了科学的思路和依据。腰椎骨折脱位所造成的马尾神经损伤，单纯通过减压固定恢复脊柱的稳定性和序列，马尾神经自己恢复的可能非常小，特别是断裂的马尾神经因无法对合而失去恢复的机会。手术干预的必要性显而易见。

1. 马尾神经修复的方法

(1) 马尾神经缝合术：马尾神经作为一种周围神经，在修复中首先想到并进行尝试的方法就是马尾缝合术。由于马尾神经没有外膜，通常进行束膜缝合，需要在显微镜下进行。马尾神经束众多，不可能也没必要逐条分开去对合，而是将整个马尾作为一大束，使前根(前半)对前根，后根对后根，选其中较粗的纤维束，用无创针线缝合固定 1 ～ 2 束，即可保持整个马尾对合。而当断裂马尾神经位于腰 3 以下节段，则应根据马尾神经局部解剖进行仔细辨认对合后缝合。

这些作者都证实了马尾神经修复的恢复主要是运动功能的恢复，这种恢复不是减压、固定所发生的根性恢复，而是与距离相关的神经再生性恢复。胥少汀等报道了一例男性患者，L1 ～ L2 间横向完全脱位，伤后 48 小时手术，切开复位，切除 12 椎板，见马尾自脊髓圆锥以下完全横断，无明显挫裂损伤。将马尾按照粗细纤维不同进行对合，并将纤维之软膜用细丝线缝合 2 针，将马尾固定对合良好。缝合硬膜，行脊柱内固定。术后经卧床、中药、针刺等保守治疗。术后 10 个月，双侧股四头肌出现恢复，17 个月双侧髂腰肌、股四头肌及股内收肌群肌力达 4 级以上，臀大肌、臀中小肌、阔筋膜张肌等 2 ～ 3 级，小腿诸肌及下肢感觉均无恢复。12 年后复查，除上述已恢复的肌肉，肌力增长至 4 ～ 5 级以外，无新的肌肉恢复，感觉也无恢复。

如此成功的案例在马尾神经缝合的临床研究中并不多见，更多的是暴露出缝合马尾神经的一些问题和缺点。首先，缝线作为一种异物不能被组织吸收，因此对吻合口的影响是长久的；其次，由于马尾神经缺乏结缔组织，因而不易缝合，过多的操作必然会加重吻合口两断端的损伤；并且，缝线会造成吻合口局部的血液循环障碍，最终，由于马尾的神经束无神经外膜，而有相当于周围神经的束膜样组织，即便在手术显微镜下操作也较为困难。纤维蛋白胶黏合的方法应运而生。

(2) 马尾神经纤维蛋白胶黏合术：纤维蛋白胶的临床应用已经通过美国 FDA 的批准，同时也在我国临床广泛应用，已经成功地用于脑神经的临床修复和其他组织的修复中。临床常用的纤维蛋白胶通常含有纤维蛋白原和凝血酶两种成分，可在 3 ～ 5 秒钟内凝结，可以即刻地黏合稳定马尾神经。纤维蛋白胶黏合应在吻合口张力不大的前提下应用。马尾神经由于神经很少有回缩，一般吻合口张力不大，适合行纤维蛋白胶的黏合。当马尾神经存在大段缺损时，可取外周神经移植黏合修复。

孙天胜等报道了 8 例 L2 和 L3 骨折脱位伴马尾神经损伤的病例，手术整复骨折脱位，侧前方减压，椎弓根内固定系统固定，恢复脊柱的稳定性和椎管的连续性，在 4 倍手术显微镜下进行马尾神经探查，切除部分马尾神经挫伤区，部分病例直接黏合，部分病例缺损较大者取双侧腓肠神经，显微镜下去除外膜，桥接马尾神经，每一断端用 0.1mL 的纤维蛋白胶黏合，或用马尾感觉神经桥接马尾运动神经，2～3根马尾感觉神经可以桥接一根马尾运动神经，同样每一断端用纤维蛋白胶黏合。神经纤维修复时应注意神经的上下两端的自然走向，尽量做到按正常的解剖关系修复神经，防止神经纤维的扭转、运动神经纤维与感觉神经纤维错接，但不要刻意强调解剖修复如L1的运动神经只能修复L1的运动神经。结果显示新鲜的腰椎骨折脱位马尾神经损伤修复后大腿肌肉功能都有恢复，无论腰神经支配的股四头肌还是骶神经支配的臀部肌肉，说明肌肉功能的恢复与神经的再生有关；膝关节以下肌肉全部没有恢复，说明靶肌肉的恢复与受伤部位的距离有关；陈旧性损伤无任何恢复，说明恢复有一时间窗。修复马尾感觉神经与不修复马尾神经的病例一样，与术前相比无任何改变，双下肢股神经、胫后神经、腓神经体感诱发电位与术前相比无明显的变化。

纤维蛋白胶黏合方法与显微缝合相比的主要优点在于手术时间短，可在3～5秒内将神经断端黏合，外科创伤小，不易引起组织缺和，异物反应小，利于损伤组织的修复再生，因此用纤维蛋白胶黏合是修复马尾神经损伤较好的方法，而断端良好的对位是神经再生的关键。由于纤维蛋白胶凝固较快，在纤维蛋白胶的使用中应先将神经理顺。纤维蛋白胶黏接神经纤维时，使用1mL的双筒注射器以保证每一黏结点没有过多的纤维蛋白胶，过多的纤维蛋白胶会影响神经纤维的再生。

(3)外周神经桥接移植修复术：当因损伤造成马尾神经出现大段缺损，或通过骨性短缩手术无法达到无张力的缝合和黏合时，需要移植外周神经桥接马尾神经以修复其功能。移植桥接神经修复术应在显微镜下手术，神经来源可取自肋间神经、腓肠神经，术中应在显微镜下剥离周围神经外膜，必要时可取马尾神经感觉纤维进行桥接。修复中应关注神经纤维的条数是否与桥接修复的马尾神经断端相对应，过细的神经和过少的纤维无法修复和桥接较粗及纤维较多的马尾神经，应多股桥接修复。由于桥接神经修复存在两个吻合口，明显影响了轴突的再生和修复效果，所以应尽可能地行直接吻合术。两个吻合口若使用缝合法，由于缝线所带来的问题，则会进一步影响神经的再生，故在桥接修复中，纤维蛋白胶的优点更加突出。

游离神经移植修复脊髓马尾神经损伤自从Ca-jal首先报道以来，大家在此方面做了许多工作。移入的游离神经虽然能存活，但很少的神经元长入移植的神经中，这是因为移植的早期组织液难以渗透太长的距离到达中央部位，而后期长入时间长，结果使中央区缺血，造成“中心性坏死”，施万细胞因长时间缺乏营养而变性坏死，成纤维细胞的增殖就会替代施万细胞，留下瘢痕化的神经内膜管和纤维化的神经，阻碍再生轴突的通过。所以移植的神经根不能太粗太长。血管化的多束组神经移植可在一定程度上解决上述的问题。血管化神经在周围神经移植中，其再生神经的轴突的直径、数目及速度均明显优于游离神经。血管化的过程可将移植神经于术前2周埋藏于足背动脉，可将分支血管束植入神经外膜下。研究表明1～2周内周围毛细血管长入预制血管化的神经，于2周时完成了血运的重建，毛细血管再生的质量完好，数量也较多，使不带血供的移植神经较快地血管化。这种再血管化为马尾神经的再生提供了良好的局部微环境，有利于细胞、细胞外基质、弥散因子经新生毛细血管网充分渗透入腓总神经束间和束内，在局部形成部分血管化，避免了因神经移植过于粗大、组织液渗透及血管支配困难而形成的中心性坏死，因此移植神经纤维的质量与马尾神经功能的恢复有很大的关系。

(4) 马尾神经修复术中脊柱结构处理的要点：马尾神经修复术是一个需要在显微镜下操作的复杂操作，首先应复位骨折和脱位，通过脊柱结构复位促进神经结构复位，给予确实的固定，同时应给予彻底的减压，硬膜可作充分的切开，能够有足够的空间清楚地显露马尾神经。当马尾神经出现缺损时，可适当地短缩脊柱，从而利于马尾神经对合，并尽可能地避免移植修复。

2. 马尾神经修复后神经功能恢复的特点和规律

(1) 马尾神经修复后肌肉恢复的顺序及特点：在 L1 ～ 2 椎间盘平面，马尾神经有 72 根神经纤维束，加 1 根终丝，手术缝合时并非将每一根马尾都对合缝合，存在对合不准确的可能性。在技术上，由于 72 根神经束密集一起，也不可能逐一分开进行对合，因马尾断端密集一起，并未散开。而是将上下端马尾作为一大束，进行对合，使粗束对粗束，细束对细束，原位对合进行缝合的，分析一下各神经根支配之肌肉及恢复情况，就可看出并非是对合不准确了。

由此可见，同一个 L5 ～ S1 或 S2 神经根支配的臀、股部肌肉有了很好的恢复，而小腿的肌肉则无恢复。说明不是对合不准的问题，而是与肌肉距马尾断裂的距离有关。此例臀、股部肌肉的肌腹中点、距 L1 ～ 2 间马尾断裂处的距离约为 350 ～ 360mm，按周围神经再生生长速度，每日 1 ～ 2mm 计算，约需 10 ～ 12 个月的时间，与此例术后 10 个月出现股四头肌开始恢复的时间一致，由 L1 ～ 2 间至小腿中上 1/3 交界处及中部之距离为 650mm 约需 2 年时间的生长才能达到。可能由于时间过长，肌肉神经结合处的运动终板已经退化萎缩，而影响恢复。由此可以认为，马尾断裂后修复的时间，应该是愈早愈好。而陈旧性损伤的患者也可能是同样原因，没有出现任何的功能恢复，腰 3 以下骨折脱位主要影响双膝以下的肌肉，可能手术修复马尾神经的效果不如腰 3 以上的马尾神经。因此对于腰 2 腰 3 的骨折脱位所致的马尾神经损伤应尽早手术修复马尾神经，可以获得膝关节以上大腿肌肉的恢复。

(2) 马尾神经修复后下肢运动及感觉功能恢复的差异：如前所述，在 L5、S2 各神经根支配之大腿肌肉恢复，而同一神经根支配之感觉未恢复，说明不存在对合不准确的问题。在 L1 ～ 2 椎间孔水平，马尾的前后根纤维是呈圆形排列的，前根纤维在圆的前半，后根纤维在圆的后半，排列紧密。马尾对合缝合手术，是从后面进行的，在直视下对合好的正是后根纤维，前根纤维反而不能直视见到。既然前根支配之肌肉有了恢复，说明前根纤维已对合好，后根纤维在直视之下已对合好，不存在断端对合问题。

感觉根纤维与运动根纤维在神经结构上的不同和再生存在一定相关。运动纤维自离开脊髓前角细胞后，其轴突纤维直接达到效应器官，即运动终板及肌肉。感觉纤维则不然，从后角细胞发出之纤维至后根神经节，经过突触连接，转为周围神经纤维，直达皮肤等感觉终末小体。当马尾断裂缝合修复后，运动纤维再生通过吻合口后，即直达效应器官，获得恢复。感觉纤维则不然，由于需与后根神经节细胞再生通过吻合口之后进入脊髓，根据前面提到的试验观察，感觉神经纤维进入脊髓困难，未能与后角细胞建立联系。

许多试验研究发现马尾运动神经的恢复明显优于马尾感觉神经，作者的临床研究发现患者的双下肢运动均有不同程度的恢复，而双下肢感觉术前与术后无明显差异，双下肢体感诱发电位均未引起任何电位，朱兵等研究发现，猫无论马尾神经还是感觉运动神经，在吻合口处都有再生的神经纤维通过，运动神经再生的神经纤维通过吻合口后可以顺利地到靶肌肉，而感觉神经再生的神经纤维，通过吻合口后则无法进入脊髓内与位于髓内的感觉第二级神经元发生突触联系，究其原因可能是：

1) 胶质细胞在神经进入脊髓部位增生阻挡了感觉的再生。

2) 少许胶质细胞分泌髓鞘生长抑制蛋白，进一步抑制再生神经的轴突再生。

3) 马尾感觉神经和马尾运动神经的营养供应不同，前者主要来源于神经根节，而后者主要来自脊髓，由于脊髓内血液循环比后根节丰富。作者的病例中修复感觉神经，与不修复感觉无明显差异，因此就目前修复手段和技术，可以将马尾感觉神经，作为修复马尾运动神经的移植材料，尽管可以取双侧的腓肠神经作为移植材料，但神经外膜很难完全去除，可能会影响神经的再生。

3. 不同节段马尾损伤的修复

(1) L1 ～ 3 段马尾断裂的修复：此段马尾神经密集，多不散开。以脑棉填塞头尾端蛛网膜下腔后，盐水冲洗断端，在手术显微镜下观察断端损伤情况。马尾断裂多由于椎管完全错位所引起，系横断性切伤，断面尚较整齐，断端挫伤并不严重。故清洗断端，除去血块后多不需切除马尾断面。如此则如同整复骨干骨折一样，将两断端对合，由于马尾在椎管内的长度储备，将其拉拢黏合或缝合，并无张力。对未切除马尾断面者，按马尾后表面神经束的粗细排列位置，可将头尾端对合准确，每一断端用 0.1mL 的纤维蛋白胶黏合或以 11 ～ 0 无创伤尼龙针线缝合两侧较粗纤维的神经束膜 1 ～ 2 针，即可保持马尾的对合。如马尾断端有挫裂伤，则需将挫灭之纤维切除一段，所造成的缺损可以取双侧腓肠神经，显微镜下去除外膜，桥接马尾神经，也可以取马尾感觉神经桥接马尾运动神经，一根马尾感觉神经可以桥接 2 ～ 3 根马尾运动神经，同样每一断端用纤维蛋白胶黏合或缝合。

(2) L3 以下马尾损伤：此处马尾已各自散开，漂浮于脑脊液中，临床所见到的此平面的马尾损伤，很少是整齐横断伤，多是部分断裂断端不整齐，有些纤维被挫裂伤。此时马尾各神经的对合，就要依靠马尾解剖知识，按该束的解剖部位进行对合。逐条神经根纤维束都对合起来是困难的，为了下肢有用功能的恢复，将 L3、L4 ～ S2 ～ 3 神经前根的纤维对合是必要的，如有缺损，可取后根纤维束移植修复。

二、展望

总之，马尾神经是可以被修复的。最近，已经有学者用细胞移植来修复马尾神经损伤，虽然目前仍在试验研究阶段，并未在临床上得到应用证实，但也是目前研究的一个方向，对于移植细胞的类型、移植途径、移植剂量均需要进一步研究。另外，自体神经桥接及嫁接移植已经在临床上显示了一定的效果，然而异体神经细胞神经能够作为较好的桥接材料用于修复，目前仍在研究之中；纤维蛋白胶的黏合有其独特的优势，但随着材料学的发展也可能会有更好的材料黏合神经，快速吸收，并桥接神经，从而为马尾神经断裂的修复提供优良的载体和支架，上述的问题都需要我们进行深入的研究。还有，作为外科医生在关注马尾神经手术修复的同时，还应关注对马尾神经损伤所致神经功能障碍的康复治疗，尤其是排尿功能障碍的康复。

第四节　脊髓损伤的康复治疗

一、脊髓损伤康复概况

脊髓损伤所致的瘫痪是一种严重的肢体伤残，无论对患者的生活自理能力还是心理都造成极大的影响。从临床治疗角度讲，目前在世界范围内尚无有效治愈方法。在脊柱脊髓损伤的临床治疗过程中，外科治疗与早期康复相结合是比较实际的方式。对脊髓损伤的早期康复，可使患者在尽可能短的时间内，用较少的治疗费用，得到最大限度的功能恢复，提高患者的生活质量，减轻家庭和社会的负担。

脊髓损伤患者康复是在 1940 年后由 Guttmann 提出，而后在英美等国逐渐开展起来。自 1940 年以来，随着临床医学的进步和康复医学的发展，脊髓损伤患者的死亡率逐渐下降。20 世纪 50 年代，低位截瘫患者可长期存活。20 世纪 60 年代高位截瘫患者也可长期存活，但四肢瘫的死亡率达 35%。70 年代，由于广谱抗生素的应用和心肺复苏技术的改进，低位四肢瘫患者长期存活率提高。80 年代以来，在发达国家，由于现场急救技术的普及与改进，高位四肢瘫患者 (C4 以上) 存活率大大提升。应用现代康复工程技术，如气控电动轮椅、声控电脑、环境控制系统等，使高位四肢瘫 (C4 以上) 的康复取得了实质性进展。在我国，高位四肢瘫 (C4 以上) 的存活率仍偏低，急救成功者多因早期并发症 (主要是呼吸系统并发症) 而死亡。目前由于技术条件和设备条件限制，我国高位四肢瘫 (C4 以上) 的康复基本未能开展。我国的急救体制也与西方国家有很大不同，脊髓损伤后是进入专业化脊髓损伤中心或还是在一般性综合康复中心接受治疗尚有争论。脊髓损伤康复也需要社会保障体制的有力支撑。

现阶段，我国脊髓损伤治疗绝大多数首诊多在综合医院，脊髓损伤康复治疗中的问题应引起临床医师的重视。这些问题不仅包括技术、人力、设备条件和经济资源利用的问题，也包括对脊髓损伤康复的理解与认识的问题。

二、外科治疗与康复

外科治疗的主要目标是：

(1) 骨折和（或）脱位的复位，恢复脊柱解剖学形态和生物力线。

(2) 椎管减压，解除骨折块对脊髓或马尾神经的压迫，为脊髓功能恢复创造条件。

(3) 坚强内固定重建脊柱稳定性。

(4) 利于进行早期康复。在颈椎骨折脱位伴有脊髓损伤的患者尤为重要。即使是颈脊髓完全性损伤，神经根性恢复所带来的上肢功能改善，都会进一步提高患者康复水平。手术仅是脊柱脊髓损伤治疗的重要环节，其主要目的是重建脊柱稳定性，椎管减压以促进脊髓功能恢复，为早期康复训练创造条件。若无早期康复的理念，一些手术治疗就失去了意义，对完全性脊髓损伤尤为如此。

三、早期康复概念与临床分期

以往，国内多数脊髓损伤患者在综合医院骨外科接受急救处理和外科治疗后，便被认为临床治疗结束而通知出院或转入疗养式的医院休养，消极等待可能的恢复。由于没有开展早期康复，患者压疮、泌尿系感染等并发症发生率高，卧床时间延长，关节僵硬、挛缩，加之患者的心理状况均不利于康复的实施，导致生活质量显著下降。脊髓损伤功能恢复和住院时间与患者受伤至康复计划实施的时间相关，伤后康复实施越早，所需住院时间越短，经费支出越少，而所获得的功能恢复越多，并发症越少。长期以来，康复被认为是在临床治疗结束以后才开始的，是临床治疗的延续，这种观点是不正确的。康复与临床治疗应同时开始，只是后期以康复为主。

美国脊髓损伤康复统计资料显示，由于开展早期康复，脊髓损伤患者的住院时间和医疗经费有逐年下降的趋势。根据著名的美国脊髓损伤中心 Shepherd 医院 1997 年的研究结果显示：伤后 2 周内开展康复者，平均住院康复的时间最短，功能恢复 (FIM) 的增加值最高；伤后 85 天开始康复者，住院时间为 35 天而功能恢复 (FIM) 的增加值只有 22 分。

研究结论，脊髓损伤后开展康复越早则住院时间越短，康复效果越好。美国脊髓损伤康复平均住院时间在 4 周以内，并有逐年减少的趋势；平均康复住院的经费也相应减少。因此，脊髓损伤必须开展早期强化康复，其含义是根据脊髓损伤的情况确定康复程序，在身体可承受的情况下增加康复训练时间及康复内容，同时完善训练方法，适当增加强度。

（一）脊髓损伤康复分期

脊髓损伤康复可分为早期康复和中后期康复。早期康复分为 2 个阶段，急性不稳定期（卧床期）和急性稳定期（轮椅期），中后期康复是在巩固和加强早期康复训练效果的基础上，对有可能恢复步行的患者进行站立和步行训练，对不能恢复步行的患者加强残存肌力和全身耐力的训练及熟练轮椅生活技巧。

急性不稳定期即卧床期，约在伤后 2 ～ 4 周以内。此期患者脊柱和病情尚不稳定或刚刚稳定。同时，50% 左右的患者因合并有胸腹部、颅脑及四肢的复合伤以及高位颈脊髓损伤多为多器官系统障碍，因重要生命体征不稳定而采取卧床和必要的制动措施。但是，这一时期也是开展早期康复的重要时期。

急性不稳定期 (卧床期) 康复训练包括：

(1) 在脊柱外固定保护或不影响脊柱稳定条件下，床边进行患者 ROM 训练和肌力训练。

(2) 颈髓损伤的包括协助咳嗽、排痰在内的呼吸功能训练，增强膈肌肌力，预防呼吸系统并发症是重要的。

(3) 在静脉输液停止以后，即可考虑开始间歇导尿和膀胱反射功能训练，目的是预防泌尿系统感染和重建排尿功能。

(4) 定时翻身的体位变换和保持关节活动度，是预防压疮、关节肌肉挛缩、下肢深静脉血栓的重要措施。

(5) 在脊柱和全身病情基本稳定的情况下，抬高床头训练和变换体位，预防体位性低血压。为离床活动作准备。

急性稳定期即轮椅期，约在卧床期结束后的 4 ～ 8 周或伤后的 2 ～ 12 周。此期患者经过内固定或外固定支架的应用，重建了脊柱稳定性。危及生命的复合伤得到了处理或控制，脊髓损伤引起的病理生理改变进入相对稳定的阶段。脊髓休克期多已结束，脊髓损伤的水平和程度基本确定。应逐步离床，进入 PT 室或 OT 室进行评价和训练。

(二) 早期康复目标

早期康复训练计划通过早期康复评定来确定，康复评定依据美国脊髓损伤协会 (ASIA) 标准。评定内容包括脊柱脊髓功能评定 (即神经系统检查) 和康复功能评定，以确定脊髓损伤水平、脊髓损伤程度、运动和感觉评分、FIM(功能独立评分) 及躯体功能评定、心理功能评定及社会功能评定等。早期康复首次评定应由主管医师主持，由责任护士协调，由 PT 师、OT 师、心理医生组成康复小组。首次评定在床旁进行，根据脊髓损伤水平与程度确定康复的基本目标，并分阶段实施。

四、脊髓损伤康复的运行机制

由于脊髓损伤本身尚无有效的治疗方法，早期康复通过康复训练的措施，达到预防功能障碍加重和促进功能恢复，是早期康复最重要的作用。早期康复后续阶段的康复，属于残疾康复的范畴。现有康复医学模式，二战后形成于英国。因为它在伤员救治、功能恢复和回归社会等方面显示了巨大作用，而被广泛认可并逐渐在全球普及。二战以来，康复医学经历了国家范围内集中设置若干个康复中心的模式到综合医院内设置康复科室的模式。现在两种模式并存。在康复科进行的多是脊髓损伤的后期康复。目的是提高生活质量和回归社会，具体内容包括平衡训练、肌力训练、坐位训练、轮椅使用、实用性运动功能训练等。脊髓损伤后 1 ～ 2 个月是决定患者功能恢复的关键时期，而这期间诸如颈椎损伤的呼吸功能障碍、低钠血症、复合伤或多发伤等诸多问题不便于康复科独立管理并实施早期康复训练。

（一）脊髓损伤单元利于外科治疗与康复相结合

脊髓损伤单元患者主要来源有两个，脊柱脊髓患者损伤后未治疗立即送往脊髓损伤单元，另外就是在其他医院骨科术后有脊髓损伤患者，为康复而转院。脊髓损伤患者在脊髓损伤单元内要达到预期目标，必须按一定的康复程序（模式）进行，从而达到回归家庭和回归社会的目标。在脊髓损伤单元内，治疗与康复相结合的要点是：SCI 单元须有治疗和康复专家组成的团队，而且治疗和康复两者要兼顾，交流在单元内进行，医师可在短时间内了解病情全貌及需求，决定外科治疗和早期康复介入。在单元内由手术医生和康复医生共同参与，形成手术治疗与康复相结合的模式，开展早期康复治疗，有利于患者尽早地功能恢复。单元内的康复医生角色也可由有手术经验的医生担当，并定期轮换，使单元内的医生既有手术治疗的经验也增加了脊髓损伤康复方面的知识。同时保证团队内部连续、高效、灵活、快捷地工作。这种治疗和康复相结合的模式优点是沟通快捷、便于调整计划；康复 Team 范围小、效率高。

中国康复研究中心的经验，在脊柱外科内建立了脊髓损伤单元模式，设立专职康复医师。管床外科医生接收患者后，在进行外科治疗的同时向科内专职康复医师开出科内会诊单。然后由专职康复医师负责召集、组织康复小组，在床旁对患者进行康复评价，并启动早期康复。管床外科医生在时间允许的情况下参与康复评价，并与专职康复医师密切沟通，提出康复施行中应注意的脊柱外科问题，使治疗和康复有机结合。专职康复医师在伤后早期就能够了解病情全貌及具体康复需求，并及早召集康复专业人员，使早期康复早期介入、及时实施。为提高脊柱外科医生对康复的了解和重视，该中心正在摸索脊柱外科医生与专职康复医师角色定期轮换，相互交流并学习治疗和康复两方面知识的人才培养模式。

（二）脊髓损伤的评价

应用 ASIA 评分是脊髓损伤神经功能评价的基础。ASIA 评分的具体内容已在脊髓损伤诊断与分类一节作了较为详细的阐述。ASIA 评分的目的是便于医生在掌握脊髓损伤状况的基础上记忆和使用的一种评价方法。本节主要提示注意的是正确理解和应用 ASIA 评分标准。ASIA 评分标准，在脊髓损伤没有定量检查尺度的状态下，专家们人为制订相对半定量的一个标准，使得人们在讨论脊髓损伤时有一个共同遵循的准则，能够使彼此理解所讨论的问题。但它不是完美无缺的，还存在诸多需要改进之处。未来有可能随着人们对脊髓损伤认识不断深入，会发现新问题加以完善。ASIA 评分标准在临床应用过程中，有些易产生混淆之处值得注意。

1. 正确判断运动平面

当上下肢关键肌肌力可以检查时，容易判断运动平面，如果一块关键级的肌力大于等于 3 级，那么它的神经支配水平就代表了运动平面。再无法检查肌力，可以参照以下方法判定。举例说明，如果感觉平面位于 C4，C5 肌力 0 级或小于 3 级，那么可以认为运动平面位于 C4。如果感觉平面位于 C4，C5 肌力大于等于 3 级，那么运动平面位于 C5。如果感觉平面位于 C3，C5 肌力大于等于 3 级，那么运动平面位于 C3 而不是 C4，因为此时 C4 感觉不正常，故认为运动功能也不完全正常。如果上肢都正常，感觉平面位于 T6，运动平面就位于 T6。上肢肌力正常，如果感觉平面 T12，屈髋肌力 (L2)3 级，由于 L1 感觉也不正常，因此运动平面是 T12。

2. 正确区分 AIS 中的 B 级和 C 级

脊髓损伤 B 级代表感觉不完全损伤，C 级代表运动不完全损伤，这是两种截然不同的级别，预后也不同。一定要正确地使用运动平面，才能正确区分。感觉平面位于 C5，运动平面位于 C6，神经学平面位于 (NLI) 也是 C5，平面以下有部分感觉及运动功能保留。该患者没有肛门括约肌自主收缩，但如果按照 C5 以下超过 3 个节段运动功能保留，可能错误判断为 C 级损伤，即运动不完全损伤。错误原因是 B 级和 C 级的起始判定平面是运动平面，而不是感觉平面。如果以 C6 为起始平面，可以发现此例患者没有超过 3 个运动节段保留，故正确分级是 B 级。

3. 正确区分 AIS 中的 C 级和 D 级

AIS 的 C 级和 D 级代表运动不完全损伤，预后更好，所不同的是肌力大于等于 3 级的关键肌数量。C 级要求小于一半，D 级要求大于一半，问题是如何正确判断起始平面。

4. 圆锥综合征和马尾综合征

解剖学上，圆锥是指脊髓末端骶髓变细部分 (S3 ～ 5)。骨外科临床中，圆锥、马尾往往笼统地被一并提及，不作细分。但 ASIA 标准中的圆锥综合征与马尾综合征在分类上是完全分开的。圆锥综合征受累范围包括骶髓和腰段神经根，而马尾综合征是指单纯马尾神经部位的损伤。所以 ASIA 标准内不存在“圆锥马尾综合征”。

5. AIS 分级与残疾关系

AIS，虽被称为残损分级，但其单独使用不能说明残疾的程度。因此有“同样是 C 级，功能相差甚远”等临床现象。事实上，利用 ASIA 标准评估残疾的严重程度，首先要确定损伤的节段，按残疾由重到轻可粗分为颈髓、胸髓、腰髓、圆锥和马尾。AIS 分级是损伤平面处脊髓受累的程度，按损害程度由重到轻分为 A、B、C、D 和 E。相同损伤平面的不同 AIS 分级才具有可比性。损伤平面和 AIS 分级联合运用才能像坐标一样锁定残疾严重程度。越是远离原点，残损程度越轻。同一节段或残损分级内的差异可采用运动和感觉评分来表示，评分变化达到一定程度才能跨级或跨越节段。

目前临床上对于 Frankel 分级方法的认识存在一定的问题。需要说明的是，临床经常使用的Frankel分级是ASIA标准的重要组成部分，已于2000年经ASIA神经学标准委员会修订后更名为ASIA残损分级(修改自Frankel分级)。ASIA残损分级代表了脊髓的损伤程度，而不是脊髓的损伤节段。同样是ASIA残损D级，患者功能情况可能差别很大；在不完全性脊髓损伤中，根据脊髓损伤的病理改变，脊髓中的灰质与白质不可能完全恢复。临床上，不完全性脊髓损伤病例难于完全恢复正常，肌力也较难地恢复到5级。有些患者往往还残留病理反射，因此，ASIA残损E级患者中感觉和肌力可能完全正常，但部分患者仍可能残留病理反射。再者，四肢与截瘫同用一个ASIA残损分级，难于评估。ASIA评分同时受到脊髓损伤节段和ASIA残损分级的影响。如同样是胸10脊髓损伤的患者，AIS分别为C和D级的评分肯定不同；同样是ASIA残损分级A级，颈6和颈7的ASIA评分也存在差异。

6. ASIA评分缺陷

单单按照ASIA评分记录脊髓损伤神经恢复，并不能显示恢复状况。例如，颈6完全性脊髓损伤，虽然屈腕肌恢复，但10组关键肌中没有列出该肌，因此无法认定为神经功能恢复，只有在伸肘肌恢复后才可认定，这样就忽略了屈腕肌恢复的临床意义。同样在C6损伤病例中，常可见旋前圆肌恢复。旋前圆肌是屈指功能重建的重要肌肉，但10组关键肌中没有该肌，亦无法认定为神经功能恢复。C7平面脊髓损伤评分为屈肘5级，伸腕5级，伸肘3级，以下皆为全瘫，计算为运动评分26分，若治疗后恢复了8分，其意义是什么？是屈指肌的恢复还是伸肘肌肌力的增强？并不清楚。对于患者有意义的运动恢复，并未记录在10对关键肌中，ASIA评分也就无法反映出来；而ASIA评分有恢复，但对患者的功能提高可能没有意义，因此单纯使用ASIA评分缺乏全面性。当前所采用改进的办法是，在尊重ASIA评分基础上，记录运动功能评定的结果，详细地记录每块肌肉的力量变化，全面地反映患者神经体征的变化。

五、康复教育

脊髓损伤是可以造成终身残疾的严重损伤。但是患者不可能终生住院治疗，而且因国家资源限制，脊髓损伤的住院康复时间将会明显缩短。因此，患者及家属应通过康复教育了解有关脊髓损伤的并发症预防与康复知识，以便患者返回社区后能开展社区康复，达到生活自理与独立的程度。

脊髓损伤的康复教育应从早期康复入手，从患者的家属开始，特点是：

(1) 患者是早期康复的主动参与者，不是被动接受者，必须通过教育掌握有关知识与技能。

(2) 早期强化康复需要患者及家属的配合，因此家属也应了解有关脊髓损伤康复的知识。

(3) 早期强化康复的目标是患者早日返回社区，开展社区康复。康复教育为社区康复做准备。康复教育课程由病区护士负责组织、实施。专业一体化(医师、护士、PT师、

OT 师、心理医师、职业工作者和社会工作者）讲解与脊髓损伤相关的并发症和康复技术。同时，指导患者和家属学习简单易行的康复技术，为出院后开展社区康复做准备，从而缩短住院时间。通过定期随访及问卷调查，回馈患者需求，调整教育内容和改进方法，从而提高康复教育水平。

六、脊髓损伤患者心理变化

在脊髓损伤的急性期，在受伤后神经功能可能部分或全部丧失，作为一个健康人面对一个身体的重大变故，心理层面必然要出现面对未来的担忧和困惑，这是一个正常的心理变化。临床工作者应与患者及家属共同面对这样的心理变化过程。当这种变化长期存在，精神状况长期得不到改善并影响患者临床治疗与康复的时候，才需要进行心理干预。

脊髓损伤患者常见心理问题包括：心理创伤、情绪情感障碍、行为异常、心理适应性降低、防御过度、人格障碍等。对于脊髓损伤患者产生的各种心理问题，通常运用支持、认知和行为等心理学方法帮助患者尽早度过心理危险期，树立康复信心，使他们顺利回归家庭和社会。同时，在心理咨询和治疗过程中，还要针对脊髓损伤患者的病情和心理特点，注重心理康复策略。

在脊髓损伤心理康复过程中要建立良好的医患关系。良好的医患关系是心理治疗的基础。心理康复工作者必须重视与患者建立良好的医患关系。同时要把握认识病情的时机，使患者认识到脊髓损伤区别于一般疾病的重要特征是康复周期长，损伤愈合慢，且常伴有肢体残疾。帮助患者全面了解脊髓损伤的特点并接受伤残现实是患者进入医院康复的第一步，也是患者从正常转向残疾生活的开始。另外要明确康复训练的价值和意义，帮助脊髓损伤患者正确认识康复训练的重要性，引导他们将注意力集中于康复训练，既是患者康复的关键同时也有利于患者心理能量的正确释放，缓解心理压力。最后要重建患者的价值取向，使患者认识到残疾并不等于失去自由及一切，也不等于没有作为和价值。要正确认识残疾和残疾后的人生价值，树立正确的价值观，重新找回人生的幸福感，坦然面对残疾和未来。

七、脊髓损伤康复过程中常见的并发症

（一）呼吸系统并发症

脊髓损伤使参与呼吸的肌肉不同程度地失去神经支配，由此必将造成肺功能的损害。对于急性脊髓损伤患者，应尽早根据临床表现和查体结果对脊髓损伤的具体情况如损伤的节段和程度等进行准确的判断，并评估呼吸系统功能情况。在对脊柱制动固定时应注意保持正确的体位并随时清除堵塞于呼吸道内的分泌物或呕吐物。如仍不能使呼吸道恢复通畅或有呼吸衰竭表现，则应紧急建立人工气道，可根据病情需要采用气管插管或气管切开。对于急性脊髓损伤后气管插管的方法，一些作者认为经口腔插管安全性差，容易加重颈髓损伤，因而以经鼻道气管插管为宜。机械通气后可根据病情如肋间肌、膈肌

肌力恢复情况尽早撤除机械通气，使用机械通气时间越长，撤除也就越困难。肺不张和肺炎多在急性脊髓损伤后 3 周内发生，多发部位为左下肺，无法咳痰、气管内插管、气管切开以及机械通气等治疗方法均使肺不张或感染的机会增加，应加强预防措施，包括辅助排痰、定时翻身、湿化气道等，并在保持脊柱稳定的前提下进行体位引流。病情平稳后可以作膈肌功能锻炼。

（二）泌尿系统并发症

尿路感染 (UTI) 是脊髓损伤患者最常见的并发症，脊髓损伤患者不同程度地均有排尿障碍，其中尤以泌尿系感染并发症最为严重，处理不当，可直接威胁患者生命。充分膀胱排空是预防 SCI 患者 UTI 的重要因素。SCI 后常见逼尿肌和括约肌协同失衡。患者大多需长时间留置导尿，引起反复 UTI，也造成膀胱输尿管反流、肾盂积水、尿路结石等。由于 SCI 患者的泌尿系统病理变化和感染的病菌对多种抗生素耐药等原因使 SCI 患者的 UTI 的治疗变得复杂。UTI 的症状、体征包括发热、肾区或膀胱区不适感、疼痛、突发尿失禁、痉挛加重，自主反射亢进、多汗、尿液混浊或异味及疲乏无力等。对 UTI 的治疗应及时，经验性治疗选用广谱且耐受性好的药物，对已做尿培养，有药敏试验结果的患者应选择敏感、廉价的药物。对没有胃肠道症状的轻度和中度感染患者可以口服氟喹诺酮类药物治疗，如诺氟沙星、环丙沙星和氧氟沙星等。无症状菌尿 (ASB) 在 SCI 患者中非常常见，尤其在留置导尿的患者中。但对 ASB 患者不建议进行预防性治疗。

（三）压疮

局部过度受压及持续压迫时间过长是压疮发生的两个关键因素。压疮一般分溃疡型和滑囊型。其中溃疡型压疮按累及深度又分为Ⅰ、Ⅱ、Ⅲ、Ⅳ四度，而滑囊型压疮又分为Ⅰ、Ⅱ、Ⅲ三度。压疮易发生在骨突起部，包括枕部、肩胛部、骶尾部、大粗隆、腓骨小头、外踝及足跟等部位，其中骶尾部、坐骨结节及大粗隆等部位的发生率最高。处理压疮的关键是预防，特别要强调的是，如果已发生压疮，应预防其他部位发生新的压疮，以及预防已愈合的压疮复发。减除压迫是预防压疮的关键，又是治疗压疮的先决条件。针对压疮产生原因及形成的各种因素可采取一系列措施：如改善全身营养状况、局部换药、各种物理疗法。对经长期保守治疗不愈合、创面肉芽老化、创缘有瘢痕组织形成，且合并有骨、关节感染或深部窦道形成者，应考虑手术治疗。

（四）痉挛

痉挛是通过牵张反射过度活动而产生的肌肉紧张度异常增加的综合征，常发生于下行运动传导束损害的患者。脊髓损伤后肌痉挛的临床表现为肌张力增高、腱反射亢进、阵发性痉挛及肌强直。口服抗痉挛药物是治疗痉挛的首选方法，因为使用方便，对多数患者有效且副作用较少。临床上常用控制痉挛的药物主要是作用于中枢神经系统的巴氯芬、地西泮、替扎尼定和直接作用于骨骼肌的丹曲林。对口服抗痉挛药无效或不能长期坚持服药的患者，可以考虑采用运动疗法和物理治疗。其目的在于降低肌张力和恢复肢体功能，最终使患者生活自理或提高生活质量。另外鞘内注射巴氯芬、绝缘针注射肉毒毒素、经皮注射酚溶液等也可有效降低痉挛。当肌痉挛不能通过药物、神经阻滞、理疗等方法得到控制时，可以通过手术方法使得过高的肌张力得到下降而不损害残余的运动、感觉功能。其中选择性胫神经切断术主要用于缓解踝关节痉挛。选择性脊神经后根切断术 (SPR) 能使肢体痉挛在短时间内得到改善，为术后康复训练打下了基础。康复训练和手术相结合是解除 SCI 后肢体痉挛的最好方法，能更有效地恢复肢体功能。

（五）低钠血症

低钠血症是急性颈脊髓损伤常见并发症，发生率 51％～ 93%。发生机制目前还不十分明确。除神经－内分泌因素外，据临床观察，有相当一部分病例在急性期治疗阶段过量输液，尿量增加，尿钠排出增加，也是急性脊髓损伤低钠血症的一个重要因素。急性颈脊髓损伤患者伤后就可出现低钠血症，应引起临床重视。急剧出现的低钠血症常可出现明显的神经系统症状，血钠＜ 125mmol/L 时，可有恶心、不适，血钠 115 ～ 125mmol/L 时则出现头痛、乏力及感觉迟钝，再低者可出现生命危险。急性颈脊髓损伤后出现低钠血症的原因较为复杂，应视患者的具体情况，控制饮水量，并采取相应的治疗措施。

（六）下肢深静脉血栓与异位骨化

下肢深静脉血栓 (DVT) 是脊髓损伤常见并发症，不仅影响患者肢体功能，严重者还可引起肺栓塞导致猝死，所以对脊髓损伤致截瘫患者，需提高警惕，积极预防 DVT 的发生；一旦发生 DVT，则要采取及时有效的治疗，以控制或治愈 DVT，防止肺栓塞、截肢、深静脉功能不全的发生。急性 DVT 发生数日内，宜停止所有功能训练及肢体的气体促进泵治疗、肌电生物反馈电刺激治疗、按摩治疗。绝对卧床休息并抬高患肢，避免患肢的大幅度活动，以防栓子脱落引起肺动脉栓塞。可应用湿热敷，以缓解痉挛，减轻疼痛，协助侧支循环的建立，促进炎症的吸收；当全身症状消失和局部症状明显改善后，可恢复双上肢肌、腹肌、腰背肌的肌力训练；恢复健侧肢体各关节被动活动及健侧肢体气体促进泵治疗、肌电生物反馈电刺激治疗；恢复健侧下肢的推拿和针灸治疗。患肢的康复治疗及翻身、起坐、坐位平衡、床上转移、起立床训练仍应禁止；当症状明显改善且经辅助检查(如彩超、MRI、静脉造影等)证实静脉血栓消失者，或症状明显改善且病程已超过 10 天者，可逐渐恢复患肢的运动训练及其他所有治疗，运动量和运动幅度应逐渐增加，循序渐进。起床活动后，应穿弹力袜或用弹力绷带，适当压迫浅静脉，促使深静脉血液回流。

异位骨化指在通常无骨部位形成骨组织：多见于软组织中。发病机制不明，多发部位依次为髋、膝、肩、肘。因引起肢体肿胀，常与 DVT 相混淆。发病多在伤后 1 ～ 4 个月内，通常发生在损伤水平以下，局部多有炎症反应。用于治疗异位骨化 (NHO) 的药物有依替膦酸二钠 (EHDP)、非甾体类抗炎药物 (NSAID)、华法林等。

（七）自主神经反射紊乱与体温调节障碍

颈段脊髓损伤后，由于交感神经系统与副交感神经系统失去平衡，短时期内，神经系统各部位的反射弧不能起代偿作用，虽然垂体、甲状腺和肾上腺髓质可以进行体液调节，但甲状腺的作用很慢，肾上腺髓质的作用短暂，作用都很小。交感神经系统较运动、感觉神经恢复较快，多在伤后 1 个月开始恢复，约需 2 年才趋于完善。四肢瘫痪患者的体温因失去调节，常随外界温度而发生变化，甚至翻身、身体与被褥接触或暴露，皮肤温度也不相同。

胸部平面以上的脊髓损伤患者往往会发生自主神经反射紊乱。这种现象也被称作自主神经反射，其特点是突然出现的血压升高、面部潮红、头痛、心动过缓和过度出汗，常伴有焦虑。自主神经反射紊乱是由于损伤平面的伤害性刺激引起自主神经活动亢进所致。这些伤害性刺激常见的有膀胱和 (或) 直肠胀满、膀胱感染和大便填塞等。

(1) 尽快找出和消除诱因：首先检查膀胱是否充盈，导尿管是否通畅，直肠内有无过量粪便充填，有无嵌甲、压疮、痉挛，局部有无感染等。然后检查衣着、鞋袜、矫形器有无压迫或不适，并立即予以解决。

(2) 取直坐位，使静脉血集中于下肢，降低心排血量。

(3) 降血压，用快速降压剂如肼屈嗪 (肼苯哒嗪)10 ～ 20mg 静注或肌注等。

（八）迟发性脊柱生物力学不稳定

尽管自 20 世纪 90 年代后，经椎弓根内固定技术的普及和对脊柱骨折生物力学的认识加深，使得大部分胸腰椎骨折患者获得了正确的初期处理，但是术后出现迟发性后凸畸形并没有明显减少。在处理迟发性后凸畸形时，重要的是区别这种后凸属稳定性还是不稳定的畸形，只有不稳定的后凸畸形才会发展成进行性的后凸畸形。胸腰椎骨折术后迟发性后凸畸形的手术入路选择包括前路、后路或前后路联合。单一的后路原位融合手术由于没有恢复脊柱正常的矢状面形态，脊柱的后部仍然承受过度的负荷，一方面融合的效果不佳，同时后凸畸形还会继续进展，这种术式逐渐被淘汰。前路手术虽然可以进行椎管前方减压，但由于后柱已融合或自发融合或后柱在长期后凸畸形下被拉长，后凸的矫正效果并不满意，同时它是脊柱延长性的植骨矫形，有神经并发症风险。另外，后方内固定的取出还需要增加一次手术风险。就后凸畸形的发病机制而言，前后路联合手术是最佳选择，可以增加融合率和提高矫形效果，但对患者的创伤明显增加。

（九）创伤后脊髓空洞症

创伤后脊髓空洞症最早由 Hallopean 于 1871 年报道，后来脊髓积水被用来描述脊髓中央管扩张。创伤后脊髓空洞症的发病机制与原发性脊髓空洞症不同。文献报道创伤后脊髓空洞症约占脊髓损伤后的 3.2%，出现症状的时间约在伤后 3 个月至 32 年。症状的进展常逐渐产生。共同的始发症状包括节段性疼痛和感觉缺失。疼痛是创伤后脊髓空洞症最常见且最早出现的症状，其性质多为钝痛、刺痛或烧灼痛，程度常比较严重，咳嗽、打喷嚏及屏气用力均可使疼痛加重。疼痛可为间歇性或持续性，数周至数月后疼痛消失而出现其他神经系统损害症状。MRI 显示的空洞常呈不对称性、腔室性、多形性。MRI 可以用来监测创伤后脊髓空洞症的进展，有助于选择脊髓切开和引流的位置，并可评价治疗的结果。

八、工程学在脊髓损伤康复中的研究进展

(一)功能性电刺激(FES)和脑机接口(BCI)技术

虽然 FES 很早就用于临床并取得了显著疗效，但是其刺激信号的控制问题制约了 FES 的进一步发展。因为如果找不到合适的刺激信号，FES 就不能达到很好的治疗效果，而且其对残肢的运动控制只能根据预设的模式进行，不能实时地根据患者意愿来随意进行肢体的运动控制。更重要的一个现实问题是，FES 似乎对瘫痪者上肢的功能恢复没有找到合适的办法，直到脑机接口技术的出现。

脑机接口技术(BCI)这项形成于 20 世纪 70 年代的杂交技术，涉及神经学、心理认知科学、康复工程、生物医学工程和计算机科学等多学科，在过去的十多年间得到迅猛的研究发展，使得人类利用脑信号同计算机或其他装置进行通信成为可能。BCI 技术的独特之处在于，不依赖于大脑的正常输出通路(即脑－脊髓－外围神经－肌肉组织)，就可以实现人脑与外界，如计算机或其他外部装置的直接通信。

BCI 技术的本质是提取和翻译神经细胞的活动。它一方面能够让大脑发出指令，控制计算机或者智能假肢，另一方面，它也能让我们直接解读神经活动的部分信息，通过图像、声音的形式反馈给使用者。

从 2008 年开始相继有基于 BCI 与 FES 技术结合的研究。华盛顿大学的研究小组将神经元活动与一个 FES 设备连接起来使动物学会了激活单个神经元来调控 FES 设备，移动操纵杆。匹兹堡大学研究人员通过植入微电极阵列，采集多个神经细胞的放电信号，经过计算机的实时处理，转换成电动假肢的控制命令。美西北大学研究人员设计了功能强大的神经假体装置，可直接植入大脑的多电极芯片，作为 BCI，利用该芯片可以检测大脑 100 个脑细胞的活性，解码生成肌肉和手部运动的信号；通过 FES 设备，将电流传送至瘫痪肌肉，引起肌肉收缩。尽管如此，此方面研究给脊髓损伤患者带来了希望但临床应用尚有诸多问题值得研究。

(二)康复机器人及智能外骨骼系统

康复机器人是医疗机器人的一个重要分支，是工业机器人和医用机器人的结合，可以帮助患者进行科学有效的康复训练，使患者的运动功能得到更好的恢复。20 世纪 80 年代是康复机器人研究的起步阶段，美国、英国和加拿大在康复机器人方面的研究处于世界领先地位，1990 年以后康复机器人的研究进入到全面发展时期。目前，康复机器人已经广泛应用到康复治疗方面。

洛克马下肢康复机器人由瑞士一家医疗器械公司与瑞士苏黎世大学医学院康复中心合作推出，这个全自动下肢康复机器人主要由固定髋部和双下肢的外骨骼式矫正器、减重支持系统和运动跑台组成。

近年来，美国伯克利仿生技术公司研制出一种由电池提供动力的外骨骼系统，这种外骨骼系统可以帮助截瘫患者摆脱轮椅，自由行走。外骨骼系统被命名为“eLEGS”，由一个机械框架组成，机械框架通过拐杖进行控制。日本的研究人员也在这方面做了深入研究，据报道主要用于老年人和神经损伤的残疾人。

所谓的外骨骼就是一种可穿戴的、人工智能的仿生设备。在医学上，医生们正在研究外骨骼的另一种用途，即帮助那些身体上的伤残人士。在健康领域，外骨骼的应用不仅仅是向截瘫患者提供机械腿，它还可以教他们如何学习再次行走。

(三)高位颈脊髓损伤神经电刺激技术重建呼吸功能

高位颈脊髓(C1～C3 髓节)损伤时，不仅肋间肌功能丧失殆尽，而且膈神经支配的膈肌也处于完全瘫痪状态，更严重者延髓呼吸中枢亦可同时受到波及。此类患者由于几乎所有的呼吸肌均已麻痹，需要戴呼吸机才能长期生存。

膈神经刺激是通过电脉冲刺激膈神经，引起膈肌持续而有节律地收缩，构成了近似生理的呼吸运动，达到一定程度上取代呼吸机的目的。在实际运用过程中，膈肌刺激器是通过膈神经运动神经元的传导实现的。1969 年，Glenn 等发明了植入体内的高频诱导型膈神经刺激器并于 1972 年用于治疗高位截瘫患者的通气功能障碍。20 世纪 70 年代以后，Auerrach 与 Dobelle 报道已有 1000 多例患者接受了 DP 治疗，许多患者持续已达 10 年以上生活自理，很少有呼吸道感染发生，比常规机械辅助呼吸并发症少得多。

目前植入式膈神经刺激器的既有产品局限于美国和芬兰等个别发达国家的品牌系列。Synapse Biomedical, Inc. 在 2011 年得到了美国 FDA 的批准，Atrotech0Y 得到了欧盟的 CE 认证 (CE0123)，Avery Biomedical Devices Inc. 的产品也将进行临床三期试验。

(四)磁刺激在脊髓损伤康复中的研究进展

磁刺激是利用时变电流流入线圈，产生时变磁场，在组织内出现感应电流，使某些组织产生兴奋的无创性诊断和治疗技术。1985 年 Barker 等改进了磁刺激器，首先创立了经颅磁刺激运动皮层在相应肌肉上记录动作电位的方法。近几年这一技术被广泛推广，应用于评价脊髓运动神经传导的研究中，使脊髓损伤的研究有了突破性进展。除了在诊断上的价值，人们发现磁刺激是治疗脊髓损伤非常有潜力的无创性康复治疗手段。磁刺激对脊髓损伤后运动、呼吸和膀胱直肠功能障碍、痉挛、疼痛等都有不同程度的治疗作用。

第三章　髋部损伤

第一节　髋关节外伤性脱位

随着社会的发展及汽车等交通工具的普及，车祸日益增多，外伤性髋关节脱位的发病率也明显增高，占全身四大关节（肘、肩、髋、膝）脱位的第3位，且青壮年男性多见，常由挤压、车祸及塌方等强大暴力所致，且往往合并相关部位的多发损伤。在严重复合伤患者中，如合并同侧股骨干骨折时，因髋关节脱位的畸形变得不明显，髋关节脱位常被漏诊。因此，在临床上对上述外伤必须进行全面检查，包括详细的物理检查及全面的X线分析，必要时行计算机断层(CT)检查。以免造成对髋关节脱位的漏诊或误诊。

髋关节外伤性脱位应尽早复位，恢复髋关节正常解剖关系，从而减少创伤性关节炎、缺血性股骨头坏死等并发症的发生。根据股骨头与髋臼的关系，一般可分为三种类型。股骨头停留在髂坐骨结节连线的前方者为前脱位；停留在该线后方者为后脱位；股骨头被挤向中线，冲破髋臼底部或穿过髋臼底而进入盆腔者为中心脱位，其中后脱位最常见。也有学者将髋关节脱位分为三度六型：Ⅰ度脱位：为无骨折的单纯脱位；又分为两种亚型：Ⅰa型：为股骨头后脱位，可位于髂骨后或坐骨前；Ⅰb型：为股骨头前脱位，位于闭孔前或达耻骨支水平。Ⅱ度脱位：为伴有股骨头、颈或髋臼缘骨折的脱位；也分为两种亚型：Ⅱa型：为伴有髋臼后缘或髋臼前缘骨折的脱位；Ⅱb型：为伴有股骨头、颈部骨折的脱位；Ⅲ度脱位：为伴有髋臼底部骨折的脱位；包括Ⅲa型：为伴有髋臼底部骨折的部分股骨头脱位；Ⅲb型：为伴有髋臼底部粉碎性骨折的股骨头完全脱位。

一、髋关节后脱位

（一）病因

多由间接暴力所致，当髋关节屈曲90°同时在内收内旋位时，此时股骨头已超越髋臼边缘，不再抵触髋臼骨面而抵在关节囊上，股骨颈前缘被髋臼前内缘挡住，形成以此点为支点的杠杆，如外力继续作用，薄弱的后关节囊壁即发生破裂。暴力来自膝部向骨盆或骨盆推向股部即可发生后脱位。且髋关节屈曲度数越大，越容易引起单纯性后脱位。如坐在公共汽车上，髋、膝屈曲各90°并内收位（即一腿搭在另一腿上，即所谓二郎腿），骨盆固定暴力经膝部向后即可发生后脱位；或者膝部顶住前面靠背，当急刹车或撞车时，暴力经躯干骨盆推向前方也同样可引起髋关节后脱位。若下肢内收较少，股骨头撞击髋臼后缘，可合并髋臼后唇撕裂或后壁骨折，或股骨颈骨折，同时，撞击或牵拉坐骨神经而产生神经挫伤。

(二)创伤病理学

主要病理变化为股骨头向后冲击突破关节囊时，造成关节囊后下部广泛损伤，圆韧带断裂，股骨头血运遭到破坏，但前侧的髂股韧带仍保持完整，使患肢产生屈曲、内收、内旋畸形。

此时易误诊为股骨或转子间骨折。髋关节后脱位并发髋臼后缘骨折者约占 32.5%，合并股骨头骨折者约为 7%～21%。

髋关节后脱位关节囊广泛破裂者，容易整复。若关节囊裂口小，则易卡住股骨颈，使复位困难。有时股骨头冲出髋臼后缘后方穿入梨状肌和上孖肌之间，被梨状肌缠绕或卡勒，影响复位。另外，或因髋臼后缘和股骨头骨折片、髋臼内圆韧带阻塞、充填，均可妨碍股骨头复位。

(三)分型

(1) 根据股骨头脱位后的部位，分为髂骨型和坐骨型股骨头脱向髋臼后上方者为髂骨型，比较多见；脱向髋臼后下者为坐骨型，较少见。

(2) Thompson-Epstein(1951) 依据髋关节后脱位合并关节面骨折的程度，分为Ⅰ～Ⅴ型：

Ⅰ型：脱位伴有或不伴有微小骨折；Ⅱ型：脱位伴有髋臼后缘的孤立大骨折块；Ⅲ型：脱位伴有髋臼后缘的粉碎骨折，有或无大的骨折块；Ⅳ型：脱位伴有髋臼底部骨折；Ⅴ型：脱位伴有股骨头骨折；其中对髋关节后脱位合并股骨头骨折，Pipkin(1975) 又分Ⅰ～Ⅳ型。Ⅰ型：髋关节脱位合并股骨头陷窝近端骨折(即股骨头骨折片与圆韧带相连)；Ⅱ型：髋关节脱位合并股骨头陷窝远端骨折；Ⅲ型：Ⅰ型或Ⅱ型骨折脱位合并股骨颈骨折；Ⅳ型：上述任一型合并髋臼骨折。

(四)诊断

根据患者有强大的暴力史，伤后髋部疼痛，明显肿胀，髋关节功能完全丧失，并呈现屈曲、内收、内旋及下肢短缩的典型畸形，大转子向后上移位，患侧臀部隆起，并可触及股骨头，被动活动髋关节时疼痛加重，并引起保护性肌肉痉挛，同时应注意有无坐骨神经损伤，使膝以下感觉运动丧失呈瘫痪状态。

X 线片上可见股骨头脱出髋臼之外，与髋臼上部重叠。股骨内收，明显内旋，大转子突出，小转子消失，内旋越明显，股骨颈越短，髋关节前后位 X 线片显示 Shenton 线中断。髓臼后缘骨折，骨折片常被脱位的股骨头推向上方，顶在股骨头之上。股骨头骨折多发生在股骨头内侧一半，骨块呈刀切状，股骨头脱出髋臼外，骨块留在髋臼内。合并髋臼骨折、股骨头骨折及股骨颈骨折时，宜加照髋关节旋前位照片。Urist 主张照后斜位 X 线片，即髋关节旋后 60°，可显示髋臼后缘。复位前必须仔细观察 X 线片上的三个解剖部位：①股骨头骨折；②髋臼骨折的位置及骨折块的大小；③无移位的股骨颈骨折，闭合复位时可能发生移位。

(五)治疗

1. 新鲜髋关节后脱位治疗

应尽早复位，减少或避免后期并发症，减少股骨头坏死风险，且经过时间越久复位越困难，一般不应超过 24 小时。若患者一般情况差，应积极改善病情，待休克纠正后，再行整复。根据 Thompson 及 Epstein 分类法，对不同类型的脱位应采取合适的治疗方法。单纯髋关节后脱位(Ⅰ型)应在全身麻醉或腰麻下手法整复，合并骨折(Ⅱ～Ⅴ型)或有其他并发症时，则应早期手术治疗。

(1) 手法整复：手法复位忌粗暴，应遵循轻、柔、慢手法。复位时应在充分麻醉下进行，保证患者肌肉松弛，无疼痛，以免引起肌肉痉挛，并注意分析患者受伤机制，采用合适方式方法复位。

1) Allis 法：患者仰卧位，助手用两手按压双侧髂嵴固定骨盆，术者一手握住患肢踝部，另一前臂置于患肢膝后窝处沿畸形方向牵引，屈髋屈膝至 90°，内外旋转股骨，使缠绕在股骨颈上的关节囊和肌肉解脱，当感到股骨头纳入髋臼的弹响时，示复位成功。

2) Stimson 法：患者俯卧于检查台末端，患肢屈髋屈膝 90°，助手固定骨盆或健侧下肢，术者用手下压小腿近端，同时内旋股骨头，使脱位的股骨头滑向髋臼，复位成功。本法创伤最小，年老体弱病例可以采用此法整复。

3) Bigelow 法：患者仰卧位，助手按住两侧髂前上棘固定骨盆，术者一手握住患肢踝部，另侧前臂置于患肢腘窝部，沿大腿纵轴方向牵引，同时屈髋屈膝并内收、内旋髋关节，使膝部贴近对侧腹壁。此时由于 Y 形韧带松弛，股骨头贴近髋臼前下缘。在继续牵引下，股骨头可通过外展、外旋、伸直进入髋臼。此法复位用力较大，可能引起骨折或增加髋关节软组织的损伤，因此操作切忌暴力。

4) Bihler 法：患者卧于垫子上，骨盆由助手稳住，患肢膝髋各屈曲 90° 用一宽布带结成一圈，套在患肢腘窝下，术者一膝跪于患侧地面，另一脚立于地面，膝关节屈曲成直角置于患肢腘窝下(右髋关节脱位时术者用右膝，左髋关节脱位时，术者用左膝)将布带圈扭转成 8 字形。术者弯腰，然后将 8 字形上圈套于术者颈部。术者以一手握住患肢踝关节之上前方(右髋关节脱位时术者用右手，左髋关节脱位时术者用左手)另一手扶住患肢之膝部。然后术者伸直躯干和颈部，使布带圈向上牵引患肢，同时以紧握踝部的手向下施加压力，牵引力应缓慢而有力，不可使用冲击性力量。牵引时将患肢膝部作不同方向旋转可帮助复位。此时可听到响声复位即已成功，髋部畸形消失，并可做全面的被动运动。

复位后的处理：经上述手法复位成功后，可将患肢伸直，见畸形消失，做内收、外展等被动活动不受限，以进一步证实复位成功。复位后为使关节囊得到良好的修复，可用皮肤牵引固定于轻度外展位 3 周。为防止再脱位，应避免髋关节屈曲、内收内旋动作。3 周后扶双拐下地活动，但 2 ～ 3 个月内患肢不负重，以免缺血的股骨头因受压而塌陷，以后每隔 2 个月拍髋关节 X 线片一次，证明股骨头血运供给良好，无股骨头坏死方可弃拐，逐渐恢复正常活动。

(2) 切开复位。

1) 适应证：①因软组织嵌入影响复位，手法复位失败者；②合并髋臼或股骨头负重区骨折者；③合并同侧股骨颈或转子间骨折者；④伴有骨盆耻骨体骨折或耻骨联合分离者；⑤合并坐骨神经损伤，需探查坐骨神经者。

2) 麻醉和体位：硬膜外麻醉，或全麻，患者取平卧位或侧卧位。

3) 手术步骤。

①切口：一般采用髋后外侧切口，若合并坐骨神经损伤或髋臼骨折需手术处理者，应做髋后侧 (Moore) 切口；②显露股骨头和髋臼，清除髋臼内的血块和碎骨片。股骨头可穿过外展肌或外旋诸肌，有时发现坐骨神经处于股骨头、颈的前面。为避免损伤坐骨神经，必须仔细从股骨头上切除或分离阻挡股骨头复位的肌肉、关节囊和韧带，扩大关节囊裂口，使股骨头复位。③合并髋臼骨折 (Ⅱ ～Ⅳ型) 可将直角拉钩插入骨盆与大转子之间作牵引，骨膜下向上剥离臀小肌，可见髋臼后上缘大的三角形骨折块，并有旋转或向前、向后移位。将骨折块复位，并用 1 ～ 2 枚螺丝钉固定。④合并股骨头骨折 (Ⅴ型)，股骨头凹下方的骨折片不应切除。如骨块是从股骨头负重面而来的，可用螺丝钉作内固定，切除部分软骨，使钉帽略低于关节软骨面。如股骨头、颈均有骨折，除行两处内固定外，股骨颈后侧有缺损者宜做带股方肌蒂骨瓣植骨术。股骨头、髋臼均有骨折，同时行复位内固定，高龄患者可行人工股骨头或全髋关节置换术。

4) 术后处理：皮肤牵引 4 ～ 6 周后，扶双拐下地活动。

2. 陈旧性髋关节后脱位治疗

(1) 脱位在 1 个月内，股骨头尚有活动者，可试行手法整复或持续骨牵引复位。

(2) 脱位 2 ～ 6 个月者，应切开复位，术前应先骨牵引 2 ～ 3 周，使股骨头下降至髋臼水平，手术取 Smith-Petersen 切口，从阔筋膜张肌和缝匠肌间进入，切断股直肌腱，切开关节囊，清理瘢痕，牵引使股骨头复位，术后用石膏托固定或牵引 3 周，如发现股骨头或髋臼关节面有破坏，应行人工髋关节置换术或关节融合术。

(3) 脱位时间过久 (1 年以上)，有剧痛或行走困难者，应做转子下截骨术，如复位后发现股骨头缺血性坏死，宜行人工全髋置换。

二、髋关节前脱位

(一) 病因

髋关节外伤性脱位中，前脱位占 10% ～ 15%。其发生机制主要有 2 种：最常见的一种是当股骨过度外展、外旋，达到一定程度时，大转子与髋臼上缘相顶撞，此时遭到一个突然的外展暴力或大腿后方受到向前的暴力，即可使前关节囊撕裂，致股骨头前脱位。如从高处坠落或足球运动员捕捉足球时；另一种是当股骨外展、外旋时，由大腿外侧向前内作用的暴力也可产生髋关节的前脱位，甚至当仰卧时，作用于大腿的强大压力，股骨头通过髋关节的髂骨和耻骨囊韧带（以上构成的“丫”字韧带）的杠杆作用而向前，造成前脱位。如机械工仰卧机车下操作突然塌落砸伤双下肢，引起前脱位，双侧前脱位是一种意外的少见类型。根据髋关节屈曲的程度决定是前下脱位或前上脱位。Pringle 等认为前下脱位是髋关节同时外展、外旋屈曲的结果。髋关节外展、外旋、伸直则造成髋关节前上脱位。

（二）创伤病理学

髋关节前脱位，指股骨头位于髋臼冠状面的前方。髋关节囊前下方有裂口，髂股韧带一般保持完整。髋关节前脱位常常与股骨头骨折同时发生，当股骨头通过髋臼前下缘时可发生股骨头切线骨折。同时可引起大转子骨折，常规 X 线照片可以发现。髋关节前下脱位时，闭孔的前外侧顶端可使股骨头的前上方造成锯齿状骨折，可经断层照片或 CT 确定诊断。

（三）分型

根据股骨头所处的位置分为：

1. 闭孔型

股骨头停留在闭孔前，压迫闭孔神经。此型多见。

2. 耻骨型

股骨头脱位后，位于前上方，达耻骨水平支，可压迫股动脉、静脉。此型少见。

（四）诊断

患者受伤后，髋部疼痛、肿胀。患肢呈外展、外旋和轻度屈曲畸形，并较健肢长，在闭孔或腹股沟附近可见局部隆起或触到脱位的股骨头，髋关节功能丧失，被动活动时可引起疼痛和肌肉痉挛。X 线片可见股骨头在闭孔内或耻骨上支附近。

（五）治疗

新鲜髋关节前脱位应立即在全身麻醉或蛛网膜下腔阻滞下行手法复位。

1. Addis 法

患者仰卧位，屈膝屈髋使腘绳肌放松，助手固定骨盆，另一助手握住小腿上部，将患肢在股骨的轴线上向外方牵引，并逐渐屈髋、外展、内旋患肢。术者用手向髋臼方向推挤股骨头，牵引下内收患肢，畸形消失，复位成功。这是一种安全有效的复位方法。

2. Bigelow 法

患者仰卧位，髋关节部分屈曲、外展。Bigelow 提示两种复位方法，首先是上举法，牵引下用力屈曲髋关节，除耻骨型脱位外，这种方法容易复位。假如上举法失败，可沿畸形方向牵引，使髋关节外展，突然地内旋、伸髋，达到复位。术者应用这种方法要慎重，因为突然的内旋可能导致股骨颈骨折。Polesky 报道了前脱位复位后发生移位的股骨颈骨折。复位前要仔细观察 X 线片，注意是否存在无移位的股骨颈骨折。为防止这种并发症，复位操作应轻柔，切忌粗暴手法。

3. Stimson 法

这种方法首先用于急性髋关节后脱位，有时亦可用于前脱位。患者俯卧手术台上，患肢下垂，助手固定骨盆、髋、膝关节屈曲 90°，术者握住小腿并向下持续牵引，同时旋转患肢，可使其复位。

复位后的处理：复位后行皮肤牵引 3 周，下肢置中立位。为预防再脱位，应避免患肢外展及外旋。

少数闭合复位失败者，股骨头嵌入髂腰肌及前关节囊中，应行切开复位。手术时采用腰麻、硬膜外麻醉或全麻。取仰卧位，术侧骨盆用扁枕垫高。①切口：采用改良 Smith-Petersen 前外侧切口；②手术操作：自髂嵴中部开始，沿髂嵴向内下斜行切开，到髂前上棘。再直向髌骨方向推进 15 ～ 18cm，然后转向外后方，达到髂胫束水平为止。由骨膜下剥离髂翼内、外板所附着的肌群。内侧为腹内、外斜肌和髂肌，外侧为阔筋膜张肌和臀中、小肌。将剥离后的间隙用纱布充填止血。在髂前上棘的下方找到股外侧皮神经并将其向内牵开在靠近髂前上棘约 1cm 处切断缝匠肌深入，游离股直肌上部，并暴露附着在髂前下棘及髋臼上缘的直头和反折头。在距起点约 1cm 处剪断股直肌及其反折部，再将股直肌上部深层游离，注意保留股神经进入股直肌的分支，遂即将已充分游离的股直肌上部反转缝合在切口远端的筋膜上，在股直肌的深层为一层筋膜脂肪组织，其中有旋外动、静脉的分支。游离并结扎旋股外动、静脉的升支和横支，将切断的肌肉翻向下方，并向内侧牵开耻骨肌，即可露出脱位于闭孔或耻骨上支附近的股骨头，及保持完整的髂股韧带和关节囊裂口等，如为陈旧性脱位的患者，局部已被瘢痕、肉芽组织等所充填，股骨头已被瘢痕组织所包埋，髋臼内已有肉芽组织，关节囊已增厚不清，清除这些瘢痕与肉芽组织，切除一部分关节囊，以使股骨头容易复位。先将大腿慢慢内收，使股骨头与闭孔或耻骨上支分离，此时用手按压股骨头并向髋臼内推动或以骨梃子进行撬动，使股骨头复位。如股骨头已发生缺血性坏死，应行关节融合术或成形术。用生理盐水冲洗切口，彻底止血，缝合切断的肌肉、皮下组织及皮肤。③术后处理：术后用皮肤牵引 3 ～ 4 周，但应避免患肢外展引起再脱位。去掉牵引后的处理，与后脱位切开复位术相同。

三、髋关节中心性脱位

（一）病因

多为暴力作用于大转子外侧，使股骨头冲击髋臼底部，引起髋臼底部骨折。如外力继续作用，股骨头可连同髋臼骨折片一起向盆腔内移位，形成中心性脱位。髋关节中心脱位常合并腹腔脏器、股骨干及膝部损伤。临床可因此造成髋关节中心性脱位漏诊，应引起注意。

（二）创伤病理学

髋关节中心脱位同时合并髋臼骨折，骨折多呈星状或粉碎型，股骨头可突入盆腔。如髋臼骨折片夹住股骨颈，复位困难。由于此型脱位首先涉及关节面，故晚期最易并发创伤性髋关节炎。

（三）分型

Ⅰ型：髋臼底部横形或纵形骨折，股骨头无移位，此型损伤轻，比较多见。

Ⅱ型：髓臼底部有骨折，股骨头呈半脱位进入盆腔，此型损伤较重，也比较多见。

Ⅲ型：髋臼底部粉碎骨折，股骨头完全脱位于盆腔，并嵌入于髋臼底部骨折间，该型损伤严重，比较少见。

Ⅳ型：髋臼底骨折并有髋臼缘骨折或同侧髂骨纵形劈裂骨折，骨折线达臼顶。股骨头完全脱位于盆腔，该型损伤严重，很少见。

（四）诊断

Ⅰ、Ⅱ型脱位：局部有肿胀和疼痛，关节活动受限，患肢无明显短缩畸形。

Ⅲ脱位：局部肿胀和疼痛严重，关节活动受限，检查时可触（听）及骨擦感（音），患肢短缩，大转子内移。

Ⅳ型脱位：除上述症状外，臀部、腹股沟可出现广泛血肿，局部软组织挫伤严重。

根据体征确定髋关节中心脱位比较困难。患者常合并头部、胸腹部及坐骨神经损伤，应引起注意。X 线检查可以确定诊断。骨盆前后位 X 线照片可明确股骨头和髋臼关节的改变。骨盆内、外旋斜位片可清楚地显示髋臼骨折线及骨折移位。Pearson 指出骨盆骨折 1/3 以上的患者有髋臼损伤，从 X 线片上不容易显示。如果耻骨上、下支骨折，髋臼多有损伤。X 线断层摄片及 CT 扫描可用于髋臼中心粉碎性骨折，确定骨折片大小、移位程度。Stewait 和 Milford 提出股骨头软骨的损伤及暴力导致细胞内分子的变化，将造成不良后果，常规 X 线检查不能显示，有待进一步研究。

（五）治疗

大多数髋关节中心脱位需用闭合牵引治疗，只有少数严重的中心脱位才考虑行手术治疗。

1. 牵引治疗

(1) Ⅰ型脱位：采用皮牵引，对Ⅱ型宜选用胫骨结节牵引。牵引重量为 3 ～ 4kg。牵引 1 周后开始髋关节功能锻炼，2 ～ 3 周后，逐步减少牵引重量，4 ～ 5 周去掉牵引扶拐下地，待 3 个月后可逐渐负重，先从 1/4 体重开始，1 年后恢复重体力劳动。若负重过早易引致股骨头缺血坏死等并发症。

(2) Ⅲ、Ⅳ型骨折：宜用纵向及侧方双牵引。纵向牵引可选用股骨髁上或胫骨结节牵引，侧方牵引在股骨大转子外侧钻入 1 ～ 2 枚长螺钉，由前向后穿透对侧皮质，牵引方向与纵轴牵引成直角，二者牵引重量相等，一般为 6 ～ 12kg，定期照片检查，调整牵引重量，争取在 3 ～ 4 周内使股骨头复位。维持骨牵引 8 ～ 12 周。牵引下即开始进行髋关节的活动，模造关节，使髋臼内壁骨折部位充满瘢痕组织，表面形成一层纤维软骨。去牵引后不负重活动，3 个月后待髋臼牢固逐步负重行走。即使 X 线显示髋臼骨折对位不满意，有时髋关节仍可获得较好的功能。

2. 手术治疗

(1) 适应证。

Freeman 等认为对年轻患者若能耐受手术，当出现下述情况可考虑采用手术治疗。

1) 股骨头在骨盆内，被髋臼碎骨片嵌顿，闭合复位失败。

2) 在穹隆部或髋臼盂和股骨头之间存在碎骨片，使股骨头无法复位。

3) 股骨头或穹隆部有一块或数块较大的碎骨片，用牵引方法无法复位。

4) 在同侧同时存在股骨干骨折，不能用牵引治疗。

手术入路的选择可用髂腹股沟进路修复髋臼或股骨头的骨折，后侧进路显露后面髋臼的骨折。经髂腹股沟切口 (髋关节前外侧切口)。

(2) 麻醉和体位。

可选用全身麻醉或硬膜外阻滞麻醉。患者仰卧，患侧臀部垫高 45°。

(3) 手术步骤。

1) 切口：起自髂嵴后上棘，向外下方弧形延伸到大转子基部，沿大腿外侧向远端延伸 15 ～ 20cm。

2) 显露坐骨支及髋臼后缘：切开阔筋膜与臀肌筋膜，分开臀大肌纤维到髂胫束后部，再沿大转子外侧将臀大肌筋膜切开。显露坐骨神经予以保护。切断短外旋肌肌止点，将其向内翻转，显露髋臼后缘，坐骨支，切断臀中肌肌腱，即可暴露髂骨翼下部。骨折复位后，以钢板固定髂骨与坐骨支，手术完毕，分层缝合切口。

(4) 术后处理。

同髋关节后脱位合并髋臼骨折切开复位术后。

第二节 髋臼骨折

一、髋臼骨折概述

髋臼骨折是一种严重而复杂的损伤，主要由交通和工伤事故引起，多见于青壮年。虽然与身体其他部位的骨折相比仍属少数，但随着工业和交通的发展，该损伤在我国呈上升趋势。

髋臼位于髂前上棘与坐骨结节连线中间，为一半球形深窝，在发育上，它由耻骨体、坐骨体及髂骨体三部分构成。出生时，三骨仅部分愈合，在 13 ～ 14 岁时，三骨在髋臼仍借 Y 形软骨相隔，此时髋臼主要由坐骨构成，髂骨次之，耻骨最少，14 ～ 16 岁时，三骨相继开始愈合，至 20 ～ 25 岁，所有骨化中心均愈合，这时髂骨构成髋臼的顶，占整个髋臼面积的 2/5，坐骨构成髋臼的后壁和底，所占面积也为 2/5，而耻骨在构成髋臼的面积上只占 1/5，构成髋臼的前壁。

髋臼前后缘间距 5.5 ～ 6.5cm，上下缘间距 5.6 ～ 6.6cm，除髋臼下方为髋臼横韧带、无髋臼骨外缘，髋臼前、后、上部均呈上尖下平的锥形结构，厚而坚实，其中尤以上 1/3 最为坚强，形成一个强有力的支 (重) 点，在站、坐位时将躯干的重量传达到股骨头，髋臼缘后 1/3 能维持关节稳定，亦较厚。髋臼的后下部至坐骨结节部分形成另一个有力的支 (重) 点，在坐位时传达体重。髋臼下 1/3 与上、后部相比较为薄弱，尤其是内侧的髋臼窝，有时薄如纸样隔膜，外伤时股骨头可由此向内穿透，进入盆腔。

Judet 和 Letournel 于 1964 年提出髋臼的两柱概念，即髋臼位于前柱和后柱所形成的倒 Y 形两臂的凹面，因而髋臼骨折必然波及前柱和 (或) 后柱。

后柱也称髂坐柱，体积大，厚而坚强，适于安放内固定器械。该部由坐骨体和紧接其上的部分髂骨组成。起于坐骨大切迹的密质骨部分，向下通过髋臼中心、闭孔至耻骨下支和坐骨结节。后柱的截面呈三角形，内面由坐骨体内侧的四边形面构成，并向后延至坐骨棘，最后止于坐骨结节；前外侧面包括髋臼关节面的后份，并以凸出的髋臼下角为界，再向下延伸至坐骨体。

前柱又称髂耻柱，起于髂嵴前部，止于耻骨联合。前柱可被分为髂骨部、髋臼部和耻骨部三段。

髂骨部或髂骨翼前部，由内侧面以髂耻线为界的凹形骨盆面组成，其外表面以厚而粗糙的臀肌嵴为特点，该嵴由髋臼顶上行至臀中肌粗隆，髂骨部前缘有髂前上棘和髂前下棘，后者与髋臼缘相连续。髋臼部呈三棱形，后外侧面支撑髋臼关节面和髋臼窝的前份；内侧面呈凹形，起于四边形面的前部，止于闭膜管；其前、上界为髂耻线。前上面紧接髂前下棘和髂耻隆起下方，延伸构成髋臼前份内壁，以髂耻线为界。耻骨部是前柱的最下部分，由耻骨上支构成，也是前柱最细弱的部位，其前上面为耻骨肌的起点，作用于该部位的内固定钢板必须与耻骨螺旋形的三维形状相符。累及前柱的骨折通常位于髂前下棘以下，而不扩展至髂嵴。前后两柱以 60° 相交形成一倒 Y 形或拱形结构，拱顶为髋臼关节面的上部，即承重面，这一拱顶由从髂前上棘后方到后柱的坚强密质骨形成，称臼顶部。臼顶具有重要的临床意义，累及该部的骨折要求达到解剖复位。

二、髋臼骨折的创伤力学

髋臼骨折是由驱使股骨头滑出髋臼或突入骨盆的暴力所致。因此，任何髋臼骨折都应怀疑有股骨头关节和关节囊韧带的损伤。髋臼骨折的类型取决于受伤时股骨头的位置以及暴力的大小、方向和作用速度。暴力通常被施加于以下四个部位。

（一）来自屈曲的膝关节前部暴力

即所谓的“仪表板损伤”。高速行驶的汽车相撞或急刹车时，膝、髋关节处于屈曲90°～100°位，由于惯性作用，膝前部撞击汽车仪表板或前排座板，暴力通过股骨向后传导至股骨头。根据下肢的不同收展位置产生不同形式的髋臼后部损伤：股骨内收位时可能仅造成股骨头脱位，而不损伤髋臼或仅有髋臼后唇骨折；股骨轻度外展或处于收展中立位时，髋臼后壁骨折，并可有后脱位；股骨外展大于10°～15°时，后柱常被破坏。髋关节屈曲角度增大，髋臼后上壁骨折，并可累及坐骨结节上极。如髋屈曲小于90°，骨折常出现在髋臼后上极。值得注意的是，仪表板损伤时髌骨和后交叉韧带也可同时伤及，临床不应忽视这些损伤。

（二）来自股骨大转子外侧部暴力

常见的暴力来源有二：一是失足跌倒时髋外侧着地，暴力经股骨头传导至髋臼；二是暴力直接作用于大转子外侧部。根据股骨头的不同位置，造成髋臼不同部位的损伤。一般说来，股骨头外旋导致髋臼前部骨折，而内旋导致髋臼后部骨折，同样，股骨外展位导致髋臼外上部骨折。作用于大转子的暴力几乎可产生所有类型的髋臼骨折。

（三）来自足底部暴力

如高空坠落和伸膝位发生的交通事故，后者常见于汽车司机，暴力通过脚刹掣经伸直的膝关节传递到髋部，如髋关节呈中立位或轻度内收位，可导致髋臼后上壁骨折。该类骨折常致髋臼顶部负重区破坏，预后不良。

（四）来自腰骶区后部暴力

该型损伤较少见，受伤时髋关节固定于屈曲位，股骨头作为一个铁砧，暴力从后方直接作用于腰骶部，主要产生髋臼后部损伤。

毋庸置疑，髋臼骨折的同时，股骨头颈和关节囊韧带的损伤，特别是股骨头软骨、软骨下骨的损伤，也是造成创伤后遗症髋关节骨关节炎的重要因素。

三、髋臼骨折的影像学检查

髋臼骨折需经周密的影像学检查，才能对其做出准确的解剖学诊断。临床较多依赖前后位、闭孔斜位、髂翼位等特殊要求下投照X线片，还借助于体层摄影、CT检查达到目的。

（一）骨盆像

由于许多髋臼骨折伴有骨盆环的破裂和（或）骶髂关节损伤，三个标准体位的骨盆片，即前后位、入口位和出口位有助于避免漏诊。

(二)髋臼像

一张标准的髋关节前后位片，只能初步判断是否有髋臼骨折存在，而不能对髋臼骨折做出准确的解剖学诊断。因此除标准的前后位以外，还应摄Letournel推荐的两个斜位片，即髂翼位(45° 外旋位)和闭孔斜位(45° 内旋位)投照。

仔细研究这三张X线平片，可对绝大多数髋臼骨折做出解剖学诊断。研究这些X线片时，骨科医生最好有一个骨盆标本，立体地去辨识髋臼各部，以防混淆众多的点线标志。

1. 前后位

在前后位X线片上可见所有的重要标志，包括：①髂耻线：起于坐骨切迹上缘，向前下延伸至耻骨结节，在活体相当于耻骨梳线。该线断裂提示前柱骨折。②髂坐线：由髂骨四边形面的后4/5形成，后柱骨折时此线中断。③U形泪点：外侧由髋臼窝后下部构成，内侧由髂骨四边形面前部构成，正常情况下，U形线与髂坐线相交或相切。④髋臼顶：由髋臼窝外上角向内延伸至U形线外侧支。⑤髋臼前唇。⑥髋臼后唇。

2. 闭孔斜位

楔形块垫高患髋45°并调节球管位置使其对准患侧髋关节，抬高患髋可使患侧半骨盆内旋，从而显示以下结构：①整个闭孔；②整个前柱；③髋臼后唇；④由于这时髂骨翼与X线片垂直，故可显示髋臼上方髂骨轮廓的内缘，双柱骨折位于髋臼上方时，能看到所谓的“靴刺征”。

3. 髂翼位

系摄取髂骨和髂翼斜位片，患者健侧髋部抬高45°，患侧半骨盆外旋，球管对准患侧髋关节。在髂翼位片上可看到：①后柱(包括坐骨棘)；②髋臼前唇；③整个髂骨翼和髂嵴。

有时，当试图旋转骨盆时，急性损伤的患者可能会感到患髋剧烈的疼痛。这时可以分别在两个方向倾斜球管45°，而不是旋转搬动患者。这样摄取的X线片显示一个放大的但却仍然真实的髋臼。

4. 臼顶测量

臼顶的移位程度与预后有直接关系，但目前仍缺乏精确描述臼顶移位的方法。Matta在髋臼X线片上对髋臼负重顶的骨折范围和移位程度进行了定量测量。

虽然该方法有其局限性，但对临床仍有一定指导意义。Matta用内顶弧、前顶弧和后顶弧三个参数描述髋臼顶骨折的范围，三个参数的具体定义如下：从髋臼几何中心划一条通过髋臼顶的垂线，另划一条通过髋臼几何中心点和髋臼顶部折断点之间的连线，两线在前后位X线片上形成的夹角称内顶弧，在闭孔斜位片上形成的夹角称前顶弧，在髂翼位则形成后顶弧。如髋臼顶负重区受累，则以上三顶弧小于30°、40°、50°。Matta还在前后位、闭孔斜位和髂翼位三张X线片上对髋臼顶骨折的移位进行了测量，并提出了定量的手术指征和复位标准。他认为，移位超过了3mm的臼顶骨折有手术治疗的指征。

（三）体层摄影

由于 CT 的出现，平面体层摄影显得不如以往那样重要，然而在无 CT 条件时，体层摄影仍十分重要、有用，特别是在显示关节内髋臼和股骨头小骨折片和髋臼缘的压缩骨折时更有意义。

（四）CT 检查

CT 对髋臼骨折的诊断是一个重要步骤，由于对髋臼进行三维观察，对准确评价这类损伤至关重要。如有条件，应在术前常规进行 CT 检查，该技术可提供股骨头和髋臼关节面的最佳影像，平面 X 线片不能看到的模糊骨折片也可以在 CT 片上清楚显示。

CT 可在冠状面和矢状面上进行图像重建，这使诊断的精确性有了极大提高。而最近的 CT 三维重建技术可获得更具体、更逼真的髋臼三维立体图像，这使骨科医生得以从任何角度对髋臼进行观察。利用消隐技术可将股骨头从画面上隐去，以便更好地观察髋臼的关节面。不远的将来，利用计算机图像三维重建技术和快速生成的塑性模型，骨科医生可以精确设计手术方案和步骤，预先确定内固定螺钉和钢板的位置，并对钢板进行术前预成形，这对减少手术创伤，缩短手术时间，创造了有利条件。

CT 最适于做以下观察：

1. 髋臼壁骨折

经过髋臼中心的 CT 片可以清楚显示其前后壁，对数张 CT 片的观察可确定髋臼壁骨折的范围。如断面继续向上至关节承重面，即可对该区域的完整性有一个明确了解。

后脱位时常伴有髋臼后壁骨折，该骨折片的移位情况可在 CT 片上得到最好的观察。脱位复位后，仍应复查 CT 片。因为这时髋臼骨折可能仍然有明显的移位，并由此引起髋关节不稳及创伤性关节炎等。

2. 关节内骨折片

由于 X 线平片上图像的相互重叠遮掩，致使一些小骨折片未被识别，然而 CT 像上不会发生这种错误。较大骨折片可望通过手术取出。故 CT 有助于决定是否需要手术治疗。

3. 骨折边缘的压缩骨折面（片）和软骨片

可在关节面上被压缩，它们如不能得到复位，仍处于压缩状态，可致关节面不平整和坏死。与其他技术相比，CT 能更好地显示这类特殊骨折。

4. 粉碎骨折

显然，CT 可清楚显示所有粉碎骨折片。对骨折粉碎程度的了解有助于骨科医生在决定手术治疗时，对内固定技术上的可行性进行判断。

5. 脱位

髋关节脱位通常在 X 线平片上即可显示，但 CT 可使诊断更加确信无疑。

6. 骶髂关节

对骶髂关节的观察 CT 远较 X 线平片为优，其不但可清楚显示损伤，而且还可对损伤的程度做出评价。

四、髋臼骨折的分类

任何髋臼骨折分类的主要目的有二：①对不同类型骨折采取不同的治疗方法并进行比较；②帮助骨科医生了解伤情并做出正确处置，并评估其预后。由于髋臼骨折的损伤类型取决于受伤时股骨头的位置和暴力方向，而这些因素常因人而异，变化甚多，由此就造成了髋臼骨折的复杂临床表现和似乎是多种多样的变化形式。髋臼的任何部分都有可能发生骨折，可以单独一个部位发生，也可以累及髋臼的几个部位，各种形式的排列组合都会出现。而面对如此繁杂的骨折类型，以前仅将髋臼骨折粗略地分为髋臼后缘骨折和髋臼中心性脱位骨折两型。这种分类方法过于简单，不能全面反映髋臼骨折的准确部位、移位方向以及负重的臼顶受累情况，不利于对骨折进行合理的治疗，已逐渐被临床放弃。

(一) Row-Lowell 分类 (1961)

Row 和 Lowell 提出一个较合理的分类，将髋臼骨折分为四型。该分类方法目前临床仍有人采用，故予以简要介绍，括弧数字为该类骨折在髋臼骨折中的比率。

Ⅰ线性无移位骨折 (23%)

A. 单骨折线；B.T 形骨折。

Ⅱ后部骨折 (18%)

A. 后唇小骨折；B. 移位的大骨折。

Ⅲ内壁骨折 (31%)

内壁向骨盆内移位，臼顶保持正常。A. 轻度内移；B. 中度内移；C. 重度内移。

Ⅳ臼顶和爆裂骨折 (28%)：以不同的组合形式累及髋臼多个部位

A. 无明显移位，与股骨头关系正常的臼顶骨折。

B. 移位的臼顶骨折。

C. 整个髋臼窝完全毁损。

1. 髓臼的临床划分

Row 和 Lowell 将髋臼分为三部分，这一临床划分实际与髋臼发育过程中 Y 形软骨的划分十分相似；髋臼的上 1/3 被称为负重部或臼顶，厚而坚强，是髋臼最重要的负重区。极大的暴力才能造成该部骨折。髋臼后部是指髋臼的后 1/3 区域，其临床重要意义在于维持髋关节的稳定性。与臼顶一样该部也十分厚实，只有强大暴力才能致使其骨折。髋臼的内 1/3 为内壁，相对较薄弱，较小的暴力即可造成其骨折，但骨折愈合快，新骨甚至包绕股骨头。累及该部的骨折对髋关节的功能影响极小。

2. 线性无移位骨折

40% 发生于交通事故，20% 由作用于大转子的直接暴力致伤。前后位 X 线片通常能显示骨折线，有时髋关节斜位片能更满意地显示骨折线的范围和形状。由于暴力相对较小，骨折线多为一条，呈横形或斜形，也可为多条骨折线，但均无移位。该类骨折保守治疗即能获得十分满意的疗效。

3. 髋臼后部骨折

主要由髋关节屈曲位时沿股骨纵轴传导至髋臼后部的暴力致伤，绝大多数发生在汽车的前排座位，即典型的仪表板损伤，可能是髋臼后唇的小块骨折，也可是移位的大块骨折。当后唇骨折片向后旋转移位时，X 线正位片不能正确显示其骨折范围和移位程度，故需加摄髋关节斜位片骨折后，后唇小骨折片是否复位固定对关节稳定性并无明显影响，可行保守治疗。但是，向后移位的大块骨折如不能得到满意复位和可靠固定，必将影响髋关节的稳定，故此类骨折需手术治疗。髋臼后部骨折时，35% 患者合并有坐骨神经损伤，这类患者应及时探查坐骨神经。髋关节不稳、延迟复位和股骨头是影响预后的三个主要因素。

4. 内壁骨折

主要由作用于大转子侧方的直接暴力所致，髋臼内壁和耻骨上支向内移位，臼顶仍保持完整。股骨头多无骨折，但可不同程度地突入骨盆。闭合复位后如股骨头与臼顶解剖关系正常，髋关节通常能保持稳定。此类骨折无切开复位内固定的指征，股骨头向骨盆内移位仍应争取及早复位，但移位的内壁也无须复位。

5. 臼顶和爆裂骨折

单纯臼顶骨折较少，通常伴有不同程度的髋臼爆裂骨折，将这两组骨折分为一型是因为它们的处理和预后相似。局限于臼顶的移位骨折由股骨头直接向上的暴力所致，而爆裂骨折由强大的内上方向暴力产生。但忽视了暴力对股骨头本身所造成的损害。

该分类认为髋臼中心性骨折脱位“包括的范围太小”，不利于治疗和正确估计预后。因此，将其更细致地归入内壁骨折或臼顶和爆裂骨折两型中。很明显，后两者的临床表现、治疗和预后完全不同，这反映了人们对髋臼骨折认识的进一步深入。但是，该分类方法仍然是以髋臼骨折的保守治疗为指导思想。因此，未能完整、准确地描述骨折部位，无助于手术入路和内固定器械的正确选择。

（二）Judet-Letournel 分类

Letournel 于 1960 年根据对 75 例髋臼骨折病例的研究，结合解剖、受伤机制、X 线和临床表现，提出了两柱概念，并将骨折分为两类。1964 年 Judet 和 Letournel 在分析 173 例髋臼骨折病例的基础上，对上述分类进行了少量修改。1980 年 Letournel 据对 600 余例患者的研究，进一步完善了这一分类方法。使这一分类方法较为全面、详细，目前已获普遍接受。改进后的分类方法将髋臼骨折分为五个基本骨折型和五个复合骨折型，其中基本骨折型是指髋臼的一个柱的部分或全部损伤，而复合骨折型是指含有两种以上基本骨折形式的骨折。该分类以髋臼骨折的手术治疗为基础，其主要目的是明确髋臼骨折的确切部位和范围，以便采取正确的显露、复位和固定技术。虽然这一分类看起来似乎过于繁杂，但所有的髋臼骨折都可以包括在这十种类型中，从而有效地指导治疗，而被普遍接受。

1. 单一骨折

(1) 后壁骨折：后壁骨折几乎总是伴有髋关节后脱位，并累及部分后关节面。伴有髋关节后脱位时，坐骨神经极易遭受损伤。骨折片可以是单个或多个，或大或小，骨折部位或高或低。就损伤程度来说，单纯骨折片分离最为常见，极少数严重者为粉碎性。以后柱或横行骨折过渡的形式累及大部分后柱的后壁骨折亦非罕见。大约 16% 的后壁骨折其髋臼关节面被压缩到后柱松质骨内。就骨折的部位来说，大部分骨折并不累及臼顶；少数骨折位置较高，骨折片可能会连带部分或全部髋臼顶，造成关节承重面的破坏；极少部分骨折出现在后壁的后下极，累及髋臼后角和坐骨结节上极。累及关节承重面的骨折，必须行切开复位，只有精确地解剖复位，恢复关节面的完整性，才有可能防止早期退行性关节炎的发生。

1) X 线表现：该骨折在前后位像上容易辨认，可以看到股骨头向后方脱位和向上移位的后壁骨折片。为确定骨折块的数目和大小，必须再加摄其他体位的 X 线片，因为前后位 X 线片通常只能显示骨折片的最小直径。除髋臼后壁缺失外，其他 X 线解剖标志正常。由于后壁缺失，而使得前唇影像更加清晰突出。

髋臼壁后上骨折时，髋臼顶的外侧部或整个髋臼顶移位，45° 内斜位片能清楚显示这些骨折片。

2) 损伤机制：①屈膝、屈髋 90° 位，暴力作用于膝前部。后壁骨折片的大小与髋关节外展角度有关。单纯后壁骨折时，髋关节轻度外展或无外展。如髋关节处于内收位，可发生单纯的后上方脱位，亦可伴有髋臼后缘骨折。②髋关节固定在 90° 屈曲位，暴力作用于骶骨后部。

(2) 后柱骨折：骨折线通常起于坐骨切迹顶点附近，斜向前下延伸至髋臼顶后方进入髋臼，向尾侧下降，经髋臼窝到耻骨下支中部。因此，移位的骨折片由整个后柱，主要是坐骨和小部分髂骨组成。单纯后柱骨折较少见，但认识这一骨折十分重要。巨大的后柱骨折块向后内移位，股骨头通常是中心脱位，而不是后方脱位。髋关节复位后有时并不能同时恢复关节的完整性和稳定性。仔细的放射学研究，包括断层和 CT 扫描，常显示明显的关节内骨折台阶。因此，多数患者需行切开复位。

1) X 线表现：前后位 X 线可见：骨折片向后、内移位，股骨头伴同此骨折片向髋臼中心脱位；移位骨折片上的髂坐线完整，但明显内移，并与 U 形泪点分离；髋臼顶正常；前柱正常，髂耻线完整，前唇和泪点影像清晰，位置正常。闭孔斜位 (45° 内斜位) 显示前柱完整。髂翼位 (45° 外斜位) 显示后柱在坐骨切迹顶点与髂骨分离，并向内侧移位，髋臼前唇正常。

2) CT 表现：后柱骨折显示最清晰的扫描要数水平位扫描，显示后柱骨折，股骨头脱位或脱位倾向。

3) 损伤机制：大腿外展 10° ～ 15°，屈曲 95° ～ 100°，暴力作用于膝关节前部。

(3) 前壁骨折：该骨折少见，有时伴有股骨头前脱位，但发生率与后壁骨折时的后脱位相比明显小。轴向 CT 对明确诊断和判断损伤范围极有帮助。

1) X 线表现：前后位 X 线平片显示股骨头与髂耻线中段和 U 形泪点重叠，提示髋臼前壁骨折片移位，但髂坐线正常，髋臼后柱后壁完整。大多数情况下髋臼顶也未被累及。髂前下棘和耻骨角位置正常，提示大部前柱未被波及。闭孔斜位片显示向前移位的骨折片，并证实髋臼后缘完整。髂骨翼片显示后柱正常。

2) 损伤机制：髋关节外旋位，暴力作用于股骨大转子。

(4) 前柱骨折：前柱骨折起于髂嵴，经髋臼前极，止于耻骨支。骨折线可能起于前柱的任何部分，也就是说连续暴力可能将前柱的任何解剖部位劈裂。一般将骨折线起点分为三个部位：即低位，髂前下棘以下，如髂腰肌沟区域；中位，髂嵴前部，如髂前上、下棘之间的切迹处；高位，髂嵴中部。上述骨折线可能最终通过以下三处而将前柱与骨盆分离：①坐耻下联合；②耻骨前部，靠近耻骨联合处 (耻骨角)；③耻骨上支。前柱骨折较少并发有股骨头前脱位，当发现前柱骨折而后柱正常时很容易做出诊断。

从骨盆内侧面看，中下部骨折的骨折线沿直线或曲线行向后上，于近骶髂关节处过弓状线，并沿其下方行走一短距离后，几乎呈垂直下降至髋臼四边形臼面的前部。从髋臼外侧面看，当前柱分离的骨折片包括髂前下棘时，也带有髋臼前部。X 线片上髋臼顶部可能表现为一个分离的骨折片，实际上，它是前柱骨折片的一部分，在手术时随前柱骨折片复位而复位。起于髂腰肌沟的骨折线通过关节面的前上象限穿过髋臼，向尾侧下行过髋臼窝。因此，在前后位片上髋臼顶正常。

低位骨折常致髋臼较小骨片分离。作为髋臼骨折，虽然常见，却常被忽视而被视作骨盆环的侧方压缩骨折。耻骨上支可能绕髋臼的前尖部旋转，髋臼受累较少，故极少需切开复位。当耻骨上支在耻骨联合处明显移位时，只有切开复位才能奏效。如骨盆后韧带完整，用螺栓固定耻骨联合。

中、高位骨折可能在髂前下棘以上各部位发生，移位程度和损伤范围影响位置方式，然而，由于可能累及上顶部承载区，牵引复位不良，故常需切开复位。

1) X 线表现：前后位 X 线片上，前柱骨折表现为：①髂耻线中断；②髋臼前唇骨折；③ U 形泪点与髂坐线分离，但与髂耻线关系正常，说明前柱连同向前脱位的股骨头一起向内移位；④髂坐线和髋臼后唇正常。闭孔斜位可准确无误地显示前柱移位和完整的髋臼后唇，股骨头总是向前脱位。髂翼位证实后柱正常，股骨头与髋臼后唇不相关。因此，股骨头一定是向前脱位。

2) CT 扫描：可显示清晰前壁和 (或) 前柱骨折。

3) 受伤机制：髋关节至少外旋 30° 位，暴力作用于股骨大转子外侧。

(5) 横行骨折：横行骨折通过髋臼并将一侧骨盆分成上、下两部分，即上部的髋骨和下部的髋骨和耻坐骨，髋臼的前后柱均横贯骨折。虽然髋臼内骨折线有多种形式，但其明显的特征是骨折线形状平坦，并多通过髋臼中心。虽然骨折线可在不同平面出现劈裂髋臼，但实际上通常把骨折线分为三个部位，即通过髋臼顶，通过髋臼顶与髋臼窝相交处，通过髋臼下部。骨折线可以与水平面呈不同角度，有的骨折线前部较高，亦有后部较高。耻坐骨骨折呈不同程度地内移，并可伴有股骨头中心脱位。很明显，移位距离的大小和是否有中心性脱位对预后有很大影响。常见的情况是远侧骨折内移并绕耻骨联合旋转，然而严重中心性脱位时，近侧骨折片通过分离的骶髂关节也可发生旋转。

1) X 线表现：在前后位 X 线片上，骨折线切断所有的纵向标志，即髂坐线、髂耻线以及髋臼前后唇。在下部坐耻骨折片上，髂坐线下部和 U 形泪点仍保持正常位置关系。闭孔完整。虽然骨折有时会波及髋臼顶的内侧部，但通常情况下臼顶正常。闭孔斜位清楚显示骨折线的方向，而髂翼位可见髋骨后缘的断裂部位。

2) 损伤机制：①股骨内旋 15° ～ 20°，合并不同程度的外展，暴力作用于股骨大转子外侧部；②髋关节屈曲，下肢外展，暴力作用于骶骨后部。

2. 复合骨折

(1) 后壁伴后柱骨折：后壁骨折通常伴有髋关节后脱位，有时可能合并有后柱骨折。该复合骨折仍以后壁骨折为其主要特点。由于移位的后壁骨折常致髋关节不稳，故需切开复位内固定。

(2) 后壁伴横行骨折：横行骨折线可经过髋臼的任何部位，也可有关节面的粉碎和压缩，股骨头通常向后脱位，但亦可为中心脱位。与其他后壁骨折一样，精确的解剖复位对防止导致关节不稳和早期蜕变的后方半脱位十分重要。因此，常需手术治疗。该损伤较常见，约占髋臼骨折的 20%。

该型复合骨折通常预后不良，髋臼后部损伤常致坐骨神经麻痹和神经的血管坏死。仔细地做放射学研究，可以将该损伤与单纯横行骨折区别开来，轴向 CT 对明确后部损伤有特殊价值。

X 线表现：前后位 X 线片显示股骨头后脱位或中心脱位，纵向标志断裂，闭孔保持完整，髂坐线与 U 形泪点关系正常。闭孔斜位显示移位的后部骨折片的大小，完整的闭孔和横形骨折的方向。髂翼位 X 线片上可见髋骨后缘的断裂部位。

(3) 前壁或前柱伴后半横骨折：除前壁或前柱的骨折以外，尚有后半部横行骨折所劈裂的后柱骨折。由于仅可见横行骨折的后半部分，故称为后半横骨折。

前后位和闭孔斜位 X 线片显示前部损伤，股骨头可向中心或向前脱位。U 形泪点移至髂坐线内侧，后者被横行骨折线切断，该横行骨折线波及髋臼后壁和后唇。髂翼位 (IWV) 显示髋骨后缘横行骨折线的起点。

(4) T 形骨折：T 形骨折系一条横形骨折线和一条与之垂直成 T 形的纵向骨折线而形成。实际上垂直骨折线通常呈斜形，有时向前下行，有时向下后行进入坐骨体。这两条骨折线将髋臼下部劈裂成坐骨部和耻骨部，并将两骨折片与骨盆分离。横行骨折线可能通过髋臼的任何部位，但通常与单纯横行骨折一样位于髋臼上部。垂直骨折线常劈裂髋臼中部和耻坐骨，借此可与单纯横行骨折区别。值得注意的是，T 形骨折极少累及髋臼顶。其他可能出现的垂直骨折线，如骨折线的位置过前或过后，可能并不造成闭孔环破裂。

单纯横形骨折时，股骨头移位可能会很小。然而，由于 T 形骨折多由更猛烈的暴力所致，故中心脱位也更常见。

T 形骨折约占髋臼骨折的 6.5%，但认识 T 形骨折具有重要的手术意义。单纯横行骨折通过前方或后方入路均可获得前后两柱的完美复位。而 T 形骨折的垂直骨折线所造成的前柱和 (或) 后柱劈裂，前方或后方入路只能完成一个柱的复位，这种情况下，只有直接暴露前后两柱，才能取得髋臼的良好复位。

X 线正位片上可见横行骨折线和完整的髋臼顶，虽然也可看到纵行骨折线，但后者在闭孔斜位片上显示更清楚。纵行骨折线最常通过耻骨下支的骨折来确定。髂翼位片显示后柱被破坏。

(5) 双柱骨折：双柱骨折为髋臼骨折最复杂的一型，是由作用于股骨大转子侧方的强大暴力所致。有人认为它是横行骨折的一个亚型。该骨折于髋臼上方将前柱与骨盆分离，并常以 T 形骨折线下延累及髋臼，这时髋臼关节不再与中轴骨骼相连，故有“浮动髋臼”之称。有时该型骨折尚合并有其他一些小骨折，如后唇骨折或前柱骨折。该复合骨折的后部骨折片与单纯的后柱骨折相似，其移位也与后柱骨折相同。分离后柱与髂骨的骨折线起于坐骨大切迹顶点的稍上方。从髋骨外面看，骨折线沿后唇与臼顶的结合部向下，垂直下降通过髋臼窝，有时沿髋臼窝上缘行走一段距离后分离坐耻下联合，或更具特征性地在近耻骨联合处劈裂耻骨前部。

将前柱与髂骨分离的骨折线，起于沿坐骨大切迹和髋臼之间行走的后柱骨折线。该骨折线可分为两型：第一型，骨折线与髋臼唇平行向前，行走 2 ～ 3cm 后止于髂骨前缘、髂前下棘上方。这时常有一骨折线劈裂髋臼顶部；第二型，骨折线更常见，该骨折线向上、向前斜行，至髂嵴不同部位，多数止于前半髂嵴。这时常有一横行骨折线将前柱分成两份。

双柱骨折与 T 形骨折的根本区别在于双柱骨折时，整个关节面被分裂为数块，髂骨仅通过髂骨翼后份与骶骨相连接，认识这一点十分重要。由于该骨折通常由极强的暴力所致，故绝大多数有股骨头中心脱位，髂骨和髋臼骨折常呈粉碎性。必须明确髋臼顶损伤的范围，因为它们与预后有关。双柱骨折的重建十分困难。如试图重建，关键骨片是仍然保持完整的部分髂骨，这部分骨片必须达到解剖复位，以获得幸存骨片的良好固定。因此，即使固定完毕，髋臼仍难保持光滑，不得不行人工全髋置换一期完成。

X 线表现：前后位 X 线平片显示髂坐线中断，大块的髂坐骨折片整个内移。整个髋臼顶移位，并伴有不同程度的股骨头中心脱位。髂耻线亦中断，骨折线通过髂翼到髂嵴前段。CT 的额面位或水平扫描可见前、后柱粉碎骨折，即使拼合固定，关节面仍难以获得正常功能。闭孔斜位片可清楚看到前柱的分离。此外，在中心性脱位的臼顶上方，还可看到由于臼顶上方髂骨翼横形断裂所形成的“骨刺”，这是双柱骨折的 X 线特征。髂翼位显示后柱骨折和通向髂嵴的髂骨翼骨折线。

在众多髋臼骨折分类中，唯有 Judet-Letournel 分类法最完善且易于应用。

五、髋臼骨折的治疗

髋臼骨折的治疗方法大体分为保守和手术两种，虽然对这两种方法孰优孰劣仍有诸多争论，但是不论保守疗法还是手术疗法都主张：累及臼顶负重区骨折都必须达到解剖复位，股骨头和髋臼的良好对合是争取满意疗效的基础。因此，髋臼骨折的治疗原则应同其他关节内骨折一样，尽可能争取达到解剖对位、牢固的固定和早期功能锻炼。髋臼骨折的最终预后取决于下列因素：①臼顶负重面的损伤范围，包括骨折的移位和粉碎程度，关节内是否有骨片残留等；②股骨头和关节囊的损伤程度；③复位是否完全：髋臼的后部骨折脱位应恢复关节的稳定性，臼顶负重区的骨折应达到解剖复位，股骨头和臼顶应获完美的配合；④并发症：有些是骨折本身的并发症，有些是治疗过程中出现的，对于后者应尽量予以避免。应当指出的是，手术疗法有时会有严重的并发症出现，骨科医生在决定手术时应考虑到这一点。

综上所述，髋臼骨折的治疗方法不应千篇一律，而应根据患者的具体情况，权衡利弊。如果闭合复位成功，并能通过牵引维持复位效果，使骨折能在此正常位置愈合，那么，简单的保守疗法即能取得满意疗效。如闭合复位失败，或牵引下不能维持复位，那么手术疗法是其唯一选择。

1. 手术时机

髋臼骨折的切开复位内固定手术十分复杂，涉及许多诊断和技术方面的问题，除以下三种情况外，一般不主张作为急症而仓促实施手术治疗。

(1) 闭合复位失败的股骨头脱位。

(2) 由于髋臼后壁大块骨块缺失，单靠牵引不能维持股骨头正常位置的后脱位。

(3) 髋关节脱位复位后仍显现的坐骨神经麻痹。一般情况下，最好能等待 3 ～ 5 天，待患者一般情况稳定后再行手术。但是，等待时间过长，会造成术中复位困难和出血过多。因此，争取在伤后 10 日内完成手术，而不应超过 3 周。

2. 术前准备

在等待手术期间，不应被动地期待患者一般情况的好转，而应为手术治疗做好积极的准备工作。

(1) 对患者 X 线平片和 CT 片进行全面、仔细地分析，精心设计手术方案。

(2) 组织起一支有经验的手术队伍。髋臼骨折相对少见，许多骨科医生缺乏对该病的充分认识。而髋臼骨折的切开复位手术又相当复杂。因此，不但对手术者的技巧和经验有较高要求，也要求手术组配备有合格的助手和护士、麻醉师。不具备手术条件的医院，应请求支援或将患者转院。

(3) 手术台最好具有多方向牵引功能，并有特殊器械的准备。

(4) 抗生素应用和备血：由于手术时间长、创伤大、出血多，故所有患者均应术前预防性应用抗生素，并准备充足的血源 (1800 ~ 3000mL)。一般于术前 12 小时静脉给予广谱抗生素，术后连用 3 ~ 5 天。自血收集器准备十分必要，可减少失血，减少失血影响。

3. 手术指征

骨折方面：

(1) 后壁或后柱骨折：不论是单纯骨折还是复合骨折，该类骨折均属不稳定骨折，基本上都需手术治疗。与其他关节相比，髋关节的稳定更多地依赖于髋臼的骨性阻挡作用，髋臼后壁或后柱的大块骨折常伴有髋关节后脱位。即使复位后，由于缺少后部骨块的阻挡，股骨头仍有向后滑脱的倾向，髋关节仍然不稳定，后柱骨折时更为明显。对这类骨折，只有手术才能取得满意疗效，如不能恢复髋关节的稳定性，会形成向后的半脱位，从而导致髋关节早期创伤性关节炎。

(2) 累及臼顶的骨折：某些类型的移位骨折可能累及臼顶，这取决于骨折位置的高低和骨折线的走向，也就是说，不论前部骨折，后部骨折，还是横行骨折，都可能或多或少地对髋臼顶造成破坏，从而具有手术切开复位的指征。常见的情况有：

1) 前壁骨折、后壁骨折、T 形骨折等，如位置较高，可能累及臼顶部负重区，这时髋臼顶的三角形骨折片常发生旋转，牵引较难获得解剖复位。故切开复位内固定往往是唯一有效的方法。

2) 高位横行骨折：由于失去臼顶内侧壁的骨性阻挡作用复位的股骨头不能通过牵引维持正常位置，关节仍属不稳。因此，只要横行骨折线位置较高，通过臼顶部，不论是单纯的横行骨折还是 T 形骨折等复合骨折，均有切开复位的指征。

3) 关节内骨块或软组织嵌入：关节内的大块骨片会妨碍骨折和脱位的复位；小块骨折片会引起关节面的损伤；对髋关节后脱位进行复位时常常遭到关节囊软组织的阻挡，这些情况均需切开复位。

当髋臼关节面移位、头臼不匹配、存在不能接受的顶弧角度、关节内有骨折块和股骨头半脱位时，必须采取手术治疗措施。手术指征：①骨折经过髋臼负重顶、移位 > 3mm 者；②伴发股骨头脱位或半脱位者；③关节腔存在游离骨块者；④ CT 显示后壁骨折块大于整个后壁 40%，或后柱骨折引起关节不稳者；⑤移位的骨折累及臼顶，影响股骨头复位者；⑥无骨质疏松者。此外，当伴有股神经或坐骨神经损伤、股动脉损伤、同侧股骨骨折、同侧膝关节损伤时，也需要手术治疗。

肢体方面：

(1) 坐骨神经损伤：复位和牵引过程中出现的坐骨神经损伤应手术探查。

伴随髋臼骨折出现的坐骨神经症状有两种处理方法：①坐骨神经损伤多数伴有髋臼后部骨折和髋关节后脱位，而后者却是手术治疗的指征，这样在骨折切开复位时可对坐骨神经探查；②如髋臼骨折本身无手术指征，可对患者进行观察，多数患者可恢复，少数不能恢复者有手术探查指征。

(2) 股骨骨折：髋臼骨折可伴有同侧股骨骨折，这时不可能对髋关节进行有效的牵引，可分别对股骨和髋臼行切开复位内固定。股骨骨折内固定后不宜再行牵引。

(3) 膝部损伤：仪表板损伤时，患者可合并有髌骨骨折和 (或) 后交叉韧带断裂等膝部损伤。如膝部损伤有手术指征，则术后不宜再行胫骨结节或股骨髁上牵引，因为前者使已经不稳的膝关节更加不稳，而后者限制膝关节活动，延迟膝关节康复。如果可能的话，大转子侧方牵引是唯一可行的保守治疗方法。这种情况下，如能对髋臼骨折进行切开复位内固定治疗，有助于患者整个肢体的早期康复。

(4) 多发性损伤：现代外科要求对多发性创伤的患者行骨折的早期固定，以使患者能早日坐起或下床活动，从而改善患者的呼吸，减少并发症的发生。但临床实践中应根据患者的实际情况，在条件允许的情况下施行，而不应以冒生命危险为代价，强求髋臼骨折的切开复位。

(5) 耻坐骨、骶髂骨骨折，同时髋臼骨折移位，影响骨盆环稳定时，应适时进行手术复位。

(6) 累及髂骨分离骨折的髋臼骨折，也可以采用钢丝固定髂骨，使髋臼骨折复位，髋臼双柱骨折理当钢板固定，保守治疗偶然其功能尚好。

(7) 严重髋臼骨折引起严重创伤性髋关节炎时，或股骨头缺血坏死时，人工全髋关节置换亦是一种良好选择。有时髋臼骨折复位后，骶髂关节分离也能复位。

Vrahas 等通过对 24 具新鲜髋关节标本模拟不同类型髋臼骨折，发现当内顶弧角 ≤ 45°、前顶弧角 ≤ 25°、后顶弧角 ≤ 70° 时髋关节稳定性明显下降。Chuckpaiwong 等在 20 具髋关节标本上模拟通过臼顶的横行骨折，测量 3 个方向的顶弧角度 < 46°、前顶弧角 < 52°、后顶弧角 < 61° 时骨折涉及负重区；认为当存在不能接受的顶弧角度时，必须获得解剖复位，以避免晚期并发症的发生。

4. 手术入路

(1) Kocher-Langenbeck 后入路适应证：①后壁骨折；②后柱骨折；③主要向后移位的横行和 T 形骨折；④横行伴后壁骨折：不论股骨头脱位方向；⑤双柱骨折：骨折线延至髋骨前缘髂前上棘以下者。

该入路特别适于单纯后壁骨折或后柱骨折，有足够的视野进行钢板固定，出血少。患者取俯卧位或侧卧位，下面垫软枕，术中患肢始终保持屈膝位。

切口起于髂后上棘，向外下延伸至大转子顶部，然后在大腿外侧沿股骨下延，长度与上部切口相等。将臀大肌沿其纤维方向向两侧分开，并顺臀大肌切口向下沿股骨外侧纵向切开阔筋膜张肌，臀中肌在股骨上的小部分附着亦被切断。内旋髋关节，显露并切断梨状肌、外旋肌群在大转子的抵止，并将它们向内翻起，以保护坐骨神经。钝性分离闭孔内肌并将其牵开，显露闭孔内肌滑液囊和髋臼后柱。如果诊断正确，这时即可通过后壁或后柱的骨折断隙看到股骨头后关节面，并能看到关节囊上的破裂口。如需要，可沿关节囊在髂骨的抵止将其切开，内旋髋关节造成脱位，冲洗关节内的软骨碎屑和小骨片，在直视下将髋臼骨折复位。通常在牵引下即能复位，有时需配合以外展和旋转，也可使用有力的复位钳。采用钢板螺丝钉固定，弯折钢板使其与髂骨完好贴合。术后不需外固定，可早期活动。

注意：①该入路一定要注意保护坐骨神经，可采取以下措施：整个手术过程中必须有一助手始终维持膝关节于屈曲位；切断的外旋短肌群翻向内侧，以保护坐骨神经；②与其他所有后方入路一样，该入路由于臀上血管神经的限制，不能很好地显露髋骨外侧壁。而进一步显露该区而牵拉臀中肌，可能造成动脉的撕裂和髋外展肌的永久性瘫痪，引起严重后果。

(2) 经转子入路。

适应证：Tile 认为该入路几乎可用于除单纯前柱骨折以外的所有髋臼骨折，主要用于：①广泛后壁骨折伴后柱或横行骨折；②横行或 T 形骨折。

经转子入路是髋臼后方入路的一种，其目的是在严重而广泛的后部骨折时，更好地显露髋臼负重顶。皮肤切口可采用① Kocher-Langenbeck 切口；②改良的 Oilier 切口；③外侧直切口。

Kocher-Langenbeck 切口：可充分显露髋臼上顶部负重区和部分前柱，这时前柱骨折只能用逆行螺丝钉固定，而不能用钢板。股骨大转子截骨以前，先在大转子预先钻好骨孔，复位完成后用两枚大松质骨螺丝钉固定股骨。该方法固定牢固，很少再需张力带加强。

改良 Oilier 切口：该切口呈 T 形，曾被 ChamLey 用来行早期全髋关节置换术。后部切口与 Kocher-Langenbeck 相同，前部切口横行向内至股管外侧，切开阔筋膜张肌。该切口必须注意皮瓣血运，皮肤和其下阔筋膜张肌以及纤维层应一并切开，以免影响皮肤血运。几乎所有累及髋臼后柱的骨折均可经该切口获清楚暴露。同样，对前柱骨折只可行逆行螺丝钉固定，如前柱骨折足够高，也可用屈钻和直角螺丝刀行小钢板固定。

Ruedi 外侧直切口：起于髂嵴中部，向远侧 10cm 至大转子，逐层进入，大转子截骨，分开臀中肌至坐骨大切迹。该入路的特点是可以很好显露髂嵴骨折，该骨折通常伴随前柱骨折而出现。后柱亦可得到良好显露。

(3) 髂腹股沟前入路。

适应证：①前壁或前柱骨折；②前半横伴后半横骨折；③双柱骨折；④主要向前移位的横行或 T 形骨折。

髂腹股沟前入路由 Letournel 设计，用来显露骨盆和髋臼，它可显露从骶髂关节前方到耻骨联合几乎整个髋骨的内侧份，包括髋骨的四边形面和上、下耻骨支。但坐骨内侧份不能通过该切口显露，髋骨外侧的显露亦有限。通过该入路行髋臼复位时不能看到关节面，而是通过恢复髋骨内侧形状而达到复位。该途径创伤相对较小，只有髂肌从髋骨上剥下，由于整个髋外展肌保持正常，故术后恢复较快。伤口亦较美观。该入路通过的解剖区域对大多数骨科医生来说都是不熟悉的，因此术前应详细了解骨折类型以及有关神经血管结构的正常解剖知识，术中保持警惕，以防不测。

患者仰卧位，术前会阴区剃毛，插尿管。切口呈长斜形，起于髂嵴后棘，沿髂嵴至髂前下棘，然后向内并稍向下至腹中线、耻骨联合上方两横指处，如需显露耻骨联合，也可将切口延长过中线，止于对侧耻骨结节。将髂骨翼内侧面腹肌和髂肌切下，暴露髂骨内板。于腹股沟外环上2cm切开腹外斜肌腱膜，打开腹股沟管，用纱布条绕过精索或圆韧带，将其拉向一旁。辨认腹内斜肌和腹横肌在腹股沟韧带的起点，于其肌性与腱性组织交界处下方1～3cm切断两肌的抵止，近髂前上棘处应注意保护股外侧皮神经。切开髂腰肌鞘，找到并保护股神经。从真骨盆缘切断髂肌筋膜和腰肌筋膜，用纱布条绕过髂腰肌、股神经和股外侧皮神经，并加以保护。在股血管内侧切开联合腱和横筋膜，进入耻骨后间隙，用手指仔细游离血管，注意勿损伤淋巴管，用第三条纱布绕过血管束，如需要，可将腹直肌腱从耻骨上切下2～3cm。通过牵拉三个纱布条，可经三个窗口显露骨盆的不同部位。腰肌外侧的窗口较大，可处理髂窝和前柱骨折，也可到达骶骨外侧，在腰肌和血管束之间，可显露前壁和前柱，处理髂耻线、四边形面以及坐骨大切迹的骨折。血管束内侧入路可至耻骨上支和耻骨联合。

专用器械：由于髋臼解剖结构复杂，具有各种曲线和弧度，各型髋臼骨折的复位与内固定方法不尽相同。骨折复位作为手术中最困难的步骤，不仅需有骨盆、髋臼复位专用器械，还需要熟练的助手配合、良好的C臂X线透视。AO设计的各种特殊复位钳，常用的有顶棒、顶盘、球端弯钳、齿钳、专用复位钳等。对移位严重的骨折徒手牵引难以复位，可采用带T形手柄的Schanz螺钉拧入股骨颈或坐骨结节牵引并控制骨折旋转移位，但一定要避免螺钉拧入关节内或骨盆内。对不能直视的部位，通过手指触摸来判断复位是否充分。髋臼复位的顺序与其他多数关节骨折不同，应以自外周至关节的顺序进行。一般若伴有骶髂关节脱位和移位的骶骨骨折，通常先予以复位，然后有步骤地从周边向髋臼复位，先复位柱的骨折，再复位壁的骨折。复位前，应冲洗、清除血肿及小的碎骨片。当骨折后出现关节面压缩、缺损时，为了避免后期反复脱位和髋关节不稳定，必须进行撬拨、植骨等处理。

人工关节置换对于某些预计预后不良的髋臼骨折及伴有严重骨质疏松的老年患者，即使采用切开复位内固定治疗，其疗效仍然不佳。许多学者报道认为，对此可采取初期全髋关节置换术治疗。初期全髋关节置换的主要适应证包括髋臼粉碎性骨折、负重区嵌插骨折大于40%、股骨头软骨全层性毁损，其他适应证既往存在严重退行性关节炎、伴发股骨头劈裂性骨折或股骨颈完全性骨折。Mears等报道认为当伴有严重骨质疏松及严重粉碎性骨折时，可考虑行初期全髋关节置换术。杨述华等报道对17例髋臼骨折患者行初期全髋关节置换后平均随访2.1年，15例获得优良的功能结果。当陈旧性髋臼骨折或切开复位内固定失败患者晚期出现创伤性关节炎等并发症时，必须施行髋关节置换术或髋关节融合术。由于髋关节融合后患髋固定，常不能为患者接受，目前多采用全髋关节置换术。

(4) 术后处理：术后骨牵引 6 ～ 14 周，重量 10 ～ 12kg，根据损伤的程度，多数患者需 12 周以上，以利骨折充分愈合，防止再脱位。牵引期间髋关节可以有小范围的主动收展运动，此举有利于关节面的模造。12 周后牵引重量逐渐减小，扶双拐下地，完全负重需 6 月以上。

六、髋臼 Y 形软骨损伤

髋臼 Y 形软骨呈放射状伸展于髂、耻、坐三骨之间，有学者称为髋臼骺板，但有分歧，认为它是 Y 形软骨拼合组成，故其骺板具有双极性。Y 形软骨的次级骨化中心出现迟缓，一般在青春期出现，至 18 岁左右骨化结束，由于 Y 形软骨具有上述特点，故其损伤比一般长骨骨骺损伤更为复杂化，且诊断也较为困难。Bucholz 据 Y 形软骨损伤机制，并参照 Salter-Harris 骨骺损伤的分类方法，将 Y 形软骨损伤分为两大类型，现在临床上已普遍接受。

（一）Ⅰ型损伤

系指切应力引起的 Y 形软骨损伤，类似 Salter-Harris Ⅰ型或Ⅱ型骨骺损伤。当外力从前方或侧方作用于耻骨、坐骨或股骨上端时，在 Y 形软骨的前上支和后上支与髂骨骺端之间产生切应力，造成 Y 形软骨的上述两支与髂骨骺端分离，严重者下半髋臼向内侧移位。

有时髂骨骺端沿骨盆内侧壁出现三角形骨折片，即 Thurston-Halland 征。

Ⅰ型损伤的 Y 形软骨损伤的 X 线片主要表现为 Y 形软骨间隙增宽，或伴有髂骨骺端三角骨片，或伴有下半髋臼内移。其治疗原则：对仅有 Y 形软骨间隙增宽，而髂、坐、耻三骨解剖关系尚正常者，主张卧床休息，避免负重 3 个月。对伴有髋臼内移或髂骨骺端三角骨片者，可行 Rusell 氏牵引直到疼痛消失，去除牵引后避免负重 3 个月。经牵引治疗多获得满意复位。对牵引治疗复位欠佳者，可采用前外侧入路行切开复位交叉克氏针内固定术。

（二）Ⅱ型损伤

此型为 Y 形软骨的挤压伤类似 Salter-Harris 型骨骺损伤。此型损伤诊断十分困难。X 线片主要表现为 Y 形软骨间隙变窄。由于 Y 形软骨受到挤压伤，常致 Y 形软骨早期出现部分和全部骨化，骺板提前闭合。其最早在伤后 6 周，X 线片可看到 Y 形软骨形成骨桥，1 年后发生髋臼骨骺过早闭合。

髋臼 Y 形骺板闭合后，而髋臼内侧面的半球形骺板仍属完整并继续生长，使髋臼内侧壁增厚和髋臼变浅，导致髋关节不稳，甚至发展为髋关节半脱位。

此型损伤预后极差，早在伤后 6 周内 Y 形软骨内就可形成骨桥，使 Y 形软骨提前骨化闭合。髋臼发育不良和股骨头半脱位等不良后果常常难免。成人少数可导致股骨头缺血坏死，特别是髋臼骨折的患者。

Ⅱ型Y形软骨损伤目前尚无良好的治疗方法。早期应避免负重，待以后出现髋臼发育不良和半脱位时，再给予相应的手术治疗。也有人建议借鉴 Langenskiold 的经验，即骺板内骨桥切除，遗留的骨腔填充脂肪组织以防止再次骨化。在Ⅱ型Y形软骨损伤的早期，切除骨桥，填塞脂肪以阻止其骨桥的形成。但实践应用价值很小，因为顾虑其最后疗效不确定性和股骨头缺血坏死的发生。

Y形软骨板损伤的诊断十分困难。髋臼骨骺闭合前，特别是10岁以下儿童有骨盆、髋臼等髋部外伤史而无骨折，但有髋部或腹股沟区疼痛和髋部活动受限者，均应考虑有Y形软骨损伤的可能。

Y形软骨损伤的诊断主要依靠CT及X线片，为使Y形软骨三支均能显示清楚，应采用三个不同的投影位置，即标准骨盆前后位，尾侧倾斜25°位和头侧倾斜25°位。

七、髋臼骨折的并发症

髋臼骨折的急性并发症主要有膝关节的骨或韧带损伤；坐骨神经的挤压或牵拉伤；以及强力手法复位导致的股骨颈骨折等。患者昏迷或伴有同侧股骨干骨折时，髋臼的骨折脱位易被忽略，而延误治疗时机。脂肪栓塞综合征尤其严重的致命肺栓塞、深静脉栓塞，必须采取果断的综合抢救措施，否则，不足以挽回患者的生命。

髋臼骨折的晚期并发症主要有创伤性关节炎、假关节形成、股骨头缺血坏死以及异位骨化。此外还有切口感染、切口脂肪液化等。其发生与髋臼的损伤程度、股骨头关节软骨是否完整以及关节囊内是否有碎骨片、股骨头脱位能否及时复位有关。对髋臼骨折慢性并发症的处理，应根据患者的疼痛和功能状态全面考虑，而不应单纯根据X线表现做出决定。

第三节　骨盆环骨折

骨盆系以坚强的环形结构，强大暴力如撞击、压砸、碾压及坠落等可使骨盆发生各种类型骨折。工业高速发展的机械性损伤、高速度的摩托车或汽车撞击碾压，可以发生严重的骨盆骨折。骨盆骨折常伴有多发伤，严重威胁生命，死亡率高达10%～15%。骨盆骨折常出血量较大，不少于500mL，一般在2000mL左右。当合并其他脏器损伤，包括实质性或空腔脏器损伤出血，有时伴大血管损伤出血，加之巨大暴力，可造成严重创伤性失血性休克。由于处理骨盆骨折严重的并发症，骨折本身的处理被延误，可造成难以恢复和难以矫正的骨盆畸形，影响髋关节的稳定并造成功能障碍；由于骨盆骨折延误诊治，造成骨折不能复位，导致下肢不等长而跛行；髋臼骨折未能复位，导致髋关节活动障碍；骨盆骨折不连接引起骨盆不稳，导致迟发性腰腿痛；伴有神经损伤未能及时处理，可导致肢体瘫痪；骨盆骨折可导致尿道、膀胱、直肠损伤和其他软组织损伤的各种并发症。Slatis 等报道 163 例骨盆损伤脱位，46% 发生各种晚期后遗症，值得重视。

很多骨盆骨折的病例，对并发伤处理比较及时，但对骨盆骨折处理失当。垂危的患者，由于及时抢救幸免于难，对骨盆骨折畸形愈合要求偏低。由于多种原因，骨盆骨折的治疗太晚，最后由于畸形愈合而放弃进一步治疗。因此，要求在抢救危及生命的并发症后，选择适当时机，解决骨盆环变形骨折的复位固定问题，要求恢复或接近恢复骨盆环的解剖结构，及早探查受伤的神经，争取恢复髋臼的解剖复位，把伤残率降低到最低程度。

一、骨盆环应用解剖

骨盆为两块髋骨和骶尾骨连接构成的环状骨结构。后环包括骶骨、骶髂关节和髂骨，前环包括耻骨及其联合。两髋骨的前方由耻骨相连形成耻骨联合，是薄弱的软骨连接。骨盆固有的三个关节分别为一个腰骶关节和一对骶髂关节。骶骨关节面呈凹面，髂骨呈凸面。骶髂关节的髂骨关节软骨面仅为骶骨关节软骨面厚度的 1/3。髂骨关节面上软骨较薄，很小的穿破孔，可导致髂骨的松质骨外露，引起骶髂关节炎。骶髂关节是个真正的活动关节，有滑膜，关节面覆盖透明软骨，有关节间隙及滑液。从结构上属于滑膜关节，但从运动范围来讲，为屈曲关节或滑动关节。骶髂关节是以稳定、负重为主，而活动较少。腰、骶椎体间以椎间盘相连，不是关节结构，但能微动。腰骶椎后侧小关节，有关节囊及滑膜，是关节结构。小关节面的排列方向接近冠状面。骶骨上的小关节突可防止腰向前滑脱。腰骶关节为人体躯干和下肢的桥梁，负重大。小关节的活动有一定灵活性，属滑动关节，能向上向前滑动。

维持骨盆各关节的稳定组织是韧带。腰骶关节周围的韧带有前、后纵韧带，棘突间有棘上及棘间韧带，椎板间有黄韧带，两侧有髂腰韧带。骶髂关节周围有骶髂前、后韧带，骶髂后韧带又分骶髂后长及后短韧带。后骶髂韧带是人体最强韧的韧带，对维系骨盆稳定性最为重要。骶骨与坐骨间的韧带有骶结节韧带和骶棘韧带，分别围成坐骨大孔与坐骨小孔。耻骨联合上有耻骨上韧带、下有弓状韧带，紧接着弓状韧带下方为骨盆横韧带，二者之间有阴茎背静脉穿过。耻骨联合前、后分别为耻骨前、后韧带。以上韧带将骨盆环包绕成坚强的连接。髋臼的前面部分为骨盆前环，后面的部分为骨盆后环，髋臼位于骨盆前、后环交接处，亦为下肢负重的枢纽（力点）。

骨盆具有承上启下、承受躯干重力、稳定躯干和连接下肢的作用。站立位时由于股骶弓的支撑，即股骨头经髋臼向后通过髂骨加厚部（大切迹）至骶骨，支撑脊柱传导而来的重力。坐位时坐骨结节通过后柱及髂骨加厚部（大切迹）至骶骨即坐骶弓，承受脊柱传来的重力。股骶弓及坐骶弓均为骨盆负重主弓，双侧耻骨上、下支将两个主弓通过耻骨连接，防止负重主弓向两侧分离称为束弓。骨盆最薄弱的环节是束弓，即耻骨闭孔区；其次为骶髂关节附近的髂骨及骶骨侧块，再有髂骨翼。任何方向的暴力引起的骨盆环骨折，常是耻骨闭孔区的折裂。

髋臼是骨盆的重要组成部分，在解剖学上髋臼分四部分：前柱前壁、后柱后壁、臼顶及臼底。与小儿的髋骨结构相似，即髂、耻、坐骨形成的倒Y连接。髋臼的臼底，指髋臼内无关节面的部分，壁薄易骨折。

腹膜腔向下延伸进入骨盆，形成盆腹膜腔，内有小肠、乙状结肠、直肠腹内段；女性有子宫、阴道后上部。在盆腹膜与盆筋膜之间为盆腹膜下腔，其中有膀胱、前列腺、直肠、精索、输精管及输尿管下段；女性有子宫、阴道。此外，尚有髂血管及淋巴结等。盆筋膜与皮下间为皮下腔，相当于会阴部，前面为尿生殖器，后为直肠末端。

盆腔的血管主要来自髂总动脉，又分髂外及髂内动脉二大支，相当于骶骨岬平面从髂总动脉向内下分出髂内动脉，在腰大肌的内侧面，向后外侧下行，至坐骨大孔上缘又分为前、后二干：前干依次又分①脐动脉延续为膀胱上动脉；②闭孔动脉；③膀胱下动脉；④输精管或子宫动脉；⑤阴部内动脉；⑥直肠下动脉；⑦臀下动脉。后干又分①骶腰动脉；②骶外侧动脉；③臀上动脉。为控制盆腔外伤出血，常结扎髂内动脉。

（一）闭孔动脉

闭孔动脉起于髂内动脉前干，位于脐动脉的稍下方，沿骨盆侧壁前行，经闭膜管出盆腔，分前后两支。前支在闭孔膜与闭孔外肌之间，沿闭孔前缘下降，供应闭孔外肌、耻骨肌等；后支沿闭孔后缘下降，在髋臼切迹处分出髋臼支，从髋臼切迹入臼，经圆韧带营养股骨头内下缘。闭孔动脉前、后支在闭孔环吻合成动脉环，并与旋股内侧动脉吻合。

（二）臀下动脉

臀下动脉是髂内动脉前干终末支，从梨状肌下缘出坐骨大孔至盆外，主要供应臀大肌，并向后发出两支供应髋臼缘下部、后部及关节囊。在臀大肌下缘与臀上动脉吻合。

（三）臀上动脉

臀上动脉为髂内动脉后干终支，经梨状肌上缘出坐骨大孔至盆外，主要供应臀中、小肌。又分浅深两支。浅支在臀大肌深面与臀下动脉吻合；深支在臀中肌深面，分别与旋髂深动脉、旋股内、外侧动脉深支吻合，另有分支进入髂骨翼并营养其后侧大部分。

（四）骶外侧动脉

从髂内动脉后干分出，沿骶前孔内侧下降，分内、外侧支各5条。内侧支与骶中动脉吻合，外侧支又分前后支。前支入梨状肌、肛提肌等；后支经骶前孔从骶后孔穿出，分布于背部长肌及臀大肌，并与臀下动脉吻合。

（五）髂腰动脉腰肢和髂支

腰肢至腰大肌内后方，供应腰大肌、腰方肌及腹横肌并分支至椎管；髂支经腰大肌后外侧入髂窝，分布于髂肌，向前与旋髂深动脉吻合成动脉弓，并分支供应髂嵴。

骨盆内外血管密布，除髂内动脉供血外，尚有十个侧支循环，其吻合支分别为：①臀上动脉与肋下、肋间动脉吻合支；②臀上、下动脉与股深动脉吻合支；③髂腰动脉与旋髂深动脉吻合支；④闭孔动脉与腹壁下动脉吻合支；⑤骶外侧动脉与骶中动脉吻合支；⑥阴部内动脉与股动脉的分支阴部外动脉吻合支；⑦直肠下动脉（髂内动脉前干分支）与直肠上动脉（肠系膜下动脉终支）吻合支；⑧子宫动脉与卵巢动脉吻合支；⑨输精管动脉与精索内动脉（腹主动脉分支）吻合支；⑩输精管动脉与精索外动脉（腹壁下动脉分支）吻合支。由于骨盆的血管侧支循环丰富，一旦骨折，出血量相当大，常引起致命的出血性休克。

骨盆腔及盆壁的静脉多吻合成网，静脉壁薄，缺少弹性，容易被撕裂而渗血，出血量大，是不可忽视的出血源。盆腔脏器的静脉多先聚集为静脉丛如阴部丛、直肠丛、膀胱前列腺丛及女性的子宫阴道丛等，盆壁有骶前静脉丛，静脉丛随后形成数干与同名动脉伴行，最后汇入髂内静脉。睾丸及卵巢静脉分别形成蔓状丛，不汇入髂内静脉，直接进入下腔静脉。骨盆筋膜内有丰富的静脉网，各与脏器附近的静脉丛彼此连接。以上这些均无静脉瓣，在某些特定情况下可以发生逆流。两侧髂内静脉的壁支及脏支相互有丰富的吻合支相连接。脏支通过骶前静脉丛进入骶中静脉及骶外侧静脉，并与椎静脉系相连。椎静脉系是无瓣的椎管内外相连的纵行静脉丛，向下与骨盆静脉相通，向上与颅腔静脉相通，并通过腰升静脉、奇静脉与胸腹腔的静脉相连。由于髂总静脉和髂内静脉通常无静脉瓣，故在特定情况下，盆腔静脉可逆流入椎静脉系，使盆腔感染或恶性肿瘤，通过上述通路转移到骨盆、椎骨、胸腹腔，甚至转入颅腔，不一定转移至肝、肺。骶骨骨折时常易损伤骶前静脉丛，可发生腹膜后巨大血肿。

骨盆的血液供应亦十分丰富，髂嵴前端的旋髂深动脉与后端的髂腰动脉支连成动脉弓，该弓沿髂嵴内缘分多支滋养髂嵴。髋臼上方髂骨翼后侧大部分由臀上动脉深支供应。髂骨翼前侧小部分由旋股外侧动脉升支供应。髋臼上后方增厚部分包括臼顶由臀上、下动脉及闭孔动脉等分支供应。坐骨主要由闭孔动脉后支和臀下动脉分出髋臼后动脉供应，耻骨由闭孔动脉前支分出的耻骨滋养动脉供应。闭孔动脉前、后支，旋股内侧动脉深支及旋股外侧动脉升支相连成网。耻骨联合的血供，除闭孔动脉外，尚有阴部内动脉及腹壁下动脉的分支参与。骶骨的血供由骶外侧动脉而来，骶外侧动脉上支营养骶骨上部，下支供应骶骨下部和尾骨。

骨盆腔内外的神经支配，主要为骶丛和骶部自主神经系统，其次为腰丛。骨盆骨折常伤及骶丛中的坐骨神经和腰丛中的股神经及闭孔神经，发生部位常为神经紧贴骨盆的通道处。骶部自主神经损伤，较易被忽略。

坐骨神经为全身最粗大、最长的神经，运动神经元长约 1mm，由 L4、5 脊神经前支组成的腰骶干与骶 1 ～ 3 脊神经前支组成，紧贴骶髂关节盆面，呈扁圆形。起始部长径 20mm，短径 15mm 左右。在骶髂关节前下 1/3 处分支至骶髂关节，然后向下在梨状肌下缘出坐骨大孔至臀部。伴随坐骨神经出坐骨大孔的血管、神经，从内侧向外依次排列为：

1. 股后皮神经

股后皮神经由 S1 ～ 3 脊神经前支在骶丛后侧组成。紧贴坐骨神经内侧下降，至臀大肌下缘即臀皱襞中点分出臀下皮神经，支配臀部后侧 1/3 皮肤感觉。同时，在臀皱襞中点向内分出会阴支，支配会阴及阴囊后侧皮肤感觉。股后皮神经在臀大肌下缘中点分支后，在筋膜内垂直下行，至腘窝上方穿出筋膜外，至小腿后上 1/3 止。支配股后侧、腘窝部及小腿后上 1/3 的皮肤感觉。骨盆骨折时坐骨神经受卡压，除膝以下远端症状外，伤员感到臀部、股后、会阴及阴囊后部麻木、疼痛，即与该神经卡压有关。

2. 臀下动脉

臀下动脉为髂内动脉前干终末支，出坐骨大孔后分布于臀大肌，又发小支供应梨状肌、肛提肌及骶结节韧带。臀下动脉本身向下参与臀下十字形动脉吻合。另外少数参与股后肌、髋关节、臀后及大腿后侧皮肤的血供。

3. 臀下神经

臀下神经由 L5 及 S1、2 脊神经前支后股组成，出坐骨大孔即入臀大肌。

4. 闭孔内肌支

闭孔内肌支从坐骨神经前侧分出，由 L5 及 S1、2 脊神经根前支分出组成，出坐骨大孔后再入坐骨小孔，支配闭孔内肌。

5. 阴部内动脉

阴部内动脉为髂内动脉前干的分支，为五个脏支之一。该动脉自梨状肌下孔出盆后绕骶棘韧带，经坐骨小孔进入坐骨直肠窝。沿坐骨下支内面向前，进入尿生殖三角后缘，由后向前分三支：①肛门动脉：起于坐骨结节背侧，横穿坐骨直肠窝，分 2 ～ 3 支至肛周。另有分支与直肠下动脉吻合，滋养直肠下部。②会阴动脉：从阴部内动脉分支后穿过会阴浅横肌，分支供应肛门括约肌、坐骨海绵体肌及球海绵体肌，最后分支为阴囊后动脉达阴囊后侧，女性则为阴唇后动脉。③阴茎动脉：穿入尿生殖膈内，向前内侧分支，首先分出尿道球动脉分布于尿道球；在尿道球动脉稍前方分出尿道动脉，进入尿道海绵体达阴茎头；分出阴茎深动脉，沿阴茎海绵体脚的内侧穿白膜入海绵体中，沿其中轴，直达阴茎海绵体尖端；最后的分支为阴茎背动脉，在坐骨海绵体肌和阴茎脚之间向上折向阴茎背侧，在阴茎筋膜与白膜间，左右各一，向前达阴茎尖端。阴茎背静脉接受阴茎回流的血液穿过耻骨联合下方的弓状韧带与骨盆横韧带之间，进入耻骨后阴部静脉丛。此丛与膀胱静脉丛相通，再经膀胱静脉入髂内静脉。尿道动脉、阴茎深动脉及阴茎背动脉三者在阴茎体部有多个环形分支相互沟通。骨盆骨折时阴部内动脉的损伤，直接影响阴茎海绵体及尿道海绵体的血液灌注，伤后阳痿及勃起不坚。

6. 阴部神经

阴部神经由 S2 ～ 4 脊神经前支组成，为混合神经。在梨状肌下孔最内侧与阴部内动脉同行出盆，经坐骨小孔进入会阴管，在坐骨直肠窝侧壁，即坐骨上支内侧面，距坐骨结节最低点 3 ～ 4cm。于坐骨直肠窝内发出肛门神经支配肛周皮肤及肛门外括约肌，控制排便。阴部神经于尿生殖膈后缘处分出会阴神经和阴茎背神经。会阴神经在会阴三角后缘分出多个皮支达会阴部，支配会阴、大腿内侧及阴囊后部。另有肌支支配会阴浅横肌、坐骨海绵体肌及尿道海绵体肌；又分深部肌支支配会阴深横肌及尿道膜部括约肌，控制排尿。阴茎背神经全为感觉纤维构成，从会阴管前端进入尿生殖膈内，沿耻骨下支前进，在阴茎海绵体肌与坐骨海绵体肌之间，进入阴茎背面，在阴茎背动脉之外侧，直达阴茎。

骨盆前、后环联合损伤所致的半骨盆脱位，骶髂关节撕脱或其附近的骶骨或髂骨骨折，髋臼部骨盆骨折和股骨头脱位均容易发生坐骨神经损伤。

7. 股神经

股神经由 L2 ～ 4 脊神经前支后股纤维组成，在该神经上方即分支至腰大肌及髂肌。股神经在腰大肌后形成，沿腰大肌外缘下降，行于髂肌与腰大肌之间，前侧被髂腰肌筋膜覆盖，走行至腹股沟韧带上缘出肌裂孔，该处股神经距体表 3 ～ 4cm。在股动脉外侧通过腹股沟韧带下方进入大腿。在腹股沟韧带下面分出耻骨肌支，然后分前、后二股：前股首先分支至缝匠肌，接着分股中间皮神经支，在股三角近侧分内、外二支。内侧支在腹股沟韧带下 8cm 穿出阔筋膜；外侧支先分支至缝匠肌，然后穿出筋膜。该二支支配股前下 2/3 的皮肤感觉。最后分出股内侧皮神经，沿股动脉外侧下降，分出一小支支配大腿内侧上方的皮肤感觉。主支从股三角尖部跨过动脉分前、后二支。前支在缝匠肌前面垂直下降，在股中下 1/3 交界处穿出筋膜，至膝部加入髌神经丛；后支在缝匠肌后面下降，至膝内侧穿出筋膜支配小腿内侧中部皮肤感觉。股神经后股上方先分出髋关节支，然后分出隐神经支在股动脉外侧进入收肌管，斜行越过股动脉之前至内侧，穿股收肌腱板出收肌管。向下在缝匠肌与股薄肌之间穿出筋膜，伴大隐静脉下降至小腿内面 1/3 处分二支。一支下降至内踝后侧，另一支经内踝前至趾内侧。支配膝、小腿及足内侧的浅感觉。在膝部隐神经又分髌下支加入髌丛。接着股神经后股又分四支支配股四头肌。上方为股直肌支，外侧为股外侧肌支并有分支至膝上，中间为股中间肌支，内侧为股内侧肌支同时向下分支至膝关节。

8. 闭孔神经

闭孔神经由 L2 ～ 4 脊神经前支分出的前股纤维构成。是腰丛中第二大分支，沿腰大肌后内缘下降，行于骶髂关节前内侧和髂总动脉的后方，向外侧行于髂腰动脉之前，进入小骨盆，在弓状线稍下方，沿骨盆侧壁前下行，相当于耻骨上支下缘，行于闭孔内肌筋膜表面，与闭孔动、静脉伴行。至闭孔后上缘穿闭膜管至骨盆外，并立即分为前、后二支。前支：在闭孔外肌上缘，于耻骨肌及长收肌之后，短收肌之前下降，分布于耻骨肌、短收肌、长收肌、大收肌及股薄肌，最后终支为股内侧皮神经，支配大腿内侧面中下部皮肤感觉。后支：穿闭孔外肌而出，在短收肌之后下降，支配短收肌及大收肌，短收肌及大收肌为双重神经支配。后支刚出闭孔时，先分出髋关节支，支配髋关节囊前侧大部分，继而分出闭孔外肌支，后支的终支为膝关节支。骨盆闭孔区耻骨上下支粉碎骨折常可伤及股神经及闭孔神经。

骶部自主神经系与盆腔组织结构密切相关，内脏接受自主神经系双重支配，二者作用是相互配合和统一协调的。

盆部交感神经有上腹下丛亦称骶前神经，系腹主动脉前神经丛的延续部分，由交感神经节后纤维组成的中央根与L1、2交感神经节发出的节前纤维组成。在腹主动脉分叉处下方三者会合，并分支交织成丛即上腹下丛。骶部交感神经节即椎旁节共四对和尾节一个，相互分支交织成网，其节后纤维连于骶神经。骶部交感神经节是交感干的骶部延续，此处的交感纤维在骶前与上腹下丛联网。

上腹下丛从腹主动脉分叉部向下，分为左右两个盆丛即下腹下丛。在男性位于直肠两侧，女性位于直肠和阴道两侧，并沿髂动脉分支分出多个副丛，即直肠丛、膀胱丛、输精管丛、前列腺丛、子宫阴道丛及阴茎海绵体丛，到相应的脏器。其中阴茎海绵体丛穿会阴深横肌到阴茎背部，与阴茎背神经相会合，成为阴茎海绵体大神经和数条阴茎海绵体小神经，穿入阴茎海绵体和尿道海绵体，并分布其中。

骶部副交感神经骶2～4脊髓前柱分出的节前纤维，由骶前孔穿出，组成盆内脏神经，又称勃起神经，穿盆筋膜后参与盆丛，并穿盆丛进入盆内各脏器附近或壁内的终末神经节，再由此节发出短小的节后纤维至脏器的平滑肌或腺体。

盆丛的局部损伤或切除，对整个功能影响不大。刺激骶前神经，即上腹下丛，能使膀胱内括约肌收缩，逼尿肌松弛，小便不能排出。但切断该神经，仍能排尿如常。腰脊髓节以上或以下完全横断或切断两侧盆内脏神经（勃起神经），则患者不能自主排尿，日后可能形成自动膀胱。但存在大量残余尿，膀胱不能自主排空。骨盆骨折伴骶骨骨折时，一侧盆内脏神经损伤，可发生尿潴留，然不久即可复原，同时又可发生阳痿。

二、损伤机制

骨盆骨折多系直接暴力造成，由于受到某种物体的打击或冲撞，使骨盆发生局限性损伤，如髂骨翼骨折，不影响骨盆环的完整，此种损伤经常发生。依照损伤暴力作用在骨盆的部位不同，分为四种：①骨盆受前后挤压暴力时，不论伤员处于俯卧位或仰卧位，首先发生骨盆前环骨折，包括耻骨联合撕脱、耻骨体骨折、单侧或双侧耻骨上下骨折，断端分离。如前后挤压暴力继续，因两侧髂骨翼开口呈前宽后窄的状态，此时髂骨受挤压向外旋转变位，继而骨盆后环损伤，先发生骶髂关节前韧带断裂，进而骶髂关节撕脱；或发生一侧髂骨纵裂骨折或骶骨外侧纵裂骨折，此三种损伤与前环的四种骨折分别组合，发生各种形式的前后环联合损伤所致的半骨盆脱位，即一侧骶髂关节脱位或骶髂关节附近的骶骨或髂骨骨折，伴骨盆前环骨折造成的半盆环向后上方移位。②骨盆受侧方挤压暴力时，首先发生骨盆前环闭孔区的骨折，损伤可局限在一侧耻骨单支或上下支，或双侧耻骨上下支骨折，断端重叠嵌插。侧方挤压暴力如再进一步，可造成髋臼处骨盆横断骨折、髋臼前壁前柱骨折、髋臼后壁后柱骨折、臼底骨折伴股骨头中心性脱位。骨盆侧方挤压暴力，如不发生髋臼骨折，则前环发生骨折后，髋骨内旋，使骶髂关节后韧带断裂，进而骶髂关节脱位，或发生骶骨骨折、髂骨骨折，最后前、后环联合损伤，组合成各种半骨盆脱位。③骨盆受侧前方暴力，是一种特殊较常发生的损伤。当汽车相撞，伤员为司机，均为坐姿，下肢为屈膝屈髋外展位，侧前方暴力通过股骨向后内侧冲击，先发生前环骨折，继而髋臼骨盆横断，双柱伴髋臼前、后壁骨折，同时发生股骨头后脱位。如侧方暴力大于来自前方的暴力，断端重叠，反之则断端分离。④骨盆受垂直剪切暴力时，伤员常为高处坠落，单肢着地，可发生臼顶骨折伴股骨头脱位；或者先发生前环骨折，继而后环骨折造成各种半骨盆脱位；或者先发生前环骨折，继而髋臼骨盆穿裂横断、双柱骨折、臼顶及其上方髂骨纵裂骨折、股骨头中心脱位。最严重的一种，除上列伤情外，髋臼顶骨折块连同上方的髂骨骨折块旋转移动，并发生股骨转子间粉碎骨折或股骨颈骨折，有时伴有骶髂关节分离。以上情况不只是高空坠落单肢着地的剪切伤，尚有骨盆侧方着地的冲力造成。

另外一种常见的损伤，即患者后仰位摔倒，或下楼滑跌臀部着地，发生骶尾骨骨折，亦属于直接暴力伤。由间接暴力造成骨盆骨折少见，一般为肌肉附着点撕脱骨折，多在青少年发生，由于奔跑、跳跃等猛烈的肌肉收缩，发生髂嵴、髂前上棘或坐骨结节的骨骺撕脱，或局部肌肉附着点的骨块撕脱。

三、骨盆骨折的分型

骨盆骨折分类方法甚多，介绍几种分类方法：

（一）Trunkey 分类法

根据骨折数量分为三型：Ⅰ型：碾碎型，指盆环三处以上骨折者；Ⅱ型：不稳定型，指盆环二处骨折移位者；Ⅲ型：稳定型，指盆环孤立性骨折，即一处骨折。实际上Ⅰ型碾碎型骨盆骨折，亦属不稳定型骨折，只是程度较严重而已。简而言之，该分类中实际是稳定型与不稳定型两种。

（二）Tile 分型

Tile 基于骨盆垂直面的稳定性、后方结构的完整性以及外力作用方向将骨盆骨折分为 A、B、C 三型，稳定型骨折为 A 型；旋转不稳而垂直稳定为 B 型；旋转不稳并垂直不稳为 C 型。按顺序病情严重程度逐渐增加。每型又分为 3 个亚型，每个亚型又可以进一步分型。Tile 分型对确定治疗方案及手术方式有决定性指导意义。

A 型：稳定型骨折（旋转稳定、垂直稳定），不累及骨盆环，骨折轻度移位。

A1 型：骨盆边缘撕脱骨折，不影响骨盆环完整。

A1.1 型髂前上棘撕脱骨折。

A1.2 型髂前下棘撕脱骨折。

A1.3 型耻骨结节（棘）撕脱骨折。

A1.4 型髂结节撕脱骨折。

A1.5 型坐骨结节撕脱骨折。

A2 型：稳定的髂骨翼骨折或移位较小的骨盆环骨折。

A2.1 型孤立的髂骨翼骨折，由对髂骨的直接打击所致。

A2.2 型稳定的无移位或仅有少许移位的骨盆环骨折。

A2.3 型孤立的前环骨折，累及全部 4 个耻坐骨支而没有后部损伤。

A3 型：骶骨和尾骨横断骨折。

A3.1 型尾骨骨折或骶尾关节脱位。

A3.2 型无移位的骶骨横向骨折。

A3.3 型有移位的骶骨横向骨折。

B 型：部分稳定型骨盆环损伤 (旋转不稳定、垂直稳定)。损伤的骨盆后侧张力带和骨盆底仍保持完整无损伤，髋骨可发生旋转不稳定。

B1 型：前后方向压缩型骨折，前后挤压损伤、分离型骨折，仅髂骨外旋不稳。骨盆“翻书样”损伤，前后挤压暴力或外旋暴力作用于骨盆，致耻骨联合分离，骨盆像翻书样张开。这类损伤的特征是耻骨联合分离伴有单侧或双侧的骶髂关节前方分离，骨盆后部骶髂关节韧带仍保持完整。若耻骨联合分离小于 2.5cm，则不会伴有盆底或骶棘韧带的破坏，若耻骨联合分离大于 2.5cm，常常会伴有骶棘韧带和盆底的破坏。

B2 型：侧方压缩 (同侧) 性骨折，同侧侧方挤压损伤，常伴耻骨支骨折，半侧骨盆内旋不稳。

B2.1 型同侧前后弓损伤。

B2.2 型对侧损伤。

B3 型：后方压缩损伤，而前方损伤位于对侧 (桶柄样损伤)，也可为双侧耻骨支、坐骨支骨折，可发生向前向上旋转导致下肢不等长。双侧 B 型骨折。

C 型：不稳定型骨盆环损伤 (旋转不稳定、垂直不稳定)。后侧骶髂部稳定结构完全损伤，骶棘和骶结节韧带完全撕裂，前侧产生耻骨联合分离，或一侧耻骨上下支骨折或双侧耻骨上下支骨折，骨盆产生旋转和垂直方向不稳定，一侧骨盆可向上移位。

C1 型：单侧损伤失稳，伴骶髂关节骨折一侧脱位。

C1.1 髂骨骨折。

C1.2 骶髂脱位。

C1.3 骶骨骨折。

C2 型：双侧损伤失稳，一侧为 C 型，对侧为 B 型损伤，骨盆双侧不稳定。多为侧方挤压性损伤。

受力侧髂骨后部骨折及耻骨支骨折，骶髂关节脱位，一侧旋转不稳，一侧旋转和垂直不稳。

C3 型：双侧 C 型骨折，为骨盆两侧损伤。骶骨 H 型损伤、双侧 C 型骨折或前弓完整，双侧骶髂关节脱位。临床上骨盆环破裂合并髋臼骨折也称为 C3 型骨折。

Tile 根据骨折的稳定程度及其移位方向提出的分类标准：

(1) 有助于制定个体化治疗方案：对稳定型骨折 (A1 ～ A3) 一般采取保守疗法；对分离性旋转不稳定型骨折 (B1) 可使用外固定支架或前方钢板固定；对压缩型旋转不稳定型

骨折 (B2、B3) 应视伤情而定，其中骨折相对稳定者卧床休息，而骨折失稳者应同时对前后环施行手术固定。

(2) 与损伤严重度有一定的相关性。

(3) 强调骨折的移位方向和稳定性。

(4) 可间接反映软组织的损伤情况。

(三) Young-Burgess 分型

Young 和 Burgess 根据损伤机制和严重程度将骨盆骨折分为 4 种类型，包括侧方挤压 (LC)、前后挤压 (APC)、垂直剪切 (VS) 和复合应力型 (CM) 四种，每种损伤方式的致伤原因有明显区别，LC 和 APC 多见于汽车交通意外事故，APC Ⅲ为徒步者最常见的严重损伤；VS 和 LC 多见于高处坠落摔伤，APC 常见于挤压伤。摩托车伤常引起 APC Ⅱ伤，LC 和 APC 伤的重要脏器伤的发生率高。Young-Burgess 分型注意到合并伤及复苏问题，有助于制定合理的复苏方法及外科治疗方法。

1. 侧方挤压型 (LC 型)

LC Ⅰ型：作用力偏后，同侧骶骨扭转，冠状位耻骨支骨折；表现为骶骨骨折、一侧坐骨和耻骨支水平骨折和伤侧骶骨压缩骨折。

LC Ⅱ型：作用力偏前，Ⅰ型＋同侧髂骨翼骨折或后部骶髂关节分离；表现为一侧耻骨支水平骨折、骶骨前缘压缩骨折、髂骨翼骨折及一侧骶髂关节脱位和髂骨翼新月样骨折。

LC Ⅲ型：一侧Ⅰ或Ⅱ型损伤加对侧外旋损伤 (对侧开书形损伤)。耻骨支横行骨折，同侧骶骨翼部压缩骨折及髂骨骨折；对侧耻骨支骨折、骶髂关节轻度分离。

Ⅰ型骨折稳定，Ⅱ型和Ⅲ型由于骶髂后韧带完整表现旋转不稳而垂直稳定。

2. 前后挤压型 (APC 型)

APC Ⅰ型：一侧或两侧耻骨支骨折或耻骨联合分离，移位不超过 2.5cm，和 (或) 骶髂关节轻度分离，其前后韧带拉长但结构完整。

APC Ⅱ型：一侧或两侧耻骨支骨折或耻骨联合分离，移位超过 2.5cm 和 (或) 骶髂关节分离，其前部韧带断裂、后部韧带完整。呈“开书样”骨折。

APC Ⅲ型：半侧骨盆完全性分离，但无纵向移位，前后方韧带同时断裂骶髂关节完全性分离，并有纵向不稳。

APC Ⅰ型损伤稳定。APC Ⅱ型损伤垂直稳定，但由于骶髂关节前部分离致旋转不稳，呈典型的“开书样”骨折，未受损的后方韧带充当装订线。APC Ⅲ型损伤包括后方韧带断裂引起垂直和旋转均不稳。前后挤压型由于出血致骨盆腔容积增加，不太可能自发填塞。因此早期处置优先选用骨盆包裹法。

3. 垂直分离型 (VS 型)

轴向暴力作用于骨盆产生骨盆环前后韧带和骨复合物破裂。骶髂关节分离并纵向移位，偶有骨折线通过髂骨翼和 (或) 骶骨。垂直力通常来自股骨，引起前方垂直方向的耻骨支骨折和后方韧带损伤，半骨盆向头侧移位。不稳定骨折的一项敏感指征是 L5 横突尖骨折，由髂腰韧带撕裂伤引起。此型骨折躯体和脊柱合并伤以及血流动力学不稳比率较高。

4. 复合应力型 (CM 型)

前和 (或) 后部，纵和 (或) 横形骨折，可见各类骨折的组合形式 (LC-VS 型和 LC-APC 型等)。

据文献报道，骨盆骨折侧方压缩型损伤占 41% ～ 72%，前后挤压型损伤占 15% ～ 25%，垂直剪力型损伤占 6%，复合应力型损伤占 14%。Young-Burgess 分型以损伤机制为重点，其临床意义为：①注重暴力的传递途径及骨折发生的先后顺序，旨在减少对后环损伤的遗漏；②注意骨折局部及其伴发损伤的存在，并预见性地采取相应的复苏手段；③根据患者的全身情况结合骨折的具体表现选择恰当的救治方法。

(四) 根据骨盆完整性受损程度来分类

Ⅰ型：无损于骨盆完整的骨折，如髂骨翼骨折；一侧或两侧耻骨支或坐骨支骨折；骨盆撕脱骨折，包括髂前上、下棘，坐骨结节撕脱骨折；骶 2 ～ 3 以下横断骨折。

Ⅱ型：骨盆环一处骨折，如一侧耻骨上下支骨折；耻骨联合分离；骶髂关节半脱位。

Ⅲ型：骨盆环两处以上断裂骨折，如双侧耻骨上下支骨折；骨盆前后环联合损伤，根据骨盆变形情况又可分为三型：①分离型；②压缩型；③垂直型 (Malgaine 垂直型骨折与 Malgaine 交叉型骨折)。

Ⅳ型：髋臼骨折，又分两大类：无移位或轻微移位，髋臼与股骨头解剖关系正常；移位型：指髋臼骨折移位，合并或不合并股骨头脱位。常见有下列三种类型：①单纯髋臼壁骨折：后壁骨折伴股骨头脱位 (常见)，前壁骨折 (少见)；②单纯髋臼柱骨折：髋臼后柱骨折伴股骨头后脱位；髋臼前柱骨折伴股骨头前脱位；③髋臼横断骨折合并股骨头中心脱位。以上三种类型可单独发生，也可以联合存在。

(五) 根据骨折部位和产生的后果不同分类

1. 无损于骨盆环完整的骨折

如髂骨翼骨折，耻骨单支骨折，髂前上、下棘和坐骨结节撕脱骨折或骨骺分离，尾骨骨折移位。

2. 骨盆前环骨折

如一侧耻骨上下支骨折，耻骨联合分离，双侧耻骨上下支骨折。

3. 骨盆后环骨折

后环骶髂关节及其两侧的骨折脱位，破坏了骨盆的稳定性，为不稳定骨折。

(1) 骶髂关节脱位：骶髂关节的上半部为韧带关节，无软骨关节面，在髂骨与髂骨之间有许多凸起与凹陷，互相嵌插借纤维组织相连，颇为坚固。骶髂关节的下半部有耳状软骨面、小量滑膜及前后关节囊韧带，是真正的关节，比较薄弱。常见骶髂关节脱位，又分为三种：①经耳状关节与韧带关节脱位；②经耳状关节与骶 1、2 侧块骨折发生脱位；

③经耳状关节与髂骨翼后部斜骨折发生脱位。前者脱位的骨折线与身体长轴平行，脱位的半侧骨盆受腰肌及腹肌牵拉，向上移位，很不稳定，不易保持复位，后者髂骨翼后部斜骨折线，对脱位半侧骨盆向上移位有一定阻力。

(2) 髂骨翼后部直线骨折：骨盆后环中骶髂关节保持完整，在该关节外侧髂骨翼后部发生与骶髂关节平行的直线骨折，骨折线外侧的半个骨盆受腰肌腹肌牵拉，向上移位。

(3) 骶骨骨折：骶孔直线骨折，骶髂关节完整，在其内侧 4 个骶骨前后孔发生纵骨折，各骨折线连起来使上 4 个骶骨侧翼与骶骨管分离，骨折不稳定。由于骶骨管中有马尾神经存在，骶骨骨折移位骨折可致马尾损伤。Denis 等将骶骨骨折分为三区：Ⅰ区为骶骨翼骨折，腰 5 神经根从其前方经过，可受到骨折的损伤；Ⅱ区为骶管孔区，骶 1 ～ 3 孔区骨折，可损伤坐骨神经，但一般无膀胱功能障碍；Ⅲ区为骶管区，骶管骨折移位可损伤马尾，其表现为骶区肛门会阴区麻木及括约肌功能障碍。

4. 前后环联合损伤

一侧耻骨上下支骨折合并同侧骶髂关节脱位或髂骨骨折；耻骨联合分离合并一侧骶髂关节脱位或髂骨骨折。

（六）根据骨盆环变形情况分类

根据骨盆环变形情况，将骨盆骨折分为盆环变形与不变形骨折两大类。

1. 骨盆环不变形骨折

不论盆环几处骨折，而盆环基本保持原形，不影响骨盆的稳定，对移位较大的骨折块，可以手术复位固定，一般不需手术治疗。

(1) 髂骨翼骨折，多因直接暴力发生。

(2) 耻骨或坐骨单支骨折。

(3) 骶骨横断骨折：指 S2 以下的骶骨横断骨折，不影响盆环形态。

(4) 尾骨骨折脱位。

(5) 髂前上、下棘，坐骨结节撕脱骨折或骨骺分离。骨折多由猛烈肌肉收缩引起。

2. 盆环变形骨折

骨盆前、后环联合损伤，由于暴力方向不同，使骨折端发生分离或重叠移位。前、后环联合损伤的最终表现是发生各种组合的半骨盆脱位。

(1) Ⅰ压缩型：骨盆受到侧方挤压暴力，如机动车辆撞击骨盆侧方，或人体被摔倒侧位着地，夜间地震侧卧位被砸伤等。骨盆受到侧方砸击力，先使其前环薄弱处耻骨上下支发生骨折，应力的继续，使髂骨翼向内压（或内翻），在后环骶髂关节或其邻近发生骨折或脱位，侧方的应力使骨盆向对侧挤压并变形。耻骨联合常向对侧移位，髂骨翼向内翻。伤侧骨盆向内压、内翻，使骨盆环发生向对侧扭转变形，骨折断端重叠，塌陷变形。

1) 单侧或双侧耻骨上下支骨折，耻骨联合撕脱伴一侧耻骨上下支骨折；单侧耻骨上下支及另一侧耻骨体骨折，断端重叠，塌陷变形。

2) 单侧或双侧耻骨上下支骨折及耻骨联合撕脱重叠，伴单侧或双侧骶髂关节后韧带撕裂，但未脱位。

3) 压缩型半骨盆脱位：指骨盆前后环联合损伤，前环骨折包括一侧或双侧耻骨上下支骨折或耻骨体骨折、耻骨联合撕脱；后环骨折包括骶髂关节脱位、其附件的髂骨或骶骨骨折等。最后发生前后环骨折的各种组合，断端重叠，塌陷变位，髂骨内旋、内收变形。伤侧半骨盆因腰肌、腹肌的牵拉向上后移位。因各种不同组合，现举例如下：A. 单侧耻骨上下支骨折伴同侧骶髂关节撕脱造成半骨盆脱位，断端重叠。B. 单侧耻骨上下支骨折，伴一侧髂骨骨折，造成半骨盆脱位，断端重叠。C. 一侧耻骨上下支骨折，一侧耻骨体骨折伴一侧骶髂关节撕脱，同时合并骶骨骨折，断端重叠。D. 双侧耻骨上下支骨折，断端重叠伴一侧骶髂关节撕脱，造成半骨盆脱位，髋骨内旋、内收并向上后移位。

(2) Ⅱ分离型：系骨盆受到前后方向的砸击或两髋分开的暴力，例如，摔倒在地俯卧位骶部被砸压；或俯卧床上骶后被建筑物砸压，两髂前部着地，两侧髂骨组成的骨盆环前宽后窄，反冲力使着地重的一侧髂骨翼向外翻，先使前环耻、坐骨支骨折或耻骨联合分离，应力的继续，髂骨更向外翻，使骶髂关节或其邻近关节发生损伤。骨盆环的变形是伤侧髂骨翼向外翻或扭转，使之与对侧半骨盆分开，故称分离型或开书型。表现为各种组合的半骨盆脱位。由于髂骨外翻，使髋关节处于外旋位。

1) 耻骨联合撕脱，耻骨体骨折，单侧或双侧耻骨上下支骨折，断端分离，无后环损伤。

2) 上列四种前环骨折中任何一种伴单侧或双侧骶髂关节前韧带撕裂，但未脱位，呈翻书状，断端分离。

3. 分离型半骨盆脱位

即骨盆前、后环联合损伤。前环损伤包括耻骨联合撕脱，耻骨体骨折，单侧或双侧耻骨上下支骨折；后环损伤包括骶髂关节撕脱，关节附近的髂骨或骶骨骨折。前后环联合损伤造成各种组织的半骨盆脱位，表现为断端分离，髋骨外旋、外翻。举例说明如下：A. 耻骨联合分离，一侧耻骨上下支骨折伴骶髂关节脱位及髂骨骨折所致半骨盆脱位，分离型。B. 耻骨联合分离，双侧耻骨上下支骨折伴一侧骶髂关节脱位所致的半盆脱位，分离型。C. 双侧耻骨上下支骨折，一侧骶髂关节脱位伴小块髂骨骨折所致半骨盆脱位，断裂分离。D. 一侧耻骨体骨折，另一侧耻骨上下支骨折伴一侧骶髂关节附近髂骨骨折所致半骨盆脱位，断裂分离。

(1) Ⅲ垂直型：即中间型。多由高处坠落，单足着地，骨盆遭受垂直剪力损伤，伤侧半骨盆向上后移位。此种表现与分离型及压缩型半骨盆脱位相同，不同之处是髋骨无旋转移位，也无塌陷、重叠等表现。

1) 单侧耻骨上下支骨折，伴同侧骶骨骨折所致的半骨盆脱位，髂骨无旋转移位，称为 Malgaine 垂直型半骨盆脱位。垂直剪切力可导致单侧耻骨上下支骨折伴同侧髂骨骨折。

2) 单侧耻骨上下支骨折，伴对侧髂骨骨折所致的半骨盆脱位，髂骨无旋转移位，称为 Malgaine 垂直交叉型半骨盆脱位。

髋臼骨折属骨盆骨折中的特殊类型，也是最严重的一种，整复困难，直接影响髋关节的活动，关节功能受影响，直至强直。髋臼骨折分类如下：

(1) Tile 将髋臼骨折分为单纯型与复杂型两大类：单纯型有髋臼前柱骨折、后柱骨折、横形骨折。复杂型有髋臼 T 型骨折、髋臼穹顶碎裂、髋臼骨折伴髂骨翼骨折并有旋转移位、髋臼骨折伴骶髂关节分离。

(2) Row 及 Lowell(1961) 将髋臼骨折分为四型：①髋臼无移位的线形骨折；②髋臼后部骨折；③髋臼内壁骨折；④髋臼上部及爆裂骨折。每种又有若干亚型。

(3) Judet 及 Letournel 根据髋臼二柱概念，将髋臼骨折分五类：髋臼前柱为髂骨耻骨柱，髋臼后柱为髂骨坐骨柱。髋臼位于二柱人字交叉点下方，髋臼骨折多侵犯前后柱结构。在此基础上，Letournel(1980) 将髋臼骨折分为两大类 10 种类型：第 1 类：简单骨折，是指髋臼一个柱的部分或全部损伤，包括 A. 髋臼后壁骨折；B. 髋臼后柱骨折；C. 髋臼前壁骨折；D. 髋臼前柱骨折；E. 髋臼横形骨折。第 2 类：复合骨折，指两种以上简单骨折的组合，包括：F. 后柱伴后壁骨折；G. 髋臼横断伴后壁骨折；H. 髋臼 T 形骨折；I. 髋臼前壁或前柱伴髋臼后半横形骨折；J. 髋臼双柱骨折。本分类特点容易判断骨折移位方向、移位程度以及是否累及臼顶，从而估计预后。但该分类只表明髋臼损伤的形态，未能包括骨盆骨折全貌，如伴有各种股骨头脱位、髋臼骨折伴转子间骨折、对侧髋骨骨折等情况。

(4) 为便于临床应用，将髋臼骨折分为盆环不变形的髋臼骨折及盆环变形的髋臼骨折两大类。

1) 盆环不变形的髋臼骨折：指髋臼壁骨折，不影响骨盆的原形，常合并股骨头各种方向的脱位。①髋臼后壁骨折常合并股骨头后脱位，此类常见；②髋臼前壁骨折伴股骨头前脱位，此类少见；③髋臼顶骨折或髋臼顶连髂骨骨折，有时伴股骨头前或后脱位；④髋臼底穿裂性骨折，股骨头部分进入骨盆内，即股骨头中央性脱位，而盆环不变形上方连同髂骨小块纵裂骨折。

2) 盆环变形的髋臼骨折：骨盆所遭受的暴力，主要来自侧方及侧前方。有少数严重病例是高处坠落，所受暴力为垂直剪切暴力，坠地时又有侧方暴力，该类患者伤情严重而又复杂，治疗效果较差，有时严重影响髋关节功能。又分髋臼单柱、双柱及粉碎性骨折三种。本类骨折指髋臼穿破性骨折，盆环连续性受到破坏，复位较困难，现分述如下：

①髋臼穿破性单柱骨折：

后柱连同髋臼后壁骨折：侧方暴力偏向后侧，使后柱连同后壁骨折，同时耻骨弓骨折，后柱骨折外旋、内收，向内突入盆腔，而前柱基本完整。

前柱连同髋臼前壁骨折：此类少见，同时伴有耻骨弓、耻骨体或耻骨上支骨折，前柱骨折块内旋塌陷，有时髋臼。

②髋臼穿破性双柱骨折：损伤暴力通过股骨头穿破髋臼，前后柱发生骨折，双柱骨折块内收塌陷并旋转变位，常合并股骨头中心性脱位，又分下列两种：a. 髋臼穿破，横断性双柱骨折，伴对侧耻骨上下支骨折及股骨头中心性脱位；b. 髋臼穿破，横断性双柱骨折，

件双柱劈裂骨折，同时合并耻骨弓骨折，实际为髋臼T形骨折，仍然合并股骨头中心脱位。髋臼穿破，横断性双柱骨折，双柱劈裂伴同侧耻骨弓骨折，又有对侧耻骨上下支骨折。亦为髋臼T形骨折。此类是上列a、b型的复合体，症状较重。

③髋臼穿破粉碎性骨折：是髋臼穿破性骨折中最严重的一类，包括髋臼T形或X形骨折，或为不规则髋臼粉碎骨折。当今工业飞速发展，高速损伤、高空作业坠落伤、翻车压砸伤等，均可发生髋臼穿破粉碎性骨折。根据作用于骨盆的暴力方向，又分为三种，各具特点，现分述如下：

侧方压砸型：此类常见于煤矿冒顶压砸及翻车压砸事故。其特点是髋臼穿破、粉碎骨折，髋臼附近诸骨亦无一幸免。有时髋臼呈X形、十字形碎裂。本类型表现髋臼横断、双柱劈裂、臼顶连同髂骨纵裂骨折、耻骨双侧上下支骨折及股骨头中心脱位。

坐姿前后挤压型：此类常见于汽车相撞或汽车与火车相撞，司机坐姿时被前后猛烈挤压，暴力经膝部通过股骨头穿破骨盆。其特点为髋臼穿破及其后壁骨折造成股骨头后脱位。本类表现髋臼横断或劈裂，髋臼后壁粉碎性骨折，同侧耻骨弓骨折、耻骨联合撕脱或对侧耻骨上下支骨折。

垂直坠落型：此类常见于高空作业时坠落，单肢着地，垂直剪切暴力通过单肢股骨头穿破髋臼。其特点为同侧股骨颈或转子间骨折同时发生。表现为髋臼穿破横断；双柱劈裂并有同侧耻骨弓骨折；臼顶连同髂骨纵裂骨折；同时发生股骨转子间粉碎骨折或股骨颈骨折，有时合并骶髂关节撕脱；可有股骨头中心性脱位。

骨折分类的目的在于指导临床治疗、评价伤情特征、了解损伤机理、判断病程转归及推测预后结局等。然而，目前各种分型方法都难以同时满足上述要求。每种分型方法都是对骨折脱位特征的人为界定，应用时可本着适用性互补的原则，分别归类、综合评估，这样才能更准确地判断损伤病理。

四、临床表现和诊断

不论何种类型的骨盆骨折，症状可分为两个方面，一为骨盆骨折本身症状，二为合并伤的症状，包括腹腔脏器伤、出血和周围软组织伤等。由于骨盆和周围脏器、血管、神经等关系密切，故骨盆骨折容易发生各种脏器损伤、大血管破裂及神经损伤。骨盆骨折常有不同程度的内出血，有时短时间内出血量相当大。当抢救搬运时，骨折断端的移动，更增加了出血量，伤员常有不同程度的休克。由于骨盆骨折的致伤暴力多较强大，伤员常为多发伤、多处伤或复合伤。有时骨盆骨折是开放性的，内外出血交织，使症状更为严重，所以要求对伤员应仔细检查全身情况，全面掌握，迅速采取措施。

骨盆前环骨折包括单侧或双侧耻骨上下支骨折、耻骨体骨折及耻骨联合分离。后环骨折包括骶髂关节脱位、骶髂关节附近的髂骨或骶骨骨折。前环骨折，可单独发生，而后环骨折则很少单独发生。前后环联合损伤，不论何种组合，其表现为半骨盆脱位。骨盆骨折的症状不外乎下列几项：

（一）疼痛

与所有骨折一样，骨折部位的疼痛，如腹股沟、会阴、髂骨翼部、骶髂关节后侧、耻骨联合、耻骨弓及下腹等部位。有时疼痛很严重。伤侧肢体不敢伸屈活动，很多伤员因剧烈疼痛，不敢翻身或挪动，甚至在短期内发生臀部或骶部压疮。发生疼痛的原因，除骨折部位疼痛外，骨盆骨折伤员几乎都有后腹膜血肿，血肿容量在1000～4000mL不等。由于血肿的刺激，使腰大肌痉挛肿胀。压迫从腰大肌侧面穿出的髂腹下神经可引起下腹部胀痛、隐痛或牵涉痛；压迫从腰大肌侧方穿出的髂腹股沟神经和从腰大肌前面穿出的生殖股神经，可引起会阴、腹股沟部坠胀疼痛甚至睾丸疼痛；压迫股外侧皮神经可发生大腿外侧麻刺痛。这些细小的神经，抗压能力弱，在肌肉内走行较长，容易受到挤压，可发生神经支配区的放射性疼痛，严重者可达难以忍受的程度。

由于骨盆骨折时大切迹及骶髂关节部的移位，坐骨神经受到卡压，可发生下肢远端刺激性疼痛；前环骨折挤压闭孔神经及股神经，可发生腿前内侧疼痛。严重者除麻木及相应节段的肌肉瘫痪外，疼痛反而消失。

（二）腹膜后血肿及瘀斑

大量出血多发生于不稳定骨盆骨折，出血来源于骨折端、骨盆后壁的骶前静脉丛及耻骨后静脉丛等的损伤，盆壁软组织损伤。由于骨盆血循环丰富，侧支血管多，因而出血量大，血由疏松的结缔组织迅速充填腹膜后间隙，并向侧腹壁渗透，严重的可渗透到肾周，出血量常为1000～4000mL，表现为下腹部饱满，腹股沟及会阴部肿胀，可出现腹胀、腹痛、腰背痛及腹膜刺激症状，髂骨部、阴囊、阴唇可出现瘀痕。常误认为髂腰部软组织挫伤引起。

腹膜后血肿的特点：腹痛范围仅限于下腹部血肿的部位，压痛、反跳痛及腹肌紧张均较轻，没有移动性浊音。如果腹内脏器破裂、穿孔，由于血、胃肠液体刺激，则腹痛范围广，压痛、反跳痛及腹肌紧张均较明显。最有效检查为腹腔穿刺。因下腹壁有血肿渗透，为避免假阳性出现，应在脐上偏外穿刺。在早期腹内液体较少时，先令伤者侧卧45°约5分钟，然后再做腹腔穿刺，这样阳性率高。腹膜后血肿的患者排除了腹内脏器损伤，危险性并未排除。

（三）骨盆畸形

有时不一定能察觉。半骨盆脱位时，两侧不对称。前环损伤如耻骨联合分离，断端突出皮下；耻骨上、下支骨折，骨折断端有时在腹股沟部隆起；后环损伤如髂骨骨折移位、骶髂关节脱位向上移位后突，均可发现。

（四）体征

对骨盆骨折患者尽量采用简单的方法检查，避免过多地翻动。可以参考脐至髂前上棘距离（简称脐棘距），正常时应两侧等长。如骨盆前后环联合损伤，不论是压缩型、分离型或垂直型半骨盆脱位，脐棘距均不等长。其次检查髂后上棘的高度，患者平卧时，用手伸入臀后触摸髂后上棘或髂嵴不在同一水平上。髋臼横断骨折、双柱骨折、臼顶连髂骨内收、内旋或外旋，则脐棘距也不等。髋臼后壁骨折伴股骨头后脱位，下肢内收、内旋屈膝位，大转子上移；髋臼前壁骨折伴股骨头前脱位，下肢外旋，轻度外展屈膝位，大转子旋后上移。耻骨联合分离时，可触到耻骨联合处的间隙加大及压痛。在骶髂关节及其邻近的纵行损伤，多伴有前环损伤，骨盆失去稳定，除疼痛外，翻身困难甚至不能；后环损伤侧的下肢在床上移动困难。在分离型损伤中，由于髂骨翼外翻，使髋臼处于外旋位亦即该下肢呈外旋畸形。

另外，常用的检查方法有骨盆挤压及分离试验，耻骨联合挤压及耻骨弓触痛等检查，对骨盆骨折不明确或可疑的患者，可以检查。但已明确的骨盆骨折，不必再做骨盆挤压、分离试验等检查，以免增加患者的痛苦，或由于不必要的检查，增加骨折端的出血。

（五）合并损伤及并发症

1. 骨盆骨折出血、休克

骨盆骨折为骨松质骨折，本身出血较多，骨盆骨折错位，常损伤靠近盆壁的血管，加以盆壁静脉丛多且无静脉瓣阻挡回流，以及中小动脉损伤。Matta 报道 20 例骨盆骨折出血，血管造影证实 36 个出血部位中，33 个为髂内动脉分支，尚有腰动脉、旋髂深动脉或臀上动脉出血，严重的骨盆骨折常有大量出血，积聚于后腹膜后。耻骨联合分离可使骨盆容积增大，耻骨联合分离 3cm，骨盆容积可增加 4000mL。患者可表现为轻度或重度休克。因此，对骨盆骨折病例，首先要检查血压、脉搏、意识、血红蛋白、血细胞比容等，以便对有休克者及时救治。

2. 直肠肛管损伤及女性生殖道损伤

坐骨骨折可损伤直肠或肛管，女性生殖道在膀胱与直肠之间，损伤其生殖道常伴有该道前或后方组织的损伤。伤后早期并无症状，如直肠损伤撕破腹膜，可引起腹内感染，否则仅引起盆壁感染。阴部检查及肛门指诊有血是本合并伤的重要体征。早期检查出这些合并伤，是及时清创、修补裂孔、预防感染的关键。延误发现及处理，则感染后果严重。因此对骨盆骨折病例，必须检查肛门及会阴。

3. 尿道及膀胱损伤

尿道及膀胱损伤是骨盆骨折常见的合并伤。尿道损伤后排尿困难，尿道口可有血流出。膀胱在充盈状态下破裂，尿液可流入腹腔，呈现腹膜刺激症状，膀胱在空虚状态下破裂，尿液可渗出到会阴部，因此应检查会阴及尿道有无血液流出。

4. 神经损伤

骨盆骨折由于骨折部位的不同，神经损伤的部位也不同。骶骨管骨折脱位可损伤支配括约肌及会阴部的马尾神经。骶骨孔部骨折，可损伤坐骨神经根。骶侧翼骨折可损伤腰神经。坐骨大切迹部或坐骨骨折，有时可伤及坐骨神经。耻骨支骨折偶可损伤闭孔神经或股神经。髂前上棘撕脱骨折可伤及股外皮神经。了解上述各神经所支配的皮肤感觉区与支配的肌肉，进行相应的感觉及运动检查，可以做出诊断。

5. 大血管损伤

偶尔骨盆骨折可损伤髂外动脉或股动脉。损伤局部血肿及远端足背动脉搏动减弱或消失，是重要体征。因此，对骨盆骨折病例应检查股动脉与足背动脉，以及时发现有无大血管损伤。

6. 腹部脏器损伤的表现

骨盆遭受损伤发生骨折时，亦可伤及腹部脏器，除上述骨盆骨折的并发伤之外，可有实质性脏器或空腔脏器损伤，实质性脏器损伤表现为腹内出血，可有移动性浊音体征，空腔脏器破裂，主要是腹膜刺激症状及肠鸣音消失或肝浊音界消失。腹腔穿刺检查有助于诊断。

(六) X 线检查及 CT 扫描

一般拍摄正位全骨盆平片，即可了解骨盆骨折的大体情况，等病情稳定，合并伤处理完毕后，再进一步了解骨盆变形情况，需再拍骨盆入口片 (俯卧位，球管向头侧倾斜 45° 拍片) 及骨盆出口片 (球管向尾侧倾斜 60° 拍片)。上述两张片可以了解骨盆前后位时半骨盆脱位的耻骨联合撕脱情况，耻骨上下支骨折端重叠或分离，骶髂关节脱位时髂骨旋转变位。压缩型可见髂骨内旋内收上移，耻骨上、下支骨折端重叠；分离型为伤侧髋骨外旋、外翻上移，耻骨上、下支骨折端或耻骨联合分离；垂直型即中间型，伤侧髋骨除向后上方移位外，无旋转变位。

CT 平扫及三维重建：对有或疑有后环损伤者及合并髋臼骨折者应做 CT 检查。CT 检查可发现 X 线片难以分辨的骨折线和碎骨片，以及发现骶骨裂缝骨折和椎板骨折、骶髂关节的粉碎性骨折、髋臼顶弓部骨折、坐骨棘和坐骨结节撕脱骨折。CT 检查可在多层次扫描，发现骨盆变位的情况，同时术后 CT 检查，可观察骨盆复位及修复情况。

螺旋 CT 二维多平面重建 (MPR)、三维重建 (3D) 技术是近年来逐渐发展起来的诊断技术，螺旋 CT 及 MPR 技术能精确显示骨盆解剖结构，同时准确反映骨折部位、移位及脱节情况。MPR 图像特点是从冠状、矢状或任意斜面逐层观察骨盆，分辨率极高。3DCT 重建图像只能观察骨质表面，无法深入骨折内部细节损伤，但其在显示骨盆环骨折空间移位方式和旋转畸形方面具有独特优势。

(七) 造影检查

对大血管或中等血管损伤，可行动脉插管造影检查，多可从股动脉插管，通过动脉造影可检出出血的血管及部位，对中等血管出血也可做栓塞止血治疗。

综上所述，诊断骨盆骨折是不困难的，问题是确定骨盆骨折的类型和合并伤，然后做出相应的治疗计划。

五、骨盆骨折的治疗

多数骨盆骨折不需特殊处理，便可治愈。骨盆骨折同时伴有腹腔脏器损伤，如肝、脾、肠管损伤；盆内脏器损伤如膀胱、尿道、阴道、直肠等损伤则需立即处理，各有专章叙述。另有合并伤的其他各种骨折亦需处理。对骨盆环变形骨折，如前后盆环联合损伤的各种组合的半骨盆脱位；髋臼处骨盆变形骨折，伴股骨头前、后或中心性脱位和各种神经损伤应早期及时处理。由于致命的多处伤、多发伤和复合伤的处理，而贻误骨盆骨折的整复固定，造成畸形愈合；损伤的神经未能及时探查处理以及髋臼未能整复固定畸形愈合，故骨盆骨折的治疗问题变得十分复杂。为了减少伤残率，应注意早期处理。根据文献报道，骨盆骨折如无复合损伤，一般应在 3 ～ 5 天内手术。此时骨盆内损伤的创面出血已停止，手术整复容易成功，手法复位多较困难。但对有合并伤的患者，待致命伤处理完毕，病情稳定，宜在 7 ～ 10 天内手术。过迟则骨痂形成及软组织嵌入骨折端，使手术整复困难，效果不满意。

（一）创伤失血性休克处理

骨盆骨折的严重性在于合并大出血，是需要紧急处理的重要问题。出血来源不外五个方面：①骨盆骨折本身的出血；②盆腔骶前静脉丛损伤出血量大；③盆壁肌肉及软组织损伤出血；④大血管损伤出血，虽较少见，亦为其中一个因素；⑤腹内脏器损伤及出血。综合上列原因，出血来势凶猛，迅速出现创伤失血性休克。因此而死亡者占骨盆骨折死亡人数的半数以上。1979 年 Flint 报道骨盆骨折可引起大量出血的情况，有下列几种：①骨盆两处以上骨折；②不稳定骨盆骨折；③挤压型骨盆骨折；④骨盆前后环联合损伤，即半骨盆脱位。

综合处理，首先是快速补充血容量，同时寻找出血原因加以制止。

1. 止血术

如腹内脏器损伤出血，需立即剖腹探查，行各种止血术，一般能解决问题。如腹腔未见异常，而为腹膜后巨大血肿，一般处理无法制止，必要时结扎髂内动脉。

2. 抗休克裤的使用

在紧急情况下，可使用特定的充气橡皮裤，将下腹及下肢区域性血液压入血循环，同时起固定骨盆，压迫止血的作用，但只能用 2 ～ 3 小时，超过 4 小时受压组织缺氧，可导致酸中毒等一系列问题，反而加重休克。一般在抢救转运时应用为好。

3. 髂内动脉结扎术

早年国内报道不少，有成功的经验。一般在腹膜后血肿时做结扎术，解剖常模糊不清，出血多，只能在骶骨岬平面两侧找到髂总动脉，其内侧为髂内动脉总分支处，加以结扎，可以减少出血或制止出血。但亦有报道指出结扎髂内动脉后仍然不能达到止血的目的。至今多数学者认为骨盆血循环丰富，有十对侧支循环，结扎髂内动脉有时无济于事而逐渐放弃。对少数大血管损伤，亦应做及时的修补术。

4. 选择性动脉栓塞术及骨盆填塞

现代的检查手段在进步，为查出血管破裂出血的地方，先以股动脉插管，行髂内动脉造影。在电视 X 线摄像机跟踪下，发现出血的血管，从插管内注入颗粒状明胶海绵，使出血的血管栓塞，从而达到控制和减少出血的目的。

通过动脉造影诊断动脉性出血并进行栓塞，目前仍存在争议。由于往往需要搬动，对多发伤患者风险较大，且从入院到完成栓塞的平均时间较长，限制了临床应用。骨盆骨折血流动力学不稳定的病例中仅不到 20% 为动脉性出血，而 80% 以上的为静脉丛和松质骨折端出血，这部分不能靠动脉栓塞控制出血。目前动脉栓塞并非第一线检查治疗措施，多为骨盆填塞无效后的补救措施。

骨盆填塞是由 Tscheme 首次应用于骨盆骨折大出血的治疗。骨盆环撕裂引起盆环限制韧带、盆底和髂耻筋膜的严重损伤，丧失自填塞效应，通过骨盆填塞结合支架外固定恢复包裹盆腔，恢复自填塞效应从而控制出血。骨盆填塞简单易行，手术时间短，术中无须寻找出血点，既可以控制静脉丛出血，又可以控制中小动脉性出血，填塞纱布放置在腹膜后对腹部血运及肺功能的干扰也较小，能有效挽救患者的生命，特别适用于伴脏器损伤需要剖腹探查的大出血患者。血液乳酸水平是判断血流动力的敏感指标，当填塞后乳酸水平明显下降时，可作为结束止血治疗的有力参考，填塞纱布一般在术后 1 ～ 3 天取出。

（二）骨盆环不变形骨折的处理

前已述及，本类骨折如髂骨翼骨折、耻骨或坐骨单支骨折，一般无移位或移位较少的骨折，无须特殊处理，卧床及腹带包扎固定，3 ～ 4 周即可初步连接，并可起床活动。对髂骨移位较大，有碍外形者亦可手术整复，松质骨螺钉、克氏针及钢丝固定。髂前上、下棘及坐骨结节撕脱或骨骺分离，多见于赛跑、踢球的运动员，由于肌肉的猛烈收缩发生撕脱部位疼痛，患肢自动处于屈膝、屈髋或伸膝状态，保持肌肉松弛，减少疼痛。如撕脱骨块移位不大，卧床限制活动 3 ～ 4 周即可，不必手术。如撕脱骨块分离移位较大，可切开复位螺钉固定，避免由于肌肉的牵拉，骨块经久不愈，造成局部肿胀、慢性疼痛，最终影响功能。骶尾骨横断骨折，亦为常见，多在骶 4 ～ 5 部位或以下部位发生，以骶尾部交界处多见。骨折常有移位，咳嗽、用力或坐时均感尾骨震动痛。肛门指检便可触及尾骨有异常活动。一般很少有神经损伤，休息静卧即可。如经数月不愈，疼痛明显，有碍工作及日常生活，可作尾骨切除。

（三）骨盆环变形骨折的处理

1. 骨盆前环骨折

不论侧方挤压或前后挤压暴力，均首先发生前环骨折，包括耻骨联合撕脱、耻骨体骨折、单侧或双侧耻骨上、下支骨折。此四种形式的骨折，不论是压缩型或分离型，要求基本恢复盆环原形。处理方法如下：

(1) 非手术治疗：前环分离型骨折先采用简单的腹带包扎固定法或侧卧法。10 天左右拍片复查，如耻骨联合断端已经复位，耻骨上下支骨折端已合拢，则继续包扎，3 周便可连接。一般能取得满意效果，但必须早期处理。另一方法为骨盆布兜悬吊法。患者不易坚持，大小便及翻身不方便。悬吊过长时间，患者感臀部挤压痛及腰痛腿麻。因此，改为间歇悬吊及侧卧法，也能取得良好效果。压缩型前环骨折，不宜采用包扎法或悬吊法治疗。

(2) 骨盆固定架疗法：1973 年 Carabarlona 首先报道对骨盆骨折采用外固定架治疗取得疗效。方法是在每侧髂嵴前 1/3 部，各插 3 根斯氏钉，安装管状矩形框架，可将髂骨翼撑开或拉合，对骨盆前环骨折，分离型或压缩型骨折均可随时调整，达到对合良好。80 年代胡清潭、孙锡孚报道严重骨盆骨折用矩形外固定架固定骨盆，取得较好的效果。但认为超过 48 小时不易复位。1983 年 Toyonto 太空医学研究所报道骨盆骨折的生物力学研究，认为骨盆前侧外固定架不能稳定骨盆后环骨折，只对骨盆前环骨折固定有效。1989 年孙锡孚报道骨盆外固定架生物力学试验，证实对骨盆前环骨折固定有效，而对骨盆后环骨折固定无效。

(3) 手术内固定：一般对骨盆前环骨折的整复，不太重视。当今对耻骨联合撕脱、耻骨弓骨折移位或耻骨上、下支骨折移位，不论压缩型或分离型，对男性患者影响阴茎勃起，进而影响性生活。骨盆骨折伴后尿道损伤，无论后尿道会师术或吻合术均需一个稳定的前环，有助于手术的成功。耻骨的碎骨片可以刺伤膀胱、阴道等，故必须整复。由于耻骨联合断端中间软组织嵌入，包扎或悬吊无效，或为耻骨体粉碎骨折，均需手术整复内固定。一般均能达到满意效果。

整复方法：一般采用硬膜外麻醉，耻骨联合上缘 1.0cm 横行切口 8 ～ 9cm。切开皮下组织，注意勿伤及精索，将精索分离，用橡皮片悬吊，其下方软组织可以切断。此时耻骨上支便能显露较好。然后切断腹直肌在耻骨上的附着点，分离耻骨联合二断端，或耻骨上、下支断端，整复后钻孔用钢丝内固定。如耻骨粉碎性骨折，钢丝无法固定，可用钢板和带螺帽的螺栓固定，拉力可增强。

2. 骨盆前、后环联合损伤所致半骨盆脱位

单独的骨盆后环骨折几乎不可能发生。造成骨盆骨折的三种暴力，是前后挤压暴力，侧方挤压暴力及垂直剪切暴力。无论何种暴力作用，首先发生前环骨折，其种类包括耻骨联合撕脱，单侧或双侧耻骨上、下肢骨折及耻骨体骨折。继而发生后环骨折，其种类包括骶髂关节撕脱、骶髂关节附近的骶骨或髂骨骨折。前、后环骨折的任何一种组合均导致半骨盆脱位。不论是压缩型、分离型、垂直型的半骨盆脱位均需及早处理。对不稳定性骨折强调早期复位。

其主要治疗措施有：

手术治疗：由于非手术治疗卧床时间长，复位不尽满意，近些年来主张用切开复位内固定治疗不稳定骨盆骨折。

(1) 手术适应证：骶髂关节脱位＞ 1cm，髂骨、骶骨骨折移位明显、耻骨联合分离

> 3cm，均应手术复位。Tile 提出的手术内固定指征：垂直不稳定骨折；合并髋臼骨折；外固定后残存移位；韧带损伤导致骨盆不稳，如骶髂后韧带损伤；闭合复位失败；无会阴污染的开放性后部损伤。手术时机选在全身情况稳定之后，即伤后 2 ～ 7 天时间。

(2) 内固定选择的生物力学：骨盆后环是承载或负重的必经之路，有关各种内固定模式的生物力学研究亦多集中于此。临床上，最大限度地恢复后环结构的连续性和稳定性始终是治疗的主要目标。目前的处理方法主要包括：A. 利用骶骨棒从一侧髂后上棘经骶骨后面贯穿至对侧固定；B. 使用两块两孔加压钢板、一块四孔方形钢板或骶髂关节解剖钢板将骶髂关节经前路固定；C. 用松质骨拉力螺钉将髂骨经骶髂关节固定于 S1、2 椎体。Shaw 等用几种不同的内、外固定方法来稳定骶髂关节，结果发现其固定强度主要取决于骶髂关节的解剖形态和骨折的复位质量，采用同种固定方式处理不同个体的同类损伤时，其稳定程度各异，骶髂关节面粗糙不平和复位准确是取得满意疗效的主要因素。Simpson 等认为，后环的稳定程度除取决于骶髂关节的自身形状及其复位质量外，还与内固定器械的合理选择有关，用骶髂关节前路钢板或后路三枚松质骨螺钉的固定效果明显优于骑缝钉的力学强度。Tile 等认为，骶髂螺钉的走行方向将直接影响其力学行为。

Simonian 等在对前环骨折的研究中发现，髓内拉力螺钉与重建钢板对耻骨支的稳定作用近似。

关于骨盆前、后环联合损伤的手术治疗，在固定后环的同时是否需要处理前环，目前尚存有争议。Comstock 等在耻骨联合与骶髂关节分离的骨盆标本上，对骶髂关节分别采取骶骨棒、前路钢板和骶髂螺钉固定，结果发现其稳定作用接近正常骨盆结构的 70% ～ 85%。当骶骨棒与骶髂螺钉合用时，其固定强度提高至 90%。这说明单独固定骨盆后环即可达到治疗目的。然而，目前多数学者并不赞成上述观点。Tile 认为，在稳定后环骨折的基础上应同步施行对前环损伤的内、外固定，这样才能达到治疗要求。Leighton 等指出，对于垂直剪力型损伤，植入三枚骶髂螺钉与使用后环前路钢板的稳定效果大致相同，只有借助于耻骨联合钢板固定，才能明显增加骨盆的稳定性。Stock 等证实，在使用骶骨棒稳定后环的同时若辅以重建钢板固定耻骨联合，其力学强度则相当于完整骨盆结构的 65% ～ 71%；当骶骨棒与前方 Hoffmann 支架组合时，其稳定性将下降至 46%。对于双侧不稳定型骨盆损伤，Tile 和 Mears 等认为，只有采用骶髂螺钉或预弯钢板经骶骨固定才是唯一有效的治疗方法。

有关外固定支架的生物力学研究表明：对于垂直不稳定型骨折，普通前方支架的固定强度仅为正常骨盆结构的 5% ～ 10%，即使采用最先进的改良型支架，其制动作用也不超过 25%。在使用支架的同时，需要同时对后环骨折进行内固定治疗。

总之，就临床生物力学而言：A. 对于垂直不稳定型骨盆损伤，单纯使用支架外固定难以达到治疗目的。创伤急救时，外固定支架作为临时固定措施，可以减小盆腔容量、缓解出血、防止继发性损伤。B. 前后环联合手术内固定的优越性最大。C. 对于不稳定型骨盆骨折，可任选一种后环内固定器械并联用前环钢板固定或辅以支架治疗。D. 单侧骶髂关节脱位(骨折脱位),可选用骶髂螺钉、骶骨棒或前路钢板固定,其中骶髂螺钉的固定强度最大。E. 单纯骶骨骨折,根据骨折部位,可选用骶髂螺钉或骶骨棒固定。F. 对于双侧不稳定型骨盆损伤,单纯支架外固定无效,应选用骶髂螺钉联合骶骨棒治疗。

(3) 手术固定:早期手术是取得良好复位的关键。手术方法如下:

切开复位内固定。

麻醉和体位:硬膜外神经阻滞麻醉下,患者侧卧 90° 体位,半骨盆脱位侧向上。消毒范围应大些,上面至剑突及第 12 肋平面,腹背两侧消毒均超过中线。伤肢需消毒包扎,便于手术时牵引用。应特别注意会阴部消毒,导尿管应在手术野消毒完铺巾后插入,先插导尿管后消毒手术野,否则导尿管容易污染手术野。

手术步骤:手术分两个部分。

第一部分:显露骨盆前、后环骨折端,先将手术台向背侧倾斜,便于耻骨显露。在耻骨联合上横行切 8 ~ 9cm 的切口,切开皮下组织时,注意耻骨结节内侧有精索通过,将精索游离,用皮片牵开。在耻骨联合处切断腹直肌附着点,分离耻骨联合二断端,注意勿伤及下面的尿道。如需显露耻骨上下支,可提起精索,切断其下方腹肌附着点。在骨膜下剥离,由耻骨内侧部分向外侧分离,勿伤及上方髂外动、静脉血管神经束。显露耻骨上下支骨折端,必要时在耻骨结节处切断腹股沟韧带,这样耻骨上支便可显露很深。有时耻骨弓骨折移位明显,在耻骨上切口显露不充分,此时可将大腿屈曲外展位,于会阴外缘皮下即可触及耻骨弓,切开皮肤很容易显露其断端。注意勿伤及阴茎海绵体。至此骨盆前环骨折端显露完毕,并清理断端骨痂及结缔组织后,暂不作整复固定。然后将手术台向腹侧倾斜,便于背侧手术。后侧切口是沿髂嵴后 1/3 切开,弯向骶髂关节并止于其下方,弧形切口长约 16 ~ 18cm,切口下沿髂嵴外缘下 2.0cm 切开臀肌筋膜及切断臀大肌附着点,从髂骨骨膜下剥离,便可直达髂骨骨折裂开处。如骨膜下分离向后侧便可达骶髂关节脱位处,再向内侧分离至骶髂关节内侧可见骶骨骨折处。清理断端血块、骨痂及结缔组织,整复前准备工作已完成。

第二部分:整复及内固定,前后环骨折断端均已显露,牵引下肢,同时撬拨前后环骨折断端使之复位,比单独撬拨一处骨折断端复位容易得多。整复完毕后即行内固定。有下列数种方法,可供参考:

A. 钢板螺钉固定:对骶髂关节与耻骨联合均有损伤分离较大者,则先将耻骨联合复位钢板内固定,再做骶髂关节复位内固定。根据生物力学测试及临床观察,骨盆前环与后环破裂,需分别固定前环与后环,仅固定骶髂关节,不能使耻骨联合稳定,同样仅固定耻骨联合也不能使骶髂关节稳定。沿耻骨联合上缘切口,将精索向外牵开,切腹直肌止点下骨膜,即显出耻骨联合,将耻骨联合分离复位至间隙≤ 5mm,取 4 孔钢板固定。复位方法可用大钳夹住耻骨联合两侧闭孔缘复位后固定,或床边骨盆挡挤住骨盆复位。术后 4 ~ 7 天可以下地,允许患肢负重 15kg,8 周后完全负重。

B. 钢丝固定:是比较简单有效的方法,适用于前后环骨折端较为完整的患者,首先在骨折断端相对应的部位钻孔，用直径1mm粗的钢丝，穿入孔内，在前后环骨折端撬拨整复的同时扭紧钢丝，手术即告完成。

C. 钢丝及螺丝固定：耻骨联合分离或双侧耻骨上、下支骨折均可使用钢丝固定，一般只固定耻骨上支，而耻骨下支自然复位，如位置稍差亦无关紧要。骶髂关节脱位可用钢丝固定，亦可使用螺钉，或二者兼用。加用螺钉可增加固定力量，避免旋转变位。

D. 松质骨螺钉固定：克氏针固定只具有贯通串联的能力，不具备压缩力，而松质骨螺钉则同时有贯串及压缩力。在骨盆不同部位均可使用。

a. 骶髂关节脱位：骶髂关节松质骨螺钉固定：患者俯卧，沿髂翼后骶髂关节弧形切口，显露骶髂关节至坐骨大切迹，在患侧肢体牵引下，以骨膜起子撬拨髂骨则可使脱位复位，如关节内有撕裂韧带阻挡可切除之。以示指自坐骨大切迹上缘插入骶髂关节前，触摸该关节是否平整完全复位，对完全复位者，行松质骨螺钉固定，选6.5mm或4.5mm直径长100mm松质骨螺钉，自髂骨后面拧入。其定位标志是，在坐骨大切迹顶至髂翼顶缘分为3个等份，上1/3与中1/3交处为第1螺钉入点，横向直至骶椎体中，中1/3与下1/3交处为第2螺钉进入点，入骶2椎体中，需在C臂X线机监视下拧入骶骨体中。另一瞄准方法是于骶及骶2后孔处各插入1小拉钩板，使螺钉进入方向在骶后孔之间。骶髂关节脱位可用骶骨棒固定。

b. 耻骨上支骨折移位：不论耻骨上支在中段骨折或近髋臼端骨折，穿钢丝不方便，可在耻骨结节外下方钻孔，紧贴耻骨内面，钻入松质骨螺钉，钉长可视需要选用直径4mm，长6～8cm的螺钉，只要紧贴耻骨上支内面，是不会插入髋臼的。

c. 耻骨联合分离：如耻骨体完整，亦可横穿松质骨螺钉。

d. 耻骨下支骨折：亦称耻骨弓骨折，在耻骨上支复位后耻骨下支骨折移位常能自然复位，一般情况下不必固定。如有必要时可在耻骨体前下方钻孔，平行耻骨弓内缘，钻入松质骨螺钉或克氏针，固定比较牢固。

e. 髂骨纵裂骨折：可在髂前上、下棘之间钻入松质骨螺钉，有时钻入平行的第二枚螺钉，可避免旋转变位及复位不满意的可能。

术后处理以上骨盆骨折采用钢丝、螺钉或松质骨螺钉固定后，为防止臀、股部肌肉收缩引起变位，仍需皮牵引或骨牵引2～3周，但牵引重量不要太大，3～4kg即可，床脚抬高15cm作为反牵引的措施亦很必要。

(4) 闭合复位内固定：本手术适应骨盆前、后环联合损伤中骶髂关节脱位的病例，对经骶骨或经髂骨骨折所致的半骨盆脱位，则不宜用本法。同时对牵引不能复位的患者亦不适用。患者先牵引1～2周后，俯卧于特制的牵引手术台上，先拍骨盆后前位片及反骨盆入口片各一张，证实半骨盆脱位已复位，在电视X线机的引导下，先在髂前、后上棘连线的中后1/3段的交点上，作为第一根经皮导针进针点，进针方向是先平行骶骨岬，然后导针向后斜30°，并向尾侧倾斜8°进针。不计软组织厚度，深约4～5cm。第二根导针在第一进针点下方约1.5cm，方向同上，使两根针尖正好在第一骶孔的上下。两导针均进入骶骨耳状面。电视X线透视证实进针正确后，用中空的长4～5cm的加压螺纹钉，套在导针上钻入。然后拍骨盆正侧位片，证实固定良好后结束手术。对该类半骨盆脱位的患者，前环骨折不加固定。术后2周再拍片，复位良好的即可在床上不负重练习活动，3～4周起床，3～4个月后骶髂关节才能愈合。该手术优点是切口很小，损伤小，基本上没有出血，但需专用设备。

六、骨盆环骨折合并损伤和处理

(一)尿道损伤

骨盆环骨折所致尿道损伤并非少见。

1. 解剖要点及损伤原因

尿道损伤是骨盆骨折常见的合并伤，男性尿道为排尿及排精的管道，从膀胱的尿道内口至阴茎尿道外口长约16～22cm。尿道前列腺部长约3cm，尿道膜部约长1.2cm，尿道海绵体部包括球部约长15cm。膜部及前列腺部为后尿道，是常损伤部位。尿道膜部以下的尿道海绵体部为前尿道，损伤机会较少。盆筋膜是腹内筋膜的延续，可分盆筋膜壁层、盆膈筋膜及盆筋膜脏层三部分。盆底即为盆膈，封闭了骨盆下口，盆膈前部有裂孔，由尿生殖膈封闭加固。

(1) 膜壁层又称盆壁筋膜，覆盖了盆腔前后及两侧壁，同时亦覆盖于闭孔内肌、尾骨肌及梨状肌的表面。从耻骨联合后面至坐骨棘之间，筋膜增厚形成肛提肌腱弓，或称盆筋膜腱弓。后面在骶骨前形成骶前筋膜，其与骶骨间夹有骶前静脉丛，骶前筋膜上方附着在第3～4骶椎体上，下方沿耻骨尾骨肌表面，向下附着在直肠肛管交接处。

(2) 盆膈筋膜在盆膈上面，称盆膈上筋膜，侧方附着在肛提肌腱弓上，前方附着在耻骨联合后面，向后下内方反折到盆内脏器，形成盆筋膜脏层。

(3) 盆筋膜脏层又称盆内筋膜，位于腹腔和盆膈之间的结缔组织，疏松地包绕着盆腔各脏器及血管神经，实际上盆筋膜脏层为盆膈上筋膜折转到脏器的直接连续，形成这些脏器的外鞘或囊，如包裹前列腺的筋膜形成前列腺囊，有的部分增厚形成韧带：①耻骨前列腺韧带位于前列腺两侧，连于耻骨联合内面下方；②膀胱外侧真韧带亦紧紧连于耻骨联合后下方；③直肠膀胱膈又称前列腺腹膜筋膜，上起直肠膀胱凹的腹膜，下面伸向前列腺及盆底，左右与盆侧壁相连。后面围直肠与骶前筋膜相连。直肠膀胱膈较为坚固，在腹膜覆盖面以下，膀胱前壁穿孔或尿生殖器以上尿道前壁撕裂后所渗出的尿液，被直肠膀胱膈限制，不能扩散到直肠周围间隙，只能在膀胱前间隙。该间隙即耻骨后间隙，又称Retzius间隙。以上盆筋膜结构，使骨盆环更具聚合力，同时构成坚强的盆底，支持固定着盆内脏器。

从坐骨结节作一横线，将会阴分成前方的尿生殖三角区及后方的肛门三角区。尿生殖三角区深部由尿生殖膈横连于耻骨弓之间，呈三角形，坚韧牢固，由肌纤维及筋膜形成。阴茎海绵体两脚附着在两侧耻骨下支和部分坐骨下支的上部前缘，尿道海绵体球部则在阴茎海绵体两脚之间的尿生殖膈中心。尿道球部与膜部连接处是个薄弱点，会阴部骑跨伤，此处易发生断裂。尿道海绵体部属前尿道，损伤机会极少。尿道膜通过尿生殖膈中心部，由后上方斜向前下方穿过。膜部尿道周围有括约肌纤维环绕，称为尿道外括约肌，可受意识控制。向后紧接着尿道前列腺部，被前列腺盆筋膜形成的囊包绕。后面与直肠膀胱膈相连，两侧有耻骨前列腺韧带及膀胱外侧真韧带与耻骨后方相连。尿道膜部与前列腺尖部尿道连接处是个薄弱点。当骨盆侧方受到挤压时，骨盆前后径增大，耻骨向前上移位，而前列腺被盆筋膜形成的韧带所固定，使尿生殖膈中的膜部尿道与前列腺尖部连接点发生剪切损伤而断裂。骨盆前后受到挤压时，发生骨盆前环分离型骨折时，尿道损伤罕见，相对膀胱破裂较多，有时耻骨联合分离较大，亦不产生尿道断裂。

女性尿道短而直，膀胱前下方的尿道内口，在阴道前壁之前，经尿生殖膈中心点从后上方向前下方斜形穿过，尿道外口止于前庭，相当于阴道口的前缘前方约 1cm，平均 (7.2±4.4)mm，直径 8 ～ 12mm。尿生殖膈上方尿道稍向后倾斜，尿道与膀胱后下方呈 90° ～ 100° 角。膀胱胀满时尿道的阻力足以阻挡尿液外流，尚有肛提肌及尿道膜部括约肌自主控制排尿。尿道与阴道前后相邻，进入骨盆的方向与阴道一致。阴道前壁约长 6cm，其下 2/3 段之前有尿道阴道隔与前方的尿道相隔，向上尿道阴道隔延续成膀胱阴道隔。阴道前壁上 1/3 段与膀胱三角区及膀胱底部相对。盆筋膜脏层形成的韧带有膀胱两侧的耻骨膀胱侧韧带及膀胱下方的耻骨膀胱韧带，三个韧带将膀胱尿道固定于耻骨后下方。在膀胱及尿道之后又与膀胱阴道隔及尿道阴道隔相连，围阴道向后与直肠阴道隔相连，向后与骶前筋膜相连。子宫颈横韧带位于子宫阔韧带下部，又名子宫主韧带。由宫颈两侧和阴道侧穹结缔组织束向外成扇形伸展与盆腔侧壁相连，向下与盆膈上筋膜愈合。女性盆筋膜结构与男性大致相同，构成盆底坚强结构，使骨盆环的连接更具聚合力。

女性尿道损伤少见，原因是女性尿道短而直，活动度较大，成年经产妇更是如此，是盆底韧带固定的弱点。女性尿道损伤多为器械性检查及妇产科手术损伤。骨盆骨折所致女性尿道断裂非常少见，国内报道的 614 例骨盆骨折中合并女性尿道断裂 16 例，其中仅 6 例完全断裂。

2. 损伤机制

一般认为骨盆受到侧方暴力、挤压或压砸时，首先骨盆前后径突然增大，耻骨向前上移动，子宫颈及膀胱颈部与盆筋膜的连接比较固定，此时尿生殖膈以上、膀胱以下的尿道受到剪切暴力，使尿道、尿道阴道隔及阴道前壁一齐撕裂。另外一种情况，膀胱底部的耻骨膀胱韧带在耻骨向前上牵拉时较耻骨膀胱侧韧带受力大，有时可发生膀胱颈或膀胱三角区连同阴道前壁上端撕裂，造成难愈的膀胱颈部或三角区阴道瘘。如骨盆前后受暴力、碾压或压砸时，首先为骨盆前环骨折，骨盆前后径缩短，耻骨膀胱韧带及两个侧韧带不受牵引暴力，因而尿道不易断裂，但女性骨盆内脏器多一个子宫及阴道，活动余地较男性小，前后挤压耻骨的碎骨块可以直接刺伤尿道。

3. 临床表现

除骨盆骨折本身的症状外，那就是合并尿道损伤的症状，二者症状交织在一起，症状变得复杂。

(1) 疼痛：骨盆骨折与其他骨折一样，骨折部位首先是疼痛，而尿道损伤的疼痛，会阴部最明显，同时疼痛向龟头部放散。因不能排尿而小腹胀痛，尿意窘迫而引发下腹疼痛，或因尿道部分损伤排尿时烧灼痛。

(2) 尿道溢血：尿道外口因溢血而有血迹，说明尿道有损伤。尿道溢血不论男女患者均可发生，不能自控，但大量滴血则不常见。女性尿道损伤少见，但常与阴道前壁同时撕裂，因此血常从阴道流出，量少时不被注意，文献报道出血量较大者，误认为月经来潮，原因为骨盆骨折所致的血肿与尿道阴道前壁裂口相通。

(3) 尿外渗：尿道断裂尿液从裂口处渗漏，与骨盆骨折的血肿混合在一起，则尿外渗速度更快。耻骨上及下腹部隆起，肿胀更明显。不同部位的尿道损伤，尿液外渗的部位不同。尿生殖膈以上的尿道断裂，由于直肠膀胱膈的限制，尿外渗限于膀胱前间隙，不能向后渗透到直肠周围。尿生殖膈以下的尿道损伤，好发在尿道球部，常为骑跨伤所致，骨盆骨折一般不引起尿道球部损伤。其尿外渗则在会阴部、阴囊、阴茎的部位，相当于会阴浅袋内，有时可渗到下腹壁，局部肿胀隆起。如尿道膜部损伤外渗只限于会阴深袋内，开始难于觉察。因该处尿生殖膈上、下筋膜的前后缘密切愈合形成封闭的会阴深袋，除局部因血肿及尿外渗肿胀外，尿液不向外扩散。

(4) 排尿困难及尿潴留：由于骨盆骨折的血肿和尿外渗的压迫，使尿道断端变位回缩；前环骨折块的挤压使排尿困难。有时尿道部分损伤，开始能排出水量血尿，随后因局部肿胀而不能排尿。患者发生排尿困难随之而来的是尿潴留，时间越长，小腹膀胱膨胀越重，尿意窘迫，腹胀痛或阵发性腹痛剧烈，难以忍受。

4. 检查

(1) 试插导尿管：骨盆骨折患者发生尿道口溢血、排尿困难或尿潴留时，首先应试插导尿管，目的是了解尿道的连续性。既是一种检查，也是治疗。导尿管如插入膀胱顺利或稍有阻挡，插后有尿液流出或先有少量血尿而后尿液清晰，可以确认导尿管在膀胱内，亦可能是尿道部分损伤，可留观察。如导尿管插入困难，无尿液流出或有鲜血流出，说明已插入血肿，亦可证实为尿道断裂。女性尿生殖膈以上的尿道断裂，常伴有阴道前壁撕裂，导尿管插入困难，常从尿道阴道撕裂口插入阴道而无尿排出。

(2) 直肠指检：应作为骨盆骨折患者必不可少的检查，但常被忽视。先查前列腺的位置，一般在肛门缘上前方 3 ~ 4cm，直肠前壁可触及。如后尿道断裂则前列腺上升，活动度增大，漂浮感；或因局部血肿尿外渗而不能触及。有时直肠指检能触及后尿道破裂之处，如在导尿管插入受阻时做直肠指检，更易发现后尿道断裂部位。

(3) 阴道检查：虽然女性尿道断裂少见，但骨盆骨折疑有尿道断裂时必须检查。女性尿道断裂常与阴道前壁同时撕裂，很少单纯破裂。骨盆骨折伴阴道少量出血时阴道检查可触及阴道前壁的裂口。如不能明确破裂的部位，可在插导尿管的同时做阴道检查，便可觉察导尿管插入阴道前壁的破裂口内。另外阴道检查，还可触及耻骨骨折耻骨弓的不整，骨折块明显突出，压迫尿道及阴道。

(4) 尿道逆行造影：尿道造影对尿道破裂的诊断是肯定的，不但可以显示尿道破裂的部位，还可见破裂的程度。一个完全尿道断裂的患者，造影时造影剂只存于断裂处，不能进入膀胱，但不完全尿道断裂时，造影剂可显示部分进入膀胱，部分从尿道破裂口流出。问题是一个伤势严重的骨盆骨折，尿道口溢血，排尿困难，导尿管无法插入，又有腹膜刺激症状，急需腹腔探查术，同时可探查尿路损伤情况，此时尿道造影似乎不很必要。对紧急膀胱造瘘已做的患者，一般情况稳定后，尽快做尿道修复术之前，尿道造影是必不可少的。

5. 治疗

骨盆骨折合并尿道损伤的处理固然重要，但应首先抢救危及患者生命的创伤，尽快采取抗休克的措施，然后再解决需要紧急处理的排尿困难问题。

(1) 试插导尿管：骨盆骨折合并尿道口溢血、排尿困难继而尿潴留，需尽快试插导尿管。插导尿管，既是检查又是治疗。不容忽视插导尿管前必须剃阴毛及会阴部清理。如插入虽有阻力但能最终插入膀胱，有少量血尿流出，随后有尿流出，则可能为尿道部分损伤，留置导管 10 ～ 14 天拔管即可自愈，无须手术处理。如导尿管插入困难、无尿流出、仅有血液流出，说明导尿管插入尿道损伤处血肿内，不要反复试插，以免增加局部损伤，同时亦增加感染机会。至此已大致了解尿道损伤情况，为解决排尿问题，进行下一步措施。为不耽误骨盆骨折的治疗，必要时请泌尿科医师协助处理，不宜转科。

(2) 膀胱穿刺排尿或造瘘术：通过插导尿管已知尿道损伤，此时因排尿困难，尿潴留逐渐加重，紧急解决排尿问题刻不容缓。在膀胱胀满时，膀胱前腹膜反折（即前皱襞）上升，距耻骨上缘 4 ～ 6cm，在此反折以下穿刺膀胱，不会刺入腹腔。在患者排尿困难时，可先在耻骨上 2cm 腹正中线上，以粗针头穿刺膀胱排尿，以缓和排尿窘迫，赢得时间，接着做尿道探查会师术。如病情危重不允许手术探查，临时先做耻骨上膀胱穿刺造瘘术，采用特制金属导管针，穿刺后从导管内插入导尿管，然后退出金属导管，再将导尿管固定在皮肤上，不必开腹插管。待患者情况稳定后再做尿道修复术，但不宜拖延太久。

(3) 尿道会师气囊导管牵引术：骨盆骨折合并尿道损伤的部位，多在尿生殖膈上与前列腺尖部之间的后尿道。在伤情较稳定或患者有腹腔脏器损伤需要手术的同时，可做尿道探查术。骨盆骨折合并后尿道断裂的患者常因骨折块变位及挤压，使尿道端变位，导管不易插入。将膀胱切开，从膀胱尿道内口，用金属导尿管插入与尿道内插入的尿道探相碰，并引导出尿道外口。此时将气囊导尿管尖端用粗线缝扎在金属导尿管的尖端，然后拉入膀胱，用水将导尿管气囊充盈，约需 15 ～ 20mL。试拉导尿管可见前列腺部向下前移动，目的是使前列腺部尿道断端向膜部尿道断端靠拢。再探查耻骨后间隙，吸除外渗尿液，去除碎骨块对后尿道的压迫。缝合膀胱并插入造瘘管，将气囊导尿管固定在大腿内侧，使具有一定拉力即可。另一种方法可用缝线将前列腺囊两侧与尿生殖器两侧各缝一针，打结时松紧适当，勿过紧，目的使尿道断端靠拢即可。在骨盆骨折时后腹膜血肿渗血多，深部缝合较为困难不必勉强行之，气囊导尿管牵引固定在大腿内侧 2 周后即可松开，随后拔除耻骨上膀胱造瘘管。气囊导尿管至 4 周拔除。

女性骨盆骨折合并尿道断裂，常与阴道前壁破裂同时存在，尿道断端回缩变位，导尿管无法插入。此时需立即行尿道会师术，耻骨上膀胱切口插入金属导尿管至断端尿道，由尿道外口用尿道探插入，以一手指插入阴道，使两个金属尿道探在同一尿道轴上相抵，然后将金属导尿管引出尿道外口，在确认未造成假道时，将气囊导尿管缝扎在金属导尿管尖部拉入膀胱，以无菌水 15 ～ 20mL 充盈气囊，阴道前壁小裂口不必缝合，可自行愈合，较大的撕裂则需缝合修补。耻骨上膀胱造瘘及耻骨后引流勿忘，手术后将气囊导尿管固定在大腿内侧，保持一定的拉力，目的使断端靠拢，2 周后放松，3 ～ 4 周后拔管。

体会：骨盆骨折发生尿道断裂的患者，首先要纠正创伤失血性休克，在处理其他复合性损伤的同时，应力争早期建立和恢复尿道的连续性。尿道会师气囊导尿管牵引术方法简单，效果好，愈合后尿道断裂处瘢痕少，很少发生尿道狭窄或尿瘘，故应列为首选方法。

对膀胱造瘘术及延期尿道成形术是在伤情严重，由于复合伤不能行尿道会师气囊导尿管牵引术的临时措施，或者是战争时所采用的，一般情况下不宜采用。因为伤后尿道断端回缩变位，前列腺膀胱上浮，断端间瘢痕愈合，二期手术极为困难。手术时可见断端被瘢痕完全覆盖，女性患者可见膀胱黏膜将尿道内口完全封闭，失去膀胱颈漏斗状正常结构，瘢痕粘连，组织脆硬，尿道断端难以辨认，分离断端后中间尿道缺损长，吻合尿道困难，甚至无法吻合。因此尿道断裂应力争在损伤早期处理，行尿道会师后作气囊导尿管牵引术和膀胱造瘘，术中应清理尿道或膀胱周围的瘀血和积液，减少感染。由于气囊导尿管的牵引，使尿道两断端间张力减少而靠拢，正常的尿道黏膜上皮细胞会沿导尿管将尿道修复，阴道的裂口不加修复亦能愈合。经本法处理的患者，愈合后瘢痕少，不致发生尿道狭窄或尿瘘。

(4) 骨盆前环骨折的整复固定：在尿道会师术后，骨盆前环骨折的整复固定，非常重要，但常被忽视。因骨盆前环骨折的整复固定，对修复后的尿道起稳定作用，同时使尿道恢复正常的位置。在尿道断裂处理完毕后，在下腹正中切口下端，耻骨联合上再加横切口约 5 ～ 6cm，然后显露耻骨。一般耻骨联合分离采用耻骨两侧钻孔钢丝固定，如耻骨粉碎骨折，可采用钢板固定，一般用四孔钢板，加用带螺帽的螺钉固定，不致滑脱。如耻骨上支近髋臼骨折，整复后可用松质骨螺钉固定。如此固定使骨盆环恢复原形或接近恢复原形，手术并不困难，一举两得，免得在膀胱造瘘后第二次再做骨盆前环骨折固定，增加感染机会。

（二）膀胱损伤

1. 解剖要点及损伤原因

膀胱的功能是贮存尿及排尿，成人容量平均为 300 ～ 500mL，最大为 800mL。男性膀胱位于耻骨联合与直肠之间，膀胱前上方为耻骨膀胱陷凹，上有腹膜反折，称膀胱前皱襞，膀胱直肠之间上方亦有陷凹，上面亦有腹膜反折，称膀胱后皱襞。在膀胱空虚时膀胱前皱襞恰好与耻骨联合上缘平齐，而后皱襞底则距肛门缘上约 4 ～ 5cm。在膀胱充盈时前皱襞底高于耻骨联合上缘 4 ～ 6cm，而后皱襞底距肛门缘上约 9cm。因此尿潴留患者在耻骨上膀胱穿刺或造瘘术时是在腹膜外进行的，不会刺入腹腔。耻骨与膀胱之间为耻骨后间隙，由疏松结缔组织及前列腺静脉丛充填，膀胱后侧与直肠之间为膀胱后间隙，在男性有前列腺、精囊与输精管壶腹，在女性则为子宫和阴道。阴道上方两侧有丰富的静脉丛和神经丛，该处易于出血，一旦感染难以引流。

膀胱的最下部为膀胱颈，其开口与前列腺尿道内口相连。由两侧的耻骨前列腺韧带和膀胱外侧真韧带将膀胱前列腺固定于耻骨联合下后方。直肠膀胱膈又称前列腺腹膜筋膜，左右与盆侧壁相连，上面连于直肠膀胱陷凹的腹膜，下面伸向前列腺及盆底。因此膀胱颈及前列腺的周围结构牢固，位置较恒定。女性膀胱颈及膀胱底部正对阴道前壁的上 1/3 部，其间有膀胱阴道隔相隔并向下延续成尿道阴道隔，该膈下方与尿生殖膈相连。女性膀胱两侧有耻骨膀胱侧韧带及膀胱下方的耻骨膀胱韧带，三者将膀胱和尿道固定于耻骨后。子宫颈横韧带在子宫韧带下方，由宫颈两侧和阴道侧穹结缔组织束一齐向外成扇形伸展与盆腔侧壁相连，下面与盆膈上筋膜愈合。前面与膀胱阴道隔相连。因此膀胱底及颈部和子宫颈及阴道上端的周围结构紧密牢固，位置固定。

膀胱肌层坚厚称逼尿肌，而膀胱三角区肌层最厚，是一层黏膜下肌，称三角形肌，由两侧输尿管纵行肌延续而成。膀胱三角的黏膜与肌层紧密相连，膀胱无论在膨胀或收缩时，膀胱三角形态不变。输尿管开口于膀胱三角底部两外侧角。在女性膀胱三角及膀胱底部后侧正对阴道前壁顶端的前穹和子宫颈前侧。膀胱颈部虽有少数肌纤维增加，但无明确的膀胱括约肌。膀胱有个特殊的功能，即在贮尿过程中，膀胱能保持恒定压力在 1 ～ 15cm H_2O 之间，不到正常排尿容量时压力不升高。也就是贮尿期间不产生尿意，达到一定容量时才有尿意。

膀胱损伤的原因较多，子弹、弹片伤及刀刺伤均为穿通伤，而骨盆骨折常为钝挫暴力所致如压砸、碾压、挤压及坠落等。骨盆骨折时如膀胱空虚时不易损伤，膀胱胀满时受到挤压则容易破裂。前已述及骨盆侧方受到挤压时，骨盆前后径增长，随后骨盆前环骨折，耻骨向前上方移位，前列腺尖端与尿生殖膈之间产生剪力损伤，导致后尿道断裂，一般不发生膀胱破裂。骨盆受到前后挤压时如车轮碾压、塌方、地震伤等正值膀胱胀满时，膀胱位置升高，在下腹部隆起，膀胱壁相应变薄，挤压时膀胱内压升高。绝大多数在腹膜外膀胱前壁破裂，尿液不进入腹腔。另外骨盆前后挤压的同时下腹亦受到突然压砸，膀胱后方为直肠的上端，直肠之后是骶骨及骶骨岬。膀胱受到前后夹击，由于膀胱位置升高，膀胱后壁及顶部腹膜遮盖处易于破裂，成为通入腹腔的破口，尿液进入腹腔，很快产生腹膜刺激症状。膀胱三角肌层甚厚，很少破裂。女性一旦发生，易于形成膀胱阴道瘘，经久不能愈合。尚有一种情况，骨盆前环骨折的碎骨块直接刺伤膀胱发生破裂。

2. 临床表现及检查

除骨盆骨折本身的症状外，膀胱破裂有腹膜外及腹膜内之分。

(1) 腹膜内膀胱破裂：一般症状重，破裂部位常在膀胱后壁，因有大量尿液混杂血液进入腹腔，对腹膜产生化学性刺激，也就是腹膜炎的症状，产生剧烈腹痛，很快扩展到全腹。有明显肌紧张，弥漫性满腹压痛，但以下腹压痛更明显。如尿液有感染则症状更趋明显，伤后数小时，由于腹膜大量渗出液体，使尿液稀释而腹痛稍有缓解，但疼痛仍存，继之而来的症状是发热、恶心、呕吐、腹胀、肠麻痹、肠鸣音减弱或消失。与骨盆骨折所致的后腹壁巨大血肿引起的腹胀、腹痛混合在一起。严重患者由于创伤失血及腹膜炎等症状，交织成一个复杂的创伤失血性或感染性休克，甚至迅速死亡。患者尿意频起，但排尿困难，或只能解出少量血尿。

(2) 腹膜外膀胱破裂：正值膀胱胀满时，骨盆受到前后挤压，首先前环发生骨折，骨折端直接刺伤膀胱，另外除耻骨联合部受压骨折外，下腹部亦受挤压，由于膀胱胀满时，位置上升，膀胱前皱襞可高于耻骨联合上缘 4 ～ 6cm，膀胱后皱襞从距肛门 4cm 升至 9cm 左右，而直肠上端固定于 S2 ～ 3 椎体之前，正对膀胱后壁。骨盆前后挤压后，膀胱破裂处可在腹膜外后壁破裂，视着力点的不同，亦可在前壁破裂，或接近颈部破裂。小儿前列腺尚未发育，结构薄弱，骨盆前后挤压后，膀胱颈部与前列腺上方交接处容易破裂，与腹膜腔不相通。尿液外渗于耻骨后间隙及膀胱颈部周围，在腹膜外沿腹股沟侧腹壁渗透，并与骨盆骨折的腹膜后血肿相混杂，下腹壁及腹股沟上肿胀疼痛、压痛，但较腹膜内膀胱破裂的腹痛为轻。

(3) 体检：应检查会阴部耻骨联合等部位有无伤口。耻骨联合及耻骨弓有无骨折错位。如在耻骨上可触及一个充盈的膀胱，则膀胱破裂的可能性较小，但在腹肌紧张时不易分清。肛门指检及阴道检查应列为常规检查。

(4) 插导尿管：是泌尿系损伤的必行检查，导尿管插入困难或不顺利，无尿排出或只有少量血液流出，提示尿道可能有损伤。如导尿管插入顺利，深度亦够，插入后无尿排出，或有少量血尿流出，提示膀胱有损伤，则可留置尿管观察。另外可做注水试验，用 250mL 无菌生理盐水，注入膀胱，稍等 5 ～ 10min 再抽出，如抽出量与注入量相差无几，可能膀胱未破裂。如抽出量明显少于注入量，可能为膀胱破裂。但此项检查仅能作为参考。

(5) 腹腔穿刺：不论何种膀胱破裂，腹腔穿刺对诊断都有一定意义。在导尿管插入后，可平脐在两侧腹部穿刺或左右侧卧 45°，5 ～ 10min 后腹穿，阳性率更高。穿刺抽吸如有淡红血性液体，便可证实为膀胱破裂；如为全血可能腹内其他脏器损伤；若为黄色混浊液则可能有肠管损伤。如骨盆骨折合并侧腹壁血肿渗透，穿刺点应适当上移，可避免假阳性发生。

(6) 膀胱造影：是诊断膀胱破裂的主要手段，较注入试验更为可靠。近年来泌尿外科医生推荐此种诊断方法。但应注意摄片技术，首先拍腹部或骨盆平片，此时导尿管已插入，抽出膀胱内残留的尿液后，用 10% 有机碘水溶液 200mL 注入膀胱，夹好导尿管，将摄片床的头侧抬高 30 ～ 40°，立即拍摄膀胱正位及斜位片，排空后再拍正斜位片。如腹膜内膀胱破裂，多在顶部或后壁破裂，一般膀胱造影显示较小，造影剂渗入腹腔。如腹膜外膀胱破裂，多在膀胱颈前侧，亦有在后侧，一般膀胱造影位置升高如水滴状，造影剂从颈部周围外渗。

3. 治疗

严重创伤的治疗，首先抢救休克，同时处理危及生命的脏器损伤，待病情稍稳定，解决排尿困难，也是不能忽视的紧急情况。膀胱损伤一旦明确诊断，应立即手术，缝合破裂口，膀胱造口引流尿液。明显挫伤虽无明显破裂，亦应造口引流。轻度膀胱挫伤，仅有少量血尿，至少应留置导尿，严密观察。

(三) 神经损伤

据 Tile 报道，骨盆骨折合并神经损伤的发生率约为 10% ～ 15%。但对于垂直剪力型损伤，其神经并发症的发生率可能高达 40% ～ 50%。显然，神经损伤主要与后环骨折有关。Denis 等对 236 例骶骨骨折的统计结果表明，Ⅰ区骨折合并神经损伤者占 5.9%，Ⅱ区占 28.4%，Ⅲ区占 56.7%。此外，在一组 85 例不稳定型骨盆骨折的临床资料中发现，31 例患者存在腰骶丛神经损伤，其中运动障碍以 L5、S1 神经根损伤为主，感觉麻痹以 S2 ～ S5 神经根损伤为主。

Baumgaertne 等证实，术中神经损伤 (NIDO) 的发生率为 2% ～ 18%。其常见原因为：①髂腹股沟入路整复固定骶髂关节时，误伤 L5 神经；②髋臼骨折后路手术时，患肢体位不当；③术中植入骶髂螺钉定位失误；④用骶骨棒固定累及骶孔的骨折时，加压过度；⑤术中操作粗暴，直接损伤坐骨神经。

骨盆骨折所涉及的神经损伤，多为坐骨神经、股神经及闭孔神经三条。在骨盆骨折时神经的走行贴近盆壁或穿过盆壁的部位容易受到挫压伤，一般不易被切断。另外盆部自主神经损伤多不被注意。

坐骨神经是由 L4 ～ 5 及 S1 ～ 3 脊神经前支紧贴在骶髂关节前侧组成。向下经坐骨大孔、梨状肌下缘出盆进入臀部。继而在股方肌的浅面下行，该处坐骨神经正位于髋臼后缘。当骨盆前后环联合损伤所致的半骨盆脱位，表现骶髂关节脱位或其附近的髂骨骨折，涉及坐骨大切迹的骨折错位，或骶骨侧块骨折变位，均可直接挫压坐骨神经。大切迹错位使坐骨大孔变形而卡压坐骨神经。股骨头后脱位伴髋臼后壁骨折可直接挫伤坐骨神经。另外骨盆骨折时，臀部软组织受到压砸，亦可损伤坐骨神经。一般表现神经轴索中断，预后是较好的。

闭孔神经属腰丛，由 L2 ～ 4 脊神经前支分出的前股组成，在骶髂关节前内侧及髂总动脉的后方，向外侧沿骨盆侧壁及弓状线稍下方前行，至耻骨上支与闭孔动、静脉伴行，穿闭膜管至骨盆外。闭孔神经的行径均贴近盆壁。闭孔区的骨折、大切迹纵裂骨折、骶髂关节脱位以及骶骨侧块纵裂骨折均可能造成闭孔神经损伤。

股神经亦属腰丛，由脊神经前支分出的后股纤维组成。在腰大肌后侧，向外沿腰大肌外缘下行。在腹股沟韧带中点深部 3 ～ 4cm 处，耻骨上支之上，从股动脉外侧穿过进入股三角。股神经的行径均与腰大肌伴行，在耻骨上支交叉处发生骨折时，可能发生股神经损伤。

盆丛是交感神经在腹主动脉下组成的，即上腹下丛，向下又分若干副丛。骶部副交感神经是 S2 ～ 4 脊髓前柱分出的节前纤维，出前孔组成盆内脏神经 (又称勃起神经)，参与盆丛之中，盆丛的损伤亦直接影响排尿和性功能。

诊断神经损伤是根据神经解剖特点和损伤部位的特有症状、体征来诊断，结合特殊检查，如肌电图，一般诊断不难确定。

骨盆骨折所致的坐骨神经损伤，常在骶髂关节及坐骨大孔附近发生，位置较高。完全性损伤表现屈膝功能丧失，踝部及足趾运动完全丧失，足下垂。感觉障碍是小腿外侧、后侧及全足感觉丧失。如涉及股后皮神经损伤，则臀下部、会阴及股后侧感觉丧失。

骨盆骨折所致闭口神经损伤的部位，常在骶髂关节处、弓状线和闭孔区。其症状为股内收无力，但不会完全丧失功能。因耻骨肌是股神经及闭孔神经共同支配，大收肌是坐骨神经与闭孔神经共同支配，缝匠肌由股神经支配，亦有股内收的作用。感觉障碍区仅大腿内侧中部小块皮肤，有时检查容易忽略。

耻骨上下支为骨盆骨折的多发部位，股神经损伤常在穿过耻骨上支的部位。该处股神经损伤症状为股四头肌瘫痪，若在腰大肌支以上损伤，可有腰大肌功能障碍。检查时患者取坐位，伸膝功能丧失为股四头肌，不能抬大腿则为腰大肌功能丧失。感觉障碍为下肢内侧皮肤。

肌电图的检查对神经损伤的诊断有一定的作用。正常肌电图表现为动作电位，是一个脊髓前角细胞及其所支配的一组肌纤维收缩时的电位变化。有单相、双相、三相、四相和多相，还可以出现干扰相。神经完全断裂或受压时，出现纤颤电位及正相电位。部分损伤时肌肉收缩可产生运动单位电位相，但不出现干扰相。

盆丛即骶前神经 (上腹下丛) 受到刺激能使膀胱内括约肌收缩，逼尿肌松弛，则小便不能排出，若切断该神经，仍能排尿如常。盆丛的局部损伤或切除，对整个功能影响不大。腰脊髓节以上或以下完全横断或切断两侧盆内神经 (勃起神经)，则患者不能自主排尿，日后可能形成自动膀胱，但存在大量残余尿，膀胱不能完全排空，骨盆骨折伴骶骨纵裂骨折时，一侧盆内脏神经损伤断裂时，可发生尿潴留，然不久即可恢复。不是断裂神经功能的恢复，而是另一侧的代偿。

治疗骨盆骨折引起的神经损伤，如果没有致命性损伤治疗的干扰，原则上按骨盆骨折内固定的时间，于伤后 3 ～ 5 天内，在骨折整复固定的同时探查神经，解除压迫为好。如有致命损伤治疗的干扰，应在伤后 7 ～ 10 天内手术探查为佳。神经断裂应及时吻合，显微镜下操作更易成功。挫伤的神经可作神经外膜切开减压等。坐骨神经损伤的预后较差，大腿后侧肌肉恢复功能约需 1 年，小腿肌肉恢复约需 2 ～ 3 年，感觉恢复亦需 1 ～ 2 年。股神经及闭孔神经恢复相对较快。盆内脏神经损害所致的阳痿不易恢复，单侧性损伤有恢复的可能。

Denis 等认为骶骨骨折并有神经伤者，应视不同情况进行治疗。对骶 1、骶 2 神经伤，坐骨神经痛者，可先非手术治疗，无效者可手术探查；有足下垂者，75% 非手术治疗无效，应早手术探查减压；骶管区骨折伴大小便功能障碍者，手术椎板减压比非手术治疗为好。

术中神经损伤是影响骨盆骨折远期疗效的重要因素之一，为减少其发生：①注意微创操作，必要时显露术野神经；②术中应用特制的神经拉钩或牵开器；③髋臼后路手术时，使髋关节保持充分伸直、膝关节至少屈曲 60°；④选择骶髂螺钉固定时，使用 C 臂 X 线机在骨盆出口、入口位像上判断螺钉植入位置；⑤前路手术时，骶骨一侧的显露范围宜局限在距骶髂关节 1.5cm 以内；⑥加强对易损神经的有效监测。

诱发电位是神经系统对特异性外界刺激的反应，据此可检测神经通路功能的完整性，其实用价值在脊柱外科手术中已得到了普遍证实。有临床研究表明，在治疗骨盆创伤时，应用体感诱发电位 (SEP) 或连续神经肌电图 (EMG) 监测，能使术中神经损伤的发生率下降至 2%。这两种监测系统的信号改变与神经组织受到牵拉、挤压、撕裂或热损伤等因素有关。其优点在于：①及时提醒术者注意内固定物或手术器械可能已接近神经走行；②能早期发现一过性术中神经损伤，并采取相应的补救措施以免加重损伤；③对术中神经损伤与原发性神经损伤能做出鉴别诊断。但是神经电位检测只有当神经受到一定程度的损害后才能出现信号改变，无法判断致伤原因，监测效果与麻醉深度有关。

第四节　股骨头骨折

股骨头骨折多于成人髋关节后脱位时发生，儿童股骨头骨折罕有发生，可能与儿童股骨头的坚韧性有关。

一、创伤病理学

股骨头骨折系髋关节后脱位时伴同发生，少数头臼撞击时发生，Pipkin 认为髋关节于屈曲约 60° 时，大腿和髋关节处于非自然的内收或外展位，强大暴力沿股骨干轴心向上传导，迫使股骨头向坚硬的髋臼后上方移位，股骨头滑至髋臼后上缘时，切断股骨头导致股骨头骨折并髋关节后脱位。髋关节前脱位时罕有发生股骨头骨折。一般认为引致股骨头骨折的创伤暴力强大，加上创伤力学上的接合，使股骨头呈片状切刮。

股骨头的片状切刮状骨折片，可为游离骨片，或为与圆韧带相连的瓜蒂样骨折片，也有圆韧带断裂后的游离骨片。因此，除原始强大暴力引起股骨头和髋臼二者的压缩骨折、臼缘骨折外，游离骨片和瓜蒂样骨片的命运，即使髋关节脱位及时复位，股骨头骨折片多数难以与股骨头良好对位，除非少数偶然对合满意者。该骨片嵌塞头臼之间，或与股骨头对合不佳，只要活动髋关节，都会引起髋关节创伤性损伤的加重，使滑膜、软骨及软骨下骨损害进一步扩大。

少数股骨头骨折病例合并股骨颈骨折，及髋臼、髂骨骨折，表明暴力之巨大。

嵌塞头臼间的骨片，使患侧下肢增长，伸屈困难和疼痛，甚至可使患髋僵直在强迫位而影响外形美观和功能。

二、分类

股骨头骨折是髋关节后脱位时的伴发损伤，Pipkin 将 Thampson 和 Epstein 的髋关节后脱位第五型伴有股骨头骨折中，再分为四型，谓 Pipkin 股骨头骨折分型：

Ⅰ型：髋关节后脱位伴股骨头在小凹中心远侧的骨折。

Ⅱ型：髋关节后脱位伴股骨头在小凹中心近侧骨折。

Ⅲ型：第Ⅰ或Ⅱ型骨折伴股骨颈骨折。

Ⅳ型：第Ⅰ、Ⅱ或Ⅲ型骨折，伴髋臼骨折。

这种分型既考虑到股骨头骨折的特点，又照顾到髋脱位、髋臼骨折的伴发损伤，对诊断、治疗和预后是有重要意义的。近年临床中不断发现股骨头软骨撕脱骨折，并影响功能。

临床中最多的是 Pipkin 分型，其他各型依序减少，以Ⅳ型最少。

三、临床表现和诊断

具有髋关节脱位症状体征，患髋痛，呈屈曲、内收、内旋及缩短的典型畸形；大转子向后上方移位，或于臀部触及隆起的股骨头，有时可触及股骨头上的骨折粗糙面；当股骨颈骨折时，下肢不仅短缩，且有浮动感。主动屈、伸髋关节丧失，被动活动时髋部疼痛加重和保护性肌痉挛。X 线片显示髋关节脱位及骨折，股骨头脱离髋臼，或部分移位，或完全脱位。部分移位指髋臼内嵌塞股骨头骨折片，加大头臼间距和上移。有时合并髋臼后缘、后壁、后壁后柱骨折，X 线片难以显示，需 CT 扫描检查才能显示。有些即使及时复位，仍可见骨片嵌塞于头臼间隙内。骨片长时间嵌塞于即使髋关节复位后的头臼之间，无疑会导致严重后果，如并发股骨头缺血坏死、创伤性髋关节炎、骨不连接等。

四、治疗

股骨头骨折的治疗并不容易，目前仍有分歧。有学者认为，对Ⅰ、Ⅱ型股骨头骨折先试行髋关节复位，如股骨头复位后，股骨头骨折片也达到解剖复位，则宜行非手术治疗。如股骨头虽然复位，而股骨头骨折片复位不满意，或一块或多块骨片嵌塞头臼之间，是手术切开复位的指征。手术宜尽早实施，是减少股骨头坏死中的一项措施。

手术入路选择应视手术的主要目标来定位，兼顾股骨头骨折。若合并髋臼骨折、后脱位多，切口宜在后外侧切口，若 Pipkin Ⅰ型、Ⅱ型骨折宜行前外侧切口，使显露充分，便于复位固定；若有坐骨神经麻痹者需行探查以后外侧切口为相宜；有时有多部位骨折者，可行两个切口，或“Y”形切口。手术切口的选择总的原则是结合股骨头脱位方向、显露方便、骨折分型等诸多因素来考虑。

有学者认为大多数 Pipkin Ⅰ型损伤可用闭合复位治疗。闭合复位应考虑如下条件：股骨头脱位整复后其中心应在髋臼内；与股骨头骨折片对合满意；股骨头骨折片与头臼之间的复位稳定。

若股骨头整复还纳入髋臼，髋关节稳定，骨折对合也满意，可采用胫骨结节部骨牵引，维持患肢外展 30° 位置 6 周，扶杖患肢部分负重活动 6 ～ 8 周。X 线片和 CT 扫描结果作为弃杖负重依据。

如股骨头髋臼复位良好，骨折片复位也稳定，认为股骨头的形状就相对地不甚重要，即使股骨头有点变形，预计仍然可以获得满意结果。

髋关节脱位时常可引致髋臼后壁骨折，应视骨折片大小，若髋关节复位后，骨片仍明显移位，应手术固定，若骨折细小无法固定又未嵌入，可不予处理或弃去。

当预计髋关节闭合复位即使实行复位术也难以达到满意复位程度时，应及早行切开复位，并使骨片解剖对合固定，其他碎小骨片则予切除。

可吸收螺钉对于偏小但可容 1 ～ 2 枚螺钉的骨折者尤其相宜。其优点为组织相容性尚好，术后无碍 CT、MRI 检查，弹性模量适中，可选择性强，且无须二次手术，近年应用趋多。有对 Pipkin Ⅲ型骨折采用钛质空心钉，同时可固定股骨颈骨折，其抗剪力、抗扭力性能较佳。

Sisk TD(1991) 认为，如果不能改变整复后的稳定性，大骨片也可以切除。但作者不认为这一论点可以获得广泛遵循，应于切开复位时，将大骨片良好对合，并予适当固定。大骨块可用空心松质骨螺钉 (钛质或钛合金) 固定，其强度及可选择性高。

股骨头骨折片的切开内固定方式，可采用钢针、螺丝钉、钢丝缝合、可吸收钉、可吸收缝合线等内固定材料。笔者最乐用钢丝缝合后于大转子下固定或皮外固定，穿引容易，拆除简单。

钢丝缝合固定法：①在髋脱位复位前，从大转子向股骨头骨折面钻细克氏针 (直径 1.5 ～ 2.5mm) 针孔；②取长的韧性较优钢丝 (直径 0.4 ～ 0.6mm) 折叠为双股，经骨孔向股骨头端骨折部针孔引出；或用带尾孔克氏针引过；③拽出钢丝一端引过已钻间距为不少于 0.5cm 骨块骨孔；④上端钢丝头端折叠，循骨孔向大转子骨孔引出，拉紧，骨片对合良好；⑤令髋关节复位，被动活动，髋关节仍显示滑利；在大转子外作结固定；⑥或钢丝缝出大转子对应之皮外，牵紧，皮管和纱布作衬垫固定钢丝。4 ～ 8 周后，按缝合线拆除法拔除钢丝。

有与圆韧带相连的近或远中心的骨片，在与股骨头之间行钢丝缝合时，不能为图缝合术方便，而将圆韧带切断。

若骨片足够大，可在骨片上钻孔，作可吸收螺钉固定 1 ～ 2 枚。

Pipkin Ⅱ型股骨头骨折的闭合复位和手术切开复位要求同 Pipkin Ⅰ型。

对 Pipkin Ⅲ型，应根据患者的年龄和伴发损伤决定治疗方法。年轻患者，宜行切开复位钢丝固定；年老的粉碎骨折患者，可选择股骨头假体置换或全髋关节置换。

对 Pipkin Ⅳ型，宜根据髋臼股骨的类型来选择治疗方式。年轻患者，闭合整复髋关节后，股骨头骨折不能满意复位时，宜行切开复位钢丝固定缝合骨片，使之良好对合。对年老患者，或髋关节本来就有病损、关节炎或其他软骨或软骨下骨疾患的患者，宜依据骨折的类型和髋臼骨折范围和其移位等情况，选择全髋关节置换术和其他成形术可取得满意疗效。

股骨头骨折片对合好坏，应根据 X 线正侧位片和 CT 扫描检查结果。单纯仅 X 线片的情况有时难以显示清晰。

对于单纯股骨头软骨撕脱或挫伤者，缝合后稳定者可缝合，不稳定者宜切除。

不论采用何种手术抑或非手术治疗方式，均不宜采用石膏固定或其他外固定方式。长期制动患髋，当弃去外固定后，才发现髋关节已经僵直，违背了最初的治疗目标。

无论采用何种治疗，不能忽视患者其他部位的损伤，如颅脑、腹腔内脏和胸腔内脏损伤及其出血、感染。宜待这些损伤稳定后，再考虑患髋的手术治疗。

接收本类损伤患者治疗时，应及时而准确地施行髋关节脱位复位术，应当认为与抢救休克时同步进行复位是非常明智的选择。因为，这是降低后期股骨头缺血坏死、创伤性骨关节炎的重要举措，已是多数学者的共识。

企图采用持续大重量牵引髋脱位复位法是无益的，可能是增加股骨头缺血坏死率的因素，除非系陈旧髋脱位患者。

但术者必应建立这样一个概念，即再拽出股骨头使之脱位、手术，也是导致今后股骨头缺血坏死的重要因素。即使脱出手术，尽可能要求术中缩短脱出时间也是一个必须考虑的环节。

经术后 2 ～ 3 年观察发现股骨头缺血坏死，有采用带血管骨瓣移植术、血管束植入术、钽丝网、腓骨段等植入术，但有些自称带血管骨瓣植入后头球血供改善或恢复的，其临床疗效及影像学表现仍欠满意，不得不以人工全髋关节置换术告终。

第五节　髋骨骨折

一、髂骨的应用解剖

髂骨是髋骨的组成部分之一，构成髋骨的后上部，分髂骨体和髂骨翼两部分。前部宽大的为髂骨翼，后部窄小为髂骨体。髂骨体肥厚而坚固，构成髋臼的上部 2/5，髂骨翼在体的上方，为宽阔的骨板，中部较薄。其上缘肥厚称髂嵴。两侧髂嵴最高点的连线平对第四腰椎棘突，是临床在行腰椎穿刺的定位标志。髂嵴前端是髂前上棘，髂前上棘后方 5 ～ 7cm 处，髂嵴的前、中 1/3 交界处向外侧突出称髂结节，髂前上棘和髂结节都是重要的骨性标志。髂嵴的后突起为髂后上棘。它们下方的突起分别称髂前下棘和髂后下棘。髂后下棘下方有深陷的坐骨大切迹，供骶丛神经及臀部动静脉出入。髂骨翼内面平滑稍凹，称髂窝，窝的下界为突出的弓状线，其后上方为耳状面与骶骨构成骶髂关节。耳状面后上方有髂粗隆与骶骨借韧带相连接。髂骨翼的外面称为臀面，有臀肌（臀大肌、臀中肌及臀小肌）及阔筋膜张肌附着。髂骨翼内面有髂肌与腰大肌组成的髂腰肌。髂嵴有腹壁肌（腹外斜肌及腹内斜肌）及骶棘肌附着。

髂骨骨小梁主要沿弓状线走向髋臼及坐骨，少数沿髂嵴走行，从力学上构成股骶弓及坐骶弓两个主弓，以传导躯干重力至股骨及坐骨。髂骨内面有髂动静脉，髂总动脉在其后端平骶髂关节处分为髂内及髂外动脉，髂内动脉壁支紧贴骨盆壁走行。其分支髂腰动脉在髂骨内侧，臀上动脉在外侧，供髂骨血运，与之伴行的有同名静脉。髂骨骨折极易损伤盆壁血管，造成大出血。髂外动、静脉沿弓状线前行，出腹股沟韧带下续股动、静脉。旋髂深动脉自腹股沟下分出，沿此韧带外行入髂骨。

骶丛神经在骶髂关节前形成，出坐骨大孔至股后及臀部。骶髂关节脱位及髂骨后部骨折时可伤及。

髂骨是组成骨盆的主要部分，又是躯干与下肢重力传导的必经之处，骨盆骨折多累及髂骨。

常见累及髂骨的骨折有：未伤及骨盆环的髂骨翼骨折及髂前上、下棘撕脱骨折；累及骨盆环一处的髂骨体骨折；累及骨盆环两处的髂骨骨折以及髋臼骨折。髂骨为组成髋臼的主要骨骼，髂骨骨折可与髋臼骨折同时发生。髋臼骨折和骨盆环骨折已专题讨论，其他部分内容叙述如下。

二、髂骨翼骨折

髂骨翼骨折，首先由 Duverney 于 1751 年报道，故又称 Duverney 骨折。髂骨翼骨折约占骨盆骨折的 6%，多由直接暴力所伤，如侧方挤压、弹片伤，骨折线不一。髂骨翼被包在肌肉中，受力均匀，因而骨折块较少移位。严重移位者，常伴有广泛的软组织挫伤、出血及其他损伤。弹片伤者常伴有腹腔脏器损伤。

(一) 临床表现

有侧方挤压或撞击外伤史。外伤后常有局部疼痛，同侧下肢活动时疼痛加重。检查时髂骨翼部有肿胀，皮下出血，局部有压痛，分离挤压时疼痛明显。有时可能有活动骨片触及。一般无间接压痛，患侧下肢主动外展或内收，可诱发疼痛。Trendelenberg 征阳性。被动活动无明显受限。

(二) X 线检查

常规正侧位检查可确诊。有时因与肠腔空气影相混淆，导致漏诊或误诊腹部其他损伤。

(三) 治疗

无移位或移位不严重者可卧床休息，下肢稍屈曲、外展即可。疼痛减轻后可起床，不负重。到患肢外展不痛时，方可负重。移位严重者有时可引起腹肌紧张、压痛，甚至腹腔穿刺有鲜血，应仔细观察，以排除较少见的内脏损伤。有的主张从髂骨翼外侧切开行钢板内固定，疼痛可获得较早的缓解。

三、髂前上棘撕脱骨折

缝匠肌起于髂前上棘稍下方，剧烈收缩时，可出现髂前上棘撕脱骨折，骨折片稍拉向下方。由于阔筋膜的附着固定，一般移位不大。腹肌强烈收缩时亦可产生髂骨前端骨骺断裂。曾有人统计 18 例骨盆撕脱骨折，9 例为髂前上棘，其余为髂前下棘 2 例、坐骨结节 5 例、髂嵴 2 例。

(一) 临床表现

患者多为青少年，常发生于踢球、赛跑等剧烈运动时或坠落伤。伤后局部疼痛、压痛、肿胀，踢毽动作常可诱发疼痛。X 线片可见髂前上棘骨折块向下移位。对成人外伤不重而局部骨破坏者，应与肿瘤相区别。前者骨皮质破裂，有骨膜增生，但骨小梁清晰；后者则主要破坏骨小梁。

(二) 治疗

平卧屈髋，或屈髋坐位，皆可使疼痛缓解。疼痛减轻后可允许患者起床，由于骨折块移位不明显且可在新的位置与髂骨主体愈合，而对功能无影响，因而手术内固定是不必要的。如骨折移位明显，在皮下隆起，儿童可采用克氏针固定或张力带固定，成人可用螺丝钉固定。

四、髂前下棘撕脱骨折

髂前下棘撕脱骨折较髂前上棘少见，可发生于股直肌剧烈收缩时，因为股直肌起于髂前下棘，踢球或起跑过猛时均可发生。伤后突感腹股沟区疼痛，不能主动屈髋。X 线片可见髂前下棘骨片下移，可达髋臼上缘。腹直肌尚有反折头起于髋臼上缘，因而骨片不能再下移。应注意与股直肌籽骨及独立骨化中心的鉴别。治疗以屈髋休息 2～3 周。不痛时可负重活动，骨折片可以愈合，即便分离移位对功能影响不大。

五、单纯髂骨体骨折

髂骨体坚实，是构成骨盆环及力传导的重要部分，髂骨后缘与骶骨间构成坚强的骶髂关节，有坚厚的骶髂韧带相连。骶骨侧块与骶骨间有前后孔，是薄弱区。当后方遇到较大的暴力时，可发生骶骨劈裂骨折、骶髂关节分离及髂骨体骨折，或有趾骨联合损伤及骨折。

(一)临床表现和诊断

当骨盆局部遭到强大的暴力后，产生髂部疼痛，下肢活动障碍，骶髂部可有肿胀、皮下溢血、明显压痛、两侧髂后上棘不对称。骨盆挤压、分离试验阳性。X 线平片可发现髂骨骨折线及髂骨上移。CT 平扫可确定髂骨骨折部前后错位情况。

(二)治疗

髂骨体单纯骨折系稳定骨折，如无其他合并损伤，可仅作卧床休息或骨盆悬吊固定。错位重者，可在麻醉下，侧卧位，患侧在上，于牵引下术者推髂嵴旋向前、下，可获得复位。然后行持续牵引或髋人字石膏固定4～6周。局部不痛者，可不负重下床活动。待8～12周，骨折愈合后负重活动，一般不需切开复位内固定。老年人不能卧床牵引者，如无其他并发症，也可单纯止痛，早下床不负重活动。

六、合并骨盆环其他处骨折的髂骨体骨折

这是较常见且严重的骨盆创伤，占骨盆骨折的 1/5 左右，占不稳定骨折的 2/3。胥少汀报道在 287 例骨盆骨折中，涉及前后环的有 146 例，其中 94 例有骶髂关节脱位或髂骨骨折，占 64%。当骨盆受到强大的暴力，髂骨骨折常合并耻骨联合分离，同侧或对侧耻骨、坐骨支骨折。

骨折类型外力的方向不同，骨折的方式及移位不同，可分为下列三种：

(一)分离型

暴力来自前方，先造成耻骨支骨折或耻骨联合分离，暴力继续作用可造成髂骨骨折、骶髂关节分离或骶骨侧块骨折。X 线正位片髂骨翼变宽大，闭孔缩小。CT 断面可见髂骨向外似书面敞开。

(二)压缩型

暴力来自侧方，髂骨翼受挤压，先在骨盆前半薄弱处发生骨折或耻骨联合错位。暴力继续作用，则髂骨或骶髂关节可继发骨折。X 线片可见骨折线，并可见髂骨向内移位，骨盆重叠陷入盆内。

(三)垂直型

高处坠落，下肢着地的反作用力通过髋臼传到髂骨，可发生双侧髂骨垂直骨折，或骨盆后部髂骨断裂，前方同侧或对侧耻骨骨折、错位，骸骨向上移位，称为 Malgaigne 骨折。

Malgaigne(1859) 描述，此骨折为发生时在同侧髋臼前后的骨盆垂直型骨折。前骨折线在髋臼前的耻骨上下支，后骨折线在髂骨，中间骨折片连同髋臼及同侧下肢上移。Holdsworth(1948) 认为骶髂关节分离为髂骨骨折的两倍，后骨折线主要为骶髂关节的损伤。以后则泛指骨盆的垂直双骨折或移位，包括张开或压缩错位。暴力可由高处坠落的间接外力产生，也可是直接来自前后方的暴力。受肌肉牵拉，包括髋臼内的骨折段几乎皆向上移位，向远端移位少见，最近 Griggs(1991) 曾报道 1 例。Malgaigne 骨折为较严重的创伤所致，常合并大出血、内脏损伤或神经受累，以及其他部位合并伤。

(四)临床表现和诊断

患者常有较重的外伤史，如高处坠落、交通伤或砸伤。骨折及附近软组织损伤严重，常合并重要器官损伤。患者诉骨盆区疼痛，下肢不敢活动。轻者翻身困难，重者可合并不同程度休克。患足可内旋或外旋。压缩型者脐棘距(自髂前上棘至脐的距离，正常两侧相等)较健侧缩短，髂窝处饱满，有皮下溢血，髂嵴压痛，骨盆挤压或分离试验阳性。压缩型者髂后上棘处后凸明显，分离型者则变平。患侧髂嵴较对侧上移，骶髂部骨折分离。损伤骶前血管丛者，往往形成腹膜后巨大血肿。有时损伤后腹膜、血液流入腹腔而致腹内积血；亦可引起腹内脏器损伤。常可表现为创伤、失血性休克。

X 线片可确诊骨折部位或类型，对后部骨折线不清或骨盆变形重、骨片重叠看不清骨折线者，CT 检查可协助诊断。

详细了解病情，认清骨折移位方向，有助于拟定治疗措施。

(五)治疗

伴有骨盆前后环损伤的髂骨骨折，损伤暴力大，软组织损伤严重，常合并其他重要器官损伤、功能障碍及其他处骨折。因此，治疗时应全面考虑。首先抢救影响生命的呼吸及循环障碍，注意有无腹部及盆腔重要器官损伤，如消化道穿孔、腹腔出血及膀胱尿道损伤，注意血压脉搏情况，及时防治休克。然后对髂骨骨折做出正确估计，进行骨折治疗。

髂骨骨折的治疗，应正确复位，有效和足够时间固定，以便恢复原来的功能。Malgaigne 骨折既有分离、压缩和上移等错位形式，因而针对其错位形式采用不同方式整复和固定。髂骨骨折复位固定应首选闭合形式，严重不稳定者，才考虑穿针外固定或切开复位内固定。

1. 闭合复位牵引固定

1842 年 Cooper 首先提倡采用悬吊带来治疗骨盆骨折。Nolemd 等 (1933) 鉴于吊带压迫，改用木架撑开吊带。Watson-Jones 建议用侧卧位压迫复位治疗分离移位，压缩的用下肢向外牵引复位。到 1951 年 Key 和 Conwell 建议对患肢施加牵引拉力，如不能复位，可在全麻下再加用推的力量。潘达德等 (1977) 在治疗地震骨盆骨折伤员时，根据背伤员时获得复位不痛的启示，采用布单绕会阴向健侧上方牵引，患肢向外下牵引，术者推髂嵴向外下的复位方法，对压缩骨盆骨折获得一次较好的复位。对分离骨折则牵患肢内收，从而改变了单纯骨盆吊带复位固定的治疗状况。

悬吊应以骨盆刚离床为佳，下肢牵引力则视维持复位固定情况而定。复位应在当日进行。当骨折经 X 线片证实复位满意后，应继续牵引及悬吊，以维持位置。应知复位容易维持难。一般骨折 6 周后可停止下肢牵引，但骨盆骨折应维持 12 周后方可练习下肢负重。髂骨骨折较之骶髂关节分离愈合要早，骨折坚固愈合后，负重可早些。过早负重易致骶髂关节脱位或变形，变形可后遗骶髂疼痛或腰痛。

2. 髂嵴穿针或支架固定

长期卧床牵引会带来许多并发症，如静脉血栓、肺部感染、泌尿系感染、结石、压疮及关节僵硬，以及长期卧床所带来的精神抑郁等。对不稳定骨折，除上述卧床并发症外，手法或牵引复位常不能准确对位，以致造成骶髂关节慢性半脱位及后遗腰痛。因而各种外固定治疗方法应运而生。

早在 1953 年，Whiston 即试用一环形架及交叉针固定髂骨，以后报道渐多。近年来，在北美广泛应用，并被认为是稳定骨折和抢救生命的有力措施。Karaharju 及 Slatis(1978) 在每侧髂嵴经皮钉入 3 根直径 5mm 针，外用梯形架将其固定在一起，调整连接螺丝，使髂骨撑开或压紧，并将髂骨固定在已复位的位置上。穿针及复位在麻醉下，由电视 X 线屏幕指导进行。用此法治疗的患者，前 3 周可在床上半坐，3 周后患侧扶拐下地，6 周后去固定。治疗 22 例患者，随访 15 例优、5 例良，仅 2 例步态不好及遗留腰痛。Johnson 对此架做了改进，用 4 枚针作固定，用环形架将其固定，对 Malgaigne 骨折双支架固定，比较稳定。但实践证明仍需附加牵引固定。对外固定后骨折不稳定的患者，可进行有限内固定。

3. 切开复位内固定

由于外固定烦琐而不稳固，因而转向内固定。内固定始自前骨盆骨折脱位，以后 Mears 及 Tile 建议可在前方固定，对特殊病例在后方用特殊钢板螺丝钉作固定，如骶髂钉固定及两侧髂骨以压缩棒固定。对单纯髂骨骨折用特制钢板沿髂嵴以螺丝钉固定。

内固定有复位准确、固定牢固、可早活动、便于护理、早出院、并发症少等优点。Leihtom(1991) 曾在男女各 50 具尸体标本上，测试各种固定方法的稳定性，结果以后方钢板螺丝钉最牢固。髂骨及骶髂部骨折形式多样，尚无定型的钢板螺丝钉通用。

髂骨骨折形式多样，其治疗效果直接影响髋关节及下肢功能，因而在治疗时，应根据骨折情况、设备及技术条件慎重选用。但有几点是共同的：①移位的髂骨及髋关节必需复位：手法、牵引可在麻醉及X线电视屏幕指导下进行；②牵引固定应有足够的时间：骨折至少8周，骶髂关节脱位应有12～16周，始能下地负重；③尽量选用闭合整复固定：在严重不稳或闭合复位失败时，有条件者可切开复位内固定。术前应设计或选好固定器材，以免术中等待。

对Malgaigne骨折，骶髂关节脱位或骨折移位者，Dabezies(1989)报道11例用两根螺丝棒穿过健侧及患侧髂骨后部，螺栓拧紧固定。随访两个月，无器械失败，固定牢固，下床早，以早手术者效果更好。孙锡孚(1991)用经皮加压螺纹钉内固定髂骨及骶骨。方法为经牵引及手法复位后，摄骨盆前后位、骨盆入口位及反入口位(患者俯卧，球管自尾向颅侧倾斜30°对准骶骨隆起处照片)，弄清骨折关系后，于髂嵴中后1/3处，及同处髂嵴下1.5cm经髂骨向骶骨钻入2根导针，照片位置正确后，沿导针拧入2枚加压螺钉。此法简单、安全、省时，复位理想，固定可靠。手术11例效果优良。

髂骨骨折并发症的治疗是在严重外伤情况下发生的，除骨盆多处骨折外，常伴有身体他处骨折，如脊柱、股骨等。并可合并大出血及内脏损伤、神经系统损伤。在治疗时切勿忽略。

(1)血肿及失血性休克：髂骨为松质骨，特别是近骶髂关节处骨折移位，渗血较多。附近肌肉撕裂亦可出血。血肿除造成髂凹、臀部及腹股沟区肿胀外，可沿腹膜后形成腹膜后血肿，引起腹胀、腹肌紧张、压痛及肠鸣音消失。有时难与腹膜内血肿鉴别。遇到此种情况，可在健侧做腹腔穿刺，因出血侧易穿入血肿。在条件及病情许可下，可进行CT扫描，予以鉴别。

髂骨内面有髂内动脉分出的壁支(髂腰动脉、臀上及臀下动脉)与髂骨较紧密，且有较大的静脉丛。髂骨骨折移位可伤及这些血管，产生大出血甚至休克。赵文宽报道488例骨盆骨折，有7例合并大血管破裂出血，发病率1.4%，有2例因失血性休克而死亡。吴桂森报道100例骨盆骨折并发症中，失血性休克34例，占同期骨盆骨折的19%，死亡9例，是最严重的并发症。

髂凹血肿及腹膜后血肿，应输液输血，严密观察血压及血容量，一般病情可控制。如伤后早期出现失血性休克，快速输血500～800mL，仍不能维持血压，应考虑有较大血管破裂，应在输液输血抗休克等治疗下，进行髂内动脉结扎。遇到大静脉破裂亦应结扎或缝合，等待及犹豫可能失去救治机会。

有条件进行床旁动脉造影者，可选择性进行髂总或髂内动脉造影、髂内动脉栓塞，达到止血或减少出血的目的。该方法创伤小，疗效好。

(2)神经损伤：股外侧皮神经紧贴髂前上棘绕行至大腿，股神经在髂骨内面沿腰大肌与髂肌之间下行，出腹股沟韧带中点至大腿。两者在髂骨骨折时，都可能造成损伤。骶丛在骶髂关节前形成，向外下经坐骨大切迹、梨状肌下出骨盆，在髂骨后部骨折移位或骶髂关节损伤时可伤及。

在567例骨盆骨折中，有33例伴神经损伤，占5.8%。其中坐骨神经损伤26例，股神经6例，股外侧皮神经3例。神经损伤可在早期出现，也可在血肿机化粘连时出现，容易漏诊。神经损伤及早进行骨折复位，减少牵拉及压迫，有利于神经恢复。对长期不恢复的重要神经，可手术探查松解及修复。

第四章　脊柱和脊髓损伤

第一节　脊柱的应用解剖

人体整个脊柱由 32 ～ 33 个椎骨联合而成。每个椎骨由椎体、椎弓和突起三部分组成。整个脊柱又分成 5 个组合，即颈椎 7 个，胸椎 12 个，腰椎 5 个，骶椎 5 个 (至成人愈合为一块骶骨)，尾椎 3 ～ 4 个 (至成人愈合为一块尾骨)。颈、胸、腰、骶、尾各部椎骨各具特点。

一、颈椎的解剖

(一) 一般颈椎的解剖

1. 椎体

颈椎共 7 个，除 1、2 和 7 颈椎结构形态特殊外，余 3、4、5、6 颈椎为普通颈椎。颈椎椎体较小。椎体呈横椭圆形，高度为前部高后部低，椎体上面横径上中部微凹，两侧偏后呈唇样突起，称钩突，与其相对应的上位椎体的下面横径上中部微凸，两侧偏后呈斜坡状相咬合构成钩椎关节，增强了颈椎的横向稳定性。椎体前面凸隆，后面较平坦，中央部有数个小孔，通过静脉，参与构成椎内静脉丛，并与硬脊膜外静脉丛相连。

2. 椎弓

椎弓是弓形的骨板，与椎体连接的狭窄部分，称椎弓根。根的上、下缘各有一切迹。相邻椎骨的上、下切迹共同围成椎间孔，有脊神经和血管通过。两侧的椎弓根向后内侧扩展为宽阔的椎板。两侧椎板在正中线相互会合。椎体与椎弓共同围成椎孔。各椎骨的椎孔连接起来，构成容纳脊髓的椎管。

3. 突起

(1) 棘突 1 个，向后方或后下方突出，末端一般分叉，C_2 ～ C_6 尖端可在体表摸到，是重要的骨性标志。

(2) 横突一对，向两侧方向伸出，略短而宽，根部有横突孔，其中通过椎动脉、椎静脉，横突上面有一深的脊神经沟，沟内有脊神经通过，棘突和横突都是韧带和肌肉的附着处。

(3) 关节突两对，在椎弓根与椎弓板结合处分别向上、下方突起，呈柱状，即上关节突和下关节突，相邻椎体的上、下关节突构成关节突关节。关节面是卵圆形，其水平角多在 45° ～ 60°(C_3 ～ C_6)，故易遭受屈曲暴力造成脱位或半脱位。

（二）特殊颈椎的解剖

1. 第 1 颈椎

第 1 颈椎又名寰椎，无椎体，系由前弓、后弓以及两个侧块互相连接成环状，前弓较短，后面正中有一小关节面，称齿突凹，与枢椎的齿突相关节。侧块位于两侧，连接两弓，其上面各有一椭圆形的关节面，与枕髁相关节，以托承头颅，其下面各有一圆形关节面与枢椎的上关节面相关节。后弓较长，与前弓相对，其上面有横行的椎动脉沟，有同名动脉通过。侧块内面有一粗糙的结节，为齿突横韧带附着处。

2. 第 2 颈椎

第 2 颈椎又名枢椎。它的下部几近一般颈椎，但其上部则独具形态。自椎体向上有柱状突起，称为齿状突。齿状突长 14 ～ 16mm，根部较扁，前后各有一卵圆形关节面，分别与寰椎前弓后方的齿突凹及寰椎横韧带相关节。

齿状突两侧各有一圆形关节面向外侧，与寰椎下关节突构成关节。椎弓根短而粗，椎板较厚，棘突粗大，末端分叉，可作为定位标志。横突短小、朝下，有横突孔。

3. 第 7 颈椎

第 7 颈椎又名隆椎，棘突特长，末端不分叉，易自体表扪及，常作为计数椎骨序数的标志。

一般认为，颈段椎管矢径小于 12mm，横径颈$_{1\sim2}$小于 16mm，横径颈$_{3\sim7}$小于 17mm 即可认为有颈椎管狭窄。若矢径小于 10mm 则认为绝对狭窄。

二、胸椎的解剖

胸椎有 12 块，除上承颈椎、下连腰椎外，还有支持肋骨的作用，并参与胸廓的构成。

胸椎椎体呈短柱状，横切面呈心脏形，其矢径比横径略长，上部胸椎体近似颈椎，下部胸椎体近似腰椎。椎体侧面后份，接近椎体上缘和下缘处各有一半圆形浅窝，分别称上肋凹和下肋凹。上下相邻的椎骨肋凹与椎间盘合成一完整的凹，与肋小头相关节。

椎弓根短而细，自椎体后面伸向后方，椎骨下切迹较上切迹深，椎孔较小，棘突较长，伸向后下方。上关节突呈薄板状，近似额状位，发自椎弓根与椎板连接处，其关节面平坦，朝下后外方。下关节突位于椎弓板的前外侧面，关节面呈卵圆形，略凹陷，向前下内方。因胸椎的椎间关节近似额状位，故不易脱位。

横突呈圆柱状，自椎弓根与椎弓板连接处，伸向后外方，末端钝圆。前面有一凹陷，称横突肋凹，与肋结节相关节。

三、腰椎的解剖

腰椎共 5 块，为椎骨中较大者，体粗壮，横断面呈肾形。上下面平坦，椎弓根粗大，椎骨上切迹较浅，椎骨下切迹宽而深。椎弓板宽短而厚，椎孔呈三角形、椭圆形、近三叶草形，棘突为长方形的扁厚骨板，水平伸向后，后缘呈梨形。

关节突呈矢状位，上关节突的关节面凹陷，向后内方。下关节突的关节面凸隆，向前外方，因此不易发生单纯的脱位。一旦脱位往往合并一侧关节突的骨折。

上关节突的后缘，有一卵圆形的隆起，称乳突。横突薄而长，前后扁平，伸向后外方。横突根部的后下方有一小结节，称为副突。

腰段椎管二径中，以矢径为重要。一般认为，如矢径小于 13mm，横径小于 18mm，可定为椎管狭窄，有学者认为将矢径值 10 ～ 12mm 定为相对狭窄，如小于 10mm 则定为绝对狭窄。

四、骶椎和尾椎解剖

骶骨由 5 个骶椎融合而成，是脊柱中最坚强的底坐骨块，呈三角形，两侧与左右髋骨相关节，并围成骨盆。骶骨尖端狭小，垂直向下，下面有一卵圆形关节面，与尾骨相接。

尾骨为三角形小骨块，通常由 3 ～ 4 个尾椎融合而成。

五、脊髓的形态及其与椎管的对应关系

脊髓呈扁圆柱状，长 40 ～ 45cm，约占椎管全长的 2/3，其重量约为 30 g，根据各部位可分为颈髓、胸髓、腰髓、骶髓和尾髓五部分。脊髓于枕骨大孔处向上连接延髓，脊髓下端形成圆锥。圆锥以下则由马尾神经和终丝外覆硬脊膜囊，经骶管止于第二骶椎的背面，剩终丝继向下止于第二尾椎的背面。

脊髓可分 31 节，每节发出 1 对脊神经共发出 31 对脊神经，即颈神经 8 对、胸神经 12 对、腰神经 5 对、骶神经 5 对及尾神经 1 对。在发出至上肢的脊神经的脊髓节段称为颈膨大。颈膨大在第 3 颈髓至第 2 胸髓之间，约对第 4、5、6 颈椎段，在第 7 颈髓处最宽，为 13 ～ 14mm，矢状径约 9mm，约对第 6 颈椎的后方。在发出至下肢的脊神经的脊髓节段称腰膨大。自胸髓第 9 段至脊髓末端以腰 4 最宽，约 12mm，矢状径约 8.5mm。约对第 12 胸椎后方。了解椎骨与脊髓节段的关系，对于判断脊髓损伤的平面有指导意义。

一般粗略的推算方法是：上颈髓 ($C_{1\sim4}$) 大致与同序数椎管相对应；下颈髓 ($C_{5\sim8}$) 和上胸髓 ($T_{1\sim4}$) 与同序数椎骨的上一节椎体相对，如第 6 颈节平对第 5 颈椎体；中胸部的脊髓 ($T_{5\sim8}$) 约与同序数椎骨上两节椎体平对；下胸部 ($T_{9\sim12}$) 的脊髓节约与同序数椎骨上三节椎体平对；腰髓约平对第 11 ～ 12 胸椎范围内，骶髓和尾髓约平对第 1 腰椎。

六、脊柱的整体现象

脊柱为人体的中轴骨骼，是身体的支柱，它上端承托头颅，胸段与胸骨及肋骨构成胸廓，下端骶尾椎融合并与髋骨构成骨盆。脊柱对胸腔和盆腔脏器起到保护作用。上肢借助肋骨、锁骨、胸骨以及肌肉与脊柱相连，下肢借助骨盆与脊柱相连。上下肢的各种活动，均通过脊柱调节，保持身体平衡。脊柱本身可有屈伸、侧屈、旋转以及三个方向运动活动的环转活动，检查这些活动是诊断脊柱疾患的重要步骤。从侧面观察脊柱，可

见脊柱呈S形，有颈前凸、胸后凸、腰前凸和骶后凸四个弯曲，使脊柱如同一个大弹簧，增加了其缓冲震荡的能力。生理曲度扩大了躯干垂心基底的面积，加强了直立姿势的稳定性。腰椎生理曲度前凸，对负重及维持腰部站、坐、卧三种姿势的稳定甚为重要。对脊柱骨折及脱位的复位、脊柱固定及融合均需注意维持脊柱的生理曲度。

坚强一体的头颅、较为固定的胸椎 ($T_{1\sim10}$)、固如塔基的骶骨，三者间夹有颈椎、胸 $_{11\sim12}$ 和腰椎这部分灵活的脊柱，再加上颈前凸、胸后凸、腰前凸三个生理曲度就构成了颈段和胸腰段在结构上的两个特点：①颈段和胸腰段成为固定的头、胸廓和骨盆三者间力的转换点，头和躯干活动的应力易集中于此两点；②下颈段、胸腰段成为生理曲度的交界点，故下颈段和胸腰段在脊柱损伤中最多，尤以胸腰段为著。

第二节　颈椎损伤及分类

一、颈椎损伤的原因和机制

1. 屈曲外力

它是导致颈椎损伤最常见的原因。屈曲外力损伤基本是颈椎于屈曲位时受到外力打击、碰撞或外力使颈椎呈屈曲位并造成损害，如重物从高处落下打击到低头工作者的顶部、从高处跌下头着地的瞬间顶枕部着地使颈部屈曲受伤。

2. 伸展外力

这是导致颈椎损伤居第二位的原因。伸展外力损伤是由颈椎处于伸展位时受到外力打击碰撞或外力使颈椎呈伸展位并造成损害。如高处跌下面额部着地；暴力直接打击到伤者头面部；高速行进的车辆因与对面车辆或物体撞击致使司乘人员由于头的惯性骤然前屈，继而又猛烈后伸使颈椎受伤，即为“挥鞭伤”。

3. 垂直外力

由垂直外力造成的损伤较为少见。颈部处于中立位时头顶部受到垂直的暴力作用，常造成颈椎椎体爆裂性骨折。

4. 侧屈和旋转外力

由侧屈和旋转外力造成的损伤并非少见。暴力作用于头颈部常既有屈曲，又有侧屈和旋转，是一种复杂的作用。

5. 病理原因

颈椎本身已有结核或肿瘤等病理性破坏，此时仅有轻微外力亦可致骨折脱位。

6. 直接暴力

暴力直接作用于颈椎会致其损伤，如火器伤、锐器伤。

二、颈椎损伤的分类

颈椎损伤的分类是由损伤的机制、影像(常包括X线片、CT和MRI)、生物力学诸方面决定的，常采用以下两种分类。

(一)根据解剖部位分类

1. 寰枕脱位

寰枕前脱位、寰枕后脱位。

2. 单纯寰椎骨折

(1) 寰椎前弓、后弓或前后弓同时骨折。

(2) 侧块压缩型骨折。

3. 寰枢椎脱位

寰枢前脱位、后脱位和旋转脱位。

4. 枢椎骨折脱位

(1) 合并齿状突骨折的寰枢前脱位、后脱位。

(2) 枢椎椎弓骨折。

5. 低位颈椎的骨折脱位

(1) 椎体骨折、脱位：①椎体压缩型骨折；②椎体压缩型骨折合并脱位；③椎体撕脱性骨折；④椎体滑脱。

(2) 附件骨折、脱位：①单侧或双侧小关节半脱位；②双侧或单侧小关节完全脱位－关节突交锁；③小关节突骨折；④棘突骨折；⑤椎板骨折；⑥椎弓骨折；⑦横突骨折。

(二)根据损伤机制分类

1. 屈曲暴力

(1) 过屈性扭伤(向前半脱位)。

(2) 双侧小关节半脱位。

(3) 单纯楔形压缩型骨折。

(4) 椎体前角撕脱性骨折。

(5) 棘突撕脱性骨折。

2. 屈曲旋转暴力

单侧小关节脱位。

3. 伸展旋转暴力

单侧关节突骨折。

4. 垂直压缩暴力

(1) 寰椎爆裂骨折。

(2) 其他椎体爆裂骨折。

5. 过伸性脱位

(1) 过伸性脱位。

(2) 寰椎前弓撕脱性骨折。

(3) 枢椎椎弓骨折。

(4) 寰椎后弓骨折。

(5) 椎板骨折。

(6) 过伸性骨折脱位。

6. 侧屈暴力

钩突骨折。

7. 纵向牵拉暴力

纵形分离骨折脱位。

8. 不明损伤机制

(1) 寰枕脱位。

(2) 齿状突骨折。

第三节　颈椎压缩骨折

一、单纯楔形压缩骨折

病因：屈曲暴力伴垂直暴力同时作用于颈椎，使受力椎体相互挤压致椎体楔形骨折。这种损伤多见于颈椎 $_{4\sim5}$。除椎体压缩骨折外，附件也有可能骨折，韧带有时也有撕裂。只是有时合并椎间盘纤维环破裂连同髓核一并突入椎管时方引起脊髓或神经根的压迫。

临床表现：与损伤程度、范围相对应。

X 线表现：主要是椎体的前方压缩骨折呈楔形变。

治疗：轻度压缩可用颈围领或直接用头颈胸石膏固定。楔形变明显者则用枕颏吊带牵引于伸展 20° ～ 30° 位，使被压缩椎体前方的上、下缘形成张应力使之复位。同时使后结构亦复位愈合。牵引 3 周后改头颈胸石膏固定 2 ～ 3 个月，即可练习颈椎的活动。有神经症状者则进一步做 CT、MRI，根据情况施行手术减压或稳定手术。

二、垂直压缩（爆裂性）骨折

这种骨折的后果较严重。自 CT 机问世以来，明确了椎体爆裂骨折横断层面的影像，增强了我们对这一损伤的认识。

病因：颈椎处在中立位时，突然遭受来自垂直方向的暴力打击头顶，力传递到寰椎和下颈椎，造成这些部位颈椎的爆裂性骨折。暴力经椎间盘向四周传导，致使椎体破裂并分离，前后纵韧带及纤维环亦可破裂。受伤椎体破裂的组织可突入椎管和椎间孔引起脊髓和神经根的损伤。椎体高度被压缩，相应的后结构也会发生骨折。

临床表现：颈部疼痛和运动障碍、压痛广泛是明显的局部症状。脊髓的损伤多比较严重，甚至完全性损伤。损伤平面以下出现感觉、运动、括约肌功能障碍，若在颈$_4$以上则更为严重，出现呼吸困难并可危及生命。

X 线表现：正位片显示椎体压缩型骨折变扁变宽；侧位片显示椎体粉碎性骨折，向前突出超出颈椎前缘弧线，向后突入椎管，颈椎生理弯曲度改变。

CT 表现：CT 扫描横断层面，则能清楚地显示椎体爆裂的形态和分离移位情况，尤其能看到突入椎管的骨折片、后纵韧带、纤维环、髓核的大小、位置和对脊髓及神经根的压迫状况。

治疗：因此种类型的损伤多较严重，经生命体征和合并症的急救处理后，应行颅骨牵引以矫正成角畸形，力图恢复颈椎正常生理曲度及尽量使爆裂的椎体恢复原来形状，但突入椎管的骨折片则仅凭牵引很少有能复位者，故多数医者均主张患者在全身状况允许的条件下尽早施行手术取出骨折片，并同时行前路植骨融合术。术后牵引 2 ～ 3 个月，直至植骨愈合，即可慢慢练习颈部活动。

第四节　寰枢椎半脱位

寰枢椎半脱位多见于儿童，成年人也可发生。本节所指为创伤所致者。

一、发病机制

头部遭受打击、交通事故及运动损伤是最常见的原因。往往暴力不大，有时轻度的旋转外力即致半脱位。

颈$_1$、颈$_2$椎管矢径远较他处宽阔，故一般半脱位不致损伤脊髓。

单纯的环枢半脱位比较少见，往往合并有横韧带断裂及齿状突骨折，且大多齿状突骨折发生在韧带断裂前。

二、临床表现

头颈部倾斜为寰枢椎半脱位典型的表现。如果单侧向前移位时，头向健侧倾斜。颈部疼痛和僵直、枕大神经痛等。脊髓压迫症状和体征极少发生。

三、诊断

有明确的外伤史。X 线表现如下。

1. 正位片

即张口位颈$_{1\sim2}$片显示齿状突与寰椎两侧块间距不对称。

2. 侧位片

侧位片能清楚地显示齿状突和寰椎前弓间的距离变化。正常情况下间距为3 mm以内。必要时做CT扫描，与寰椎椎弓骨折及颈椎畸形相鉴别。

严重的陈旧性半脱位，患者表现为斜颈、运动受限及颈部活动时疼痛，并可导致面部发育不对称及对侧胸锁乳突肌痉挛，此时要与先天性斜颈相鉴别。

四、治疗

针对寰枢椎半脱位通常采用牵引复位及固定方法进行治疗。

枕颏吊带牵引：成人重量为2.5～3kg，小儿重量为1.5～2kg。一般2～3天即可复位，拍片证实复位即可适当减重维护牵引3周，再用围领制动2个月。

对顽固性半脱位和陈旧性半脱位，可用颅骨牵引，复位后行寰枢融合术。

第五节　齿状突骨折

枢椎齿状突骨折，其发生率可占颈椎损伤的10%左右。枢椎齿状突的骨折可严重破坏寰枢区的稳定性，且其不愈合率很高，因此可导致脊髓的急性和迟发性压迫和损伤，重者危及生命。

一、原因及机制

头颈屈曲性损伤是引起齿状突骨折的主要原因。当暴力作用于头部使其屈曲移位时，齿状突、寰椎前弓、寰椎横韧带则向前冲击，齿状突被前弓和横韧带挟持而至齿状突基底骨折，也可是头颈伸展性损伤引发齿状突基底骨折寰椎向后脱位。外力也可是剪切和撕脱联合作用造成不同类型的齿状突骨折。

二、骨折类型及病理

根据骨折的解剖部位分为三种类型。

Ⅰ型：齿状突尖部斜形骨折，或撕脱骨折，是由于翼状韧带牵拉所致。

Ⅱ型：齿状突与枢椎椎体连接部骨折。

Ⅲ型：骨折线波及枢椎椎体的松质骨，是一种通过椎体的骨折。

寰枢椎管的矢状径约30mm，颈髓和齿状突各约10mm。因此，寰枢区的脊髓有一定自由前后活动的间隙，即在此区间可有不超过10mm的前后移位变化范围，超过此限则脊髓就可能受到压迫和损害。但是，若齿状突骨折与寰椎椎弓一起向前移位则这种危险相对大为减少；相反，寰椎向前脱位而齿状突未骨折，则齿状突和寰椎后弓前后夹击脊髓，这种危险则相对大为增加。

三、临床表现

1. 局部症状

上颈椎的项部疼痛、活动受限，尤其是旋转运动受限是最早出现的症状。

2. 神经症状

大约有 1/3 的患者有神经系统的症状和体征。早期症状多较轻微。常出现轻度截瘫和枕大神经分布区感觉减退或疼痛。少数严重者表现为“四瘫”和呼吸困难，患者往往在短期内死亡。

四、诊断

X 线张口位和侧位上颈椎片是诊断齿状突骨折的主要手段和依据。

1. 正位片

显示齿状突骨折及类型。

2. 侧位片

显示寰枢椎是否脱位。

必须注意齿状突骨折有时合并寰椎骨折。必要时做 CT，条件允许最好是 CT+MRI，这对诊治有很大的指导意义。

五、治疗

1. 非手术治疗

行非手术治疗时应区别类型及移位程度采取不同方法，具体方法如下。

Ⅰ型：较少见且稳定性好，危险性小，故采用枕颏吊带牵引，多可获得满意结果。

Ⅱ型：以头颈胸石膏为宜，它能保证骨折端的生理压缩性接触，有利于骨折愈合。

Ⅲ型：头环以石膏固定，这种方法既有高度稳定性，又可调节各方向位置，但是该装置和技术均较复杂，且头颅钻钉亦有不少并发症。

2. 手术治疗

经非手术治疗有时仍形成寰枢区不稳定。故有下列情况者即考虑手术治疗：①颈脊髓损伤；②持续颈部症状；③骨折不愈合且移位超过 4mm 者；⑤寰齿间距＞5mm。

手术方法为寰枢融合和枕颈融合，还有采用前路径枢椎椎体拧入螺丝钉，固定齿状突基底骨折者。

第五章　胸腰椎和脊髓损伤

第一节　应用解剖

一、胸腰段脊柱的特点

(1) 胸椎$_1$～胸椎$_{10}$连同胸骨、肋骨构成胸廓，所以胸椎$_{10}$以上较为固定，而胸$_{11}$、胸$_{12}$和腰$_1$、腰$_2$较灵活，因此胸腰段就成为固定的胸椎与活动的腰椎之间的力的转换点，整个躯干的活动应力则集中于此。

(2) 胸椎生理后突，腰椎生理前突，所以胸腰段成为两曲度的衔接点，肩背自重与负重集中于此。

(3) 关节突、关节面的朝向由胸椎的冠状面转为腰椎的矢状面，所以又易遭受旋转的破坏。

以上三个特点，构成胸腰段脊柱在整个脊柱中损伤发生率最高的内在因素。

二、胸腰段脊髓的特点

(1) 以胸$_{12}$～腰$_1$骨折脱位为例。如果脊髓圆锥终止于胸$_{12}$～腰$_1$及腰$_1$上1/3，则是下运动神经元损伤，表现为弛缓性截瘫。如果圆锥终止于腰$_1$～腰$_2$，在脱位间隙以下可有数节脊髓，则是上运动神经元损伤，下肢特别是膝以下为痉挛性截瘫。故同一水平的骨折脱位，由于圆锥水平不同，而出现不同程度的截瘫。

(2) 由于圆锥多终止于腰$_1$椎体中上部，如以胸$_{10}$脊椎下缘相当于腰$_1$脊髓节，则胸$_{11}$～腰$_1$上缘处，就集中了腰$_2$～骶$_2$约6节以上脊髓及其神经根，即胸腰段为脊髓与神经根最集中混杂的部位。那么，此处的骨折脱位则既损伤了脊髓，又损伤了神经根。脊髓对损伤的抵抗力低，而神经根则相对抵抗力强，不存在脊髓损伤进行性病理过程的特点。脊髓损伤未恢复者，其神经根损伤多可恢复。

三、马尾的解剖特点

1. 马尾的条数

在硬膜囊中，每一个神经根由1条前根纤维束与3条后根纤维束组成，圆锥下部从腰$_2$～骶$_5$有9对神经根，即每一侧有4×9=36条纤维束，两侧共72条，加1条终丝。各纤维顺行向下，每下移一个椎节，两个神经根共减少8条纤维束，至腰椎间盘水平，只剩下5对骶神经根，即40条纤维束，加1根终丝。

2. 马尾的排列

在硬膜囊中马尾的排列有一定的规律，在腰$_3$椎间孔以上，马尾纤维束多密集在一起，各前根纤维束居前半，后根纤维束居后半，终丝在中间，此特点对马尾断裂伤的修复甚为重要。众多的马尾神经束，不可能也无必要逐条分别去对合，而将马尾作为一大束，使前根(前半)对前根，后根(后半)对后根，选其中较粗的纤维束，用无创缝合线固定1～2束，即可保持马尾远近断端的对合。

腰$_3$椎间孔以下，马尾中纤维束的数量逐渐减少，并在脑脊液中互相分开，各个神经根的后根束在远侧集合为1束，并与前根纤维束互相接近并行至出各自椎间孔。终丝则向后正中移位，腰$_{1\sim4}$、腰$_5$水平则形成终丝居后正中浅面，两侧各神经根由中线向两侧排列，腰椎的神经根在两侧前部，骶椎的神经根在后面近中线，横切面上呈马蹄状。每一神经根的前根束在前内，后根束在后外，如马尾在此水平断裂，则需逐条缝合修复。上述的排列规律，可作为缝合远近两断端神经根时各自归属的参考。

3. 马尾神经纤维的数量

后根神经的纤维数量，平均每一神经根为311682条，前根纤维为94983条，后、前根比例为3.2:1。骶神经，特别是骶，以下各神经根较细。肋间神经纤维数为10000～35000条，其中运动神经所占比例较少，运动神经纤维数量与马尾中腰骶神经中的运动神经纤维数相差甚远，至少为10多倍。因此，用肋间神经移接马尾或腰骶神经根，以恢复下肢运动功能，从解剖基础来看是不合理的。

第二节　胸腰椎及脊髓损伤分类

一、发生率

胸腰椎骨折及骨折脱位合并截瘫的发生率差异很大。在地震伤、煤矿复合外伤中，胸腰段脊髓损伤合并截瘫的比例很高，可达60%以上。但在交通事故中则颈椎损伤合并截瘫的比例较大。

二、胸腰椎损伤的分类

按照损伤机制、骨折的形状及部位、骨折的变位与脱位程度三者综合考虑可分为以下几种。

(一)按损伤机制分类

脊柱损伤的受力方向可分为以下六种，其骨折类型与脱位关系如下。

1. 屈曲损伤

常发生椎体的前楔形压缩骨折或骨折脱位。

2. 后伸损伤

易发生棘突骨折和（或）椎板骨折，一般不发生脱位，或有脱位而自动复位。

3. 侧屈损伤

可发生椎体的侧楔形压缩骨折、横突骨折及侧方脱位。

4. 旋转损伤

多发生单侧关节突脱位，严重者椎体间也发生脱位。

5. 垂直压缩损伤

由于椎间盘压迫椎体，使其发生爆裂骨折，骨折块分别向前、后、左、右四周移位，使椎体前后径及横径均增大。而向后突入椎管的骨折块即可压迫脊髓而致其损伤。

6. 剪力性损伤

多属于分离性剪力损伤，如系安全带自高处坠下，这种损伤以脱位为主，主要见于上腰椎损伤，Chance 骨折（水平骨折）也属此类。

另一种剪力损伤发生反向脱位，即腰椎及骨盆固定时，自腹侧向后撞击脊柱，使上位脊椎向后脱位。

椎体压缩骨折的程度，可分为轻度，即压缩部分不超过椎体高度（伤椎上一个及下一个椎体高度的平均值为伤椎的高度）的 1/3；中度，即不超过椎体高度的 1/2；重度，即大于 1/2 或全粉碎。

脱位程度按椎体的前后径和横径计算，不超过 1/4 者为Ⅰ度，不超过 1/2 者为Ⅱ度，大于 1/2、不超过 3/4 者为Ⅲ度，大于 3/4 者为Ⅳ度，完全错位者为完全脱位。

由于人体受伤当时的姿势及损伤原因和种类异常繁多，故脊柱遭受外力的机制常是混合的，如屈曲时有旋转，屈曲时有垂直压缩等。从脊柱受力的生物力学角度看，发生脊柱损伤常需有旋转。

（二）按损伤后稳定性分类

Denis(1983) 根据对 400 多例胸腰椎损伤患者的 CT 片的分析结果，提出了将脊柱分为前、中、后三柱的概念。前柱包括椎体前纵韧带、椎体前 1/2 及椎间盘前 1/2。中柱包括椎体后 1/2 及椎间盘后 1/2、后纵韧带。后柱包括椎弓、黄韧带、关节突关节、棘间及棘上韧带。认为脊柱的稳定性要依赖中柱的完整，如椎体楔形骨折不破坏中柱，属稳定型。若爆裂骨折破坏了前柱及中柱、屈曲分离损伤、骨折脱位均破坏了前、中、后柱，均属不稳定损伤。

McAfee 等 (1983) 基于同样的分析，提出爆裂骨折有稳定与不稳定之别，视后柱有无破裂而定。后柱被破坏为不稳定，后柱无破坏者为稳定。

对于脊柱不稳定的认识并不一致。有人认为对神经功能有潜在危险的为不稳定，有人则认为对脊柱结构有潜在破坏者，例如，压缩骨折晚期或有背痛者为不稳定。依三柱分类概念，棘间韧带损伤伴有后纵韧带损伤者为不稳定。

三、脊髓损伤的分类

脊髓损伤，按其由轻到重的程度及临床表现分为以下几类。

1. 脊髓震荡

脊髓震荡是脊髓的功能性损害，脊髓实质在光镜下无明显改变或仅有少量渗出及出血。伤后早期表现为不完全性截瘫，24h 内开始恢复，且在 3 ～ 6 周内完全恢复。由于其早期临床表现与不完全截瘫难以鉴别，所以脊髓震荡是一种回顾性诊断，即在 6 周获得完全恢复者的最后诊断。

2. 不完全截瘫

不完全截瘫又分为以下五型：①脊髓半横切伤综合征；②中央型脊髓损伤综合征；③前脊髓损伤综合征；④后脊髓损伤综合征；⑤不完全脊髓损伤，即损伤平面以下不完全性截瘫。

3. 完全性截瘫

其脊髓为完全性损伤或横断。在胸椎及胸腰段脊髓损伤的类型中，中央型脊髓损伤、前脊髓损伤及后脊髓损伤均极少见。

4. 马尾损伤或神经根损伤

马尾损伤或神经根损伤一般发生于腰$_2$以下，其损伤程度可分为不完全损伤、完全损伤或横断。

第三节　脊柱脊髓损伤的病理

一、脊椎损伤的病理

脊椎损伤可分两个方面。一方面是脊椎骨折按骨折愈合的病理过程达到骨折愈合，另一方面是脊椎的创伤解剖改变对脊髓的影响。

（一）椎体骨折

前楔形压缩骨折，虽无脱位，但被压缩椎体之后上角常突入椎管，是此种损伤压迫脊髓的主要原因，此时则需行侧前方减压。严重的压缩骨折常伴有脊柱后凸角的增大，形成明显驼背，亦可压迫脊髓前方。

爆裂骨折，椎体后面的骨折块可突入椎管压迫脊髓，椎管矢径被减少超过 50%者，均发生截瘫。在胸椎者，脊髓全破坏，在腰椎者，脊髓与马尾损伤是部分性的，有的病例神经功能有恢复。

椎板、关节突的骨折，可从后面压迫脊髓。

(二)脱位或骨折脱位

脊椎前后脱位、椎管矢状径变小即可损伤或压迫脊髓。成人胸椎前后移位 1cm 以上患者皆全瘫，难有恢复。矢径改变小于 1cm 者，则脊髓可为不完全损伤，亦可为完全损伤；矢径改变小于 0.5cm 者，脊髓损伤则多为震荡，可很快恢复，对脊髓的损伤及压迫主要来自椎体后缘。

对脱位伴分离性损伤者，同样程度的脱位，由于椎弓分离，椎管矢状径改变不多，对脊髓损伤较轻，如有椎弓根骨折，椎弓与椎体分离，使椎管扩大，则虽见脱位严重，对脊髓的损伤亦可能不严重。

(三)脊髓血管损伤

脊椎骨折脱位，可损伤脊髓前动脉或根动脉，在下胸及胸腰段，如损伤大根动脉，则有脊髓缺血坏死的可能。在一组截瘫平面高于骨折脱位平面的病例中，脊髓缺血坏死占 30.5%。除可能损伤该动脉外，亦可同时压迫脊椎骨和脊髓的静脉回流系统，使脊髓内压力增高压迫脊髓。

二、脊髓损伤的病理

(一)脊髓损伤的病理分类

1. 脊髓横断

这是脊髓损伤中最严重者，在损伤当时即致脊髓在解剖学上断裂。

2. 完全性脊髓损伤

在损伤当时，脊髓在解剖学上虽然连续，但其传导功能完全丧失，在临床上是完全性截瘫，其病理改变继续发展，致脊髓神经组织退变坏死，而代之以胶质组织，其结果是脊髓整体的连续性虽存在，但从神经细胞及神经纤维看，也是横断。

3. 不完全性脊髓损伤

受伤时，脊髓解剖学上连续性完好，脊髓功能部分丧失，临床上为不完全性截瘫。由于神经细胞及神经纤维部分退变坏死，故不完全性截瘫的程度有轻重差别，恢复也有完全或不完全的差异，并由于在脊髓内损伤部位不同，尚有中央型脊髓损伤、前脊髓损伤、后脊髓损伤与脊髓半横切伤等类型。

4. 轻微损伤

脊髓损伤很轻，除有少许出血外，神经细胞及神经纤维仅为暂时功能受损，临床为不完全性截瘫，以后完全恢复者为脊髓震荡，其病理为轻微损伤。

(二)病理改变

1. 脊髓横断

无论是闭合性骨折脱位将脊髓挫断，还是火器伤击断，断端都不是刀切样，而是有挫灭坏死，两断端间可有 1.0 ～ 1.5cm 的间隙，在断端内，开始为灰质片状出血，出血向脊髓两端可有 1 ～ 2cm。伤后 2h，灰质中神经细胞逐渐发生退变，胞浆淡染，尼氏体消失，核集中于一端而后消失。出血面积逐渐扩大，白质中轴索及髓鞘尚无显著改变。伤后 6h 神经细胞部分退变，髓鞘散乱，中心灰质处有的已开始液化坏死。伤后 24h，两断端脊髓各有 1cm 碎裂坏死，坏死的脊髓端灰白质出血，已不能找到神经细胞，轴索退变浊肿，有些已成为空泡，伤后 48h 较 24h 稍严重，至伤后 6 周，脊髓断端 1 ～ 2cm 内均被胶质瘢痕、纤维细胞及瘢痕所代替。

2. 完全性脊髓损伤

伤后 15min ～ 3h，见中央管出血，中心灰质中多灶性出血，出血区的神经细胞有的开始退变。6h 内灰质广泛出血，尚未坏死；神经细胞部分退变，白质中大多数轴突尚正常。伤后 12h 灰质出血，神经细胞退变严重，白质开始出血，轴突髓鞘开始退变，并且中央动脉可见出血。伤后 24h 脊髓中心坏死，灰质终于碎裂，神经细胞近于消失，白质轴突退变。1 ～ 2 周内，仅残留周边白质有少数退变轴突，全脊髓已坏死，坏死范围大致长 1 ～ 2cm。完全性脊髓损伤从中心出血、中心坏死发展为全脊髓坏死这一过程说明，治疗这种损伤需要从停止病理进程的发展入手。

3. 不完全性脊髓损伤

伤后 1 ～ 3h，中央管内渗出及出血，灰质中有数处点状或灶性出血，神经细胞及白质无任何改变。6h 灰质中点状或灶性出血依旧，出血区部分神经细胞开始退变。白质轴突无改变。24h 少数白质轴突发生退变，灰白质形态清楚无改变。4 ～ 8 周脊髓中已不见出血，神经细胞存在，少数仍呈退变，白质中有许多正常轴突，一部分轴突退变浊肿，有少数空泡。

4. 脊髓轻微损伤

开始仅见灰质中有数个点状出血灶，此后直至恢复也仅有少数神经细胞及神经轴突退变，绝大多数神经组织 (细胞及纤维) 正常，可为轻微损伤或脊髓震荡。

由此可见，不完全性损伤在伤后 6 ～ 12h，表现为脊髓灰质中一些点状或灶性出血，以后神经细胞及纤维部分退变，直至数周，病变无进行性发展，而是出血吸收，脊髓功能逐渐恢复。

其他类型不完全性脊髓损伤的病理：①脊髓中央型损伤，其出血及退行性改变限于脊髓的中心部分；②前脊髓损伤、后脊髓损伤及脊髓半横切损伤，其出血及退变都是仅限于其相应的损伤部位，而且病理改变也是非进行性的。

(三) 不同方法损伤的脊髓病理

前述为脊髓撞击伤的病理，经其他方法损伤脊髓的病理如下。

1. 脊髓压迫伤

取决于压迫的能量与时间，压迫能量小，时间短，则脊髓为不完全损伤，脊髓除有压迹外，连续性完整。完全性损伤在显微镜下可见脊髓为广泛性破坏，有囊腔及空泡改变，以中心灰质为严重，也波及白质，向上向下可累及几个脊髓节段。神经纤维退变、广泛出血较少见，有时为脊髓软化。在不完全性损伤恢复的脊髓则病变很轻，在白质中可有小空泡和空洞，亦可见到神经纤维的改变。

2. 脊髓缺血损伤

脊髓的三个供血系统，脊髓前动脉、后动脉与根动脉三者中，根动脉为前后动脉的补充。单独一个系统供血障碍不致引起脊髓坏死，但三个系统都发生障碍，则必将引起脊髓坏死。其病理改变，因缺血的部位、时间及程度而不同。因缺血所引起的脊髓损伤病理改变中，以缺血的中心部最重，向两端则逐渐减轻，范围一般在 2 ～ 3cm，也有长达 8cm 者。

总的来说，脊髓缺血性损害的病理可分两种：一种为缺血时间较短，一般在半小时之内，很快恢复了血供，则脊髓实质仅发生较轻的病理改变，包括神经细胞及神经纤维的退变，轻者的临床症状不多，重者则为不全截瘫；另一种为脊髓缺血达半小时以上，可发生不可逆转的缺血性损害。缺血 1h，脊髓即发生缺血坏死，坏死是渐进性的，在 1h 内脊髓神经组织尚无明显改变，但数小时之后，神经细胞及神经纤维缺血性退变坏死即出现。缺血坏死以脊髓灰质为重，白质中也发生退变，同时神经胶质细胞浸润，吞噬细胞出现，最终坏死的脊髓为胶质瘢痕所代替。

上述的脊髓撞击伤、火器伤、压迫伤与缺血伤的病理改变，虽然致伤原因不同，但它们的共同之处是：脊髓中心灰质损伤最重，灰质中神经细胞退变坏死，部分神经纤维退变，这是由于脊髓本身的结构特点所决定，中心灰质部神经细胞密集，神经纤维少，血管多，组织松散，对损伤及缺血耐受性低，故无论何种损伤，均致灰质损害最严重；一旦发生坏死，则液化形成囊腔，并为神经胶质所代替，这一点也是它们共同的病理改变。

（四）脊髓损伤的病理机制

在以上各类型脊髓损伤病理中，脊髓横断者比较明确肯定，不完全脊髓损伤者为非进行性，又较简单，而完全性脊髓损伤则表现出明确地进行性发展，其机制如下。

(1) 其病理改变是进行性的。这取决于组织损伤的严重性，病理改变是脊髓退变以至坏死的根本原因。

(2) 出血对神经组织的破坏是病变进行性发展的重要环节。红细胞从毛细血管溢出，使其供养的神经细胞缺氧而退变坏死，多处出血灶的融合，使该处组织坏死。脊髓中央动脉供养脊髓灰质，其受伤出血使大片灰质因缺血缺氧而坏死。

(3) 微循环障碍是病理进行性发展的主要因素。

(4) 脊髓神经组织损伤，必然发生一些神经递质、神经肽、酶活动的改变。

由此可见，脊髓不完全损伤与完全损伤二者，初始改变只是量的不同。完全损伤者，出血等各种损伤较重，而不完全损伤者较轻。但由于上述各种机制，在不完全性损伤，由于损伤轻、出血少，微循环障碍轻或没有形成，故不形成进行性加重而转向恢复。在完全性损伤，脊髓受硬膜软膜限制，犹如在一筋膜管室内，上述各种机制互相影响致病理过程进行性加重，从而引发了质的改变－脊髓坏死。

三、脊髓损伤病理改变的临床意义

1. 解释症状

脊髓损伤的病理改变与临床症状是一致的，且二者可互为印证。

如不完全损伤的中央型脊髓损伤好发于下颈部脊髓，表现为上肢瘫痪重，下肢瘫痪轻，因为其病理改变在中央部，而至下肢的传导束在周围，故下肢瘫痪轻，可完全恢复，上肢的肘及前臂诸肌亦多完全恢复，恢复最差的是手指屈伸肌、手内在肌。这是因为通过脊髓损伤区的白质纤维受伤很轻，恢复很快；而在中央灰质中的神经细胞受伤较重，退变后不能恢复，如该区相应节段的前角细胞正是手指活动肌的神经元，故手指屈伸及手内在肌瘫痪难以恢复；又如脊髓横断伤最为严重，从神经细胞及纤维看也是横断性损伤。

2. 指导治疗

前述不同损伤所引起的脊髓损伤的病理，在临床上可单一发生，也可几种并存。

临床最常见的脊柱骨折脱位所引起的脊髓损伤则较复杂。脊柱骨折脱位的瞬间，对脊髓是撞击伤；在整复之前，对脊髓还有压迫伤，还可损伤脊髓前、后动脉及根动脉，故脊髓还可有缺血性损伤。遂使得脊髓损伤的病理改变更为复杂，这也是不容易判断或估计治疗效果的原因之一。但是了解病理改变作为临床治疗的理论指导及依据，仍有重要意义。

(1) 脊髓横断：目前脊髓再生治疗仅处于试验研究阶段，尚无有效的治疗方法。对此种损伤，应早期稳定脊柱，预防及治疗并发症，及早进行康复训练。

(2) 不完全性脊髓损伤：这种损伤一般不会进行性加重，治疗的要点是整复脊柱骨折脱位，使脊髓彻底减压，使脊髓损伤渐趋恢复，截瘫获得完全或部分恢复。

(3) 完全性脊髓损伤：这类损伤约占临床外伤性截瘫的50%。在急救运送组织健全发达的国家，全瘫与不全瘫的比例约为30∶70或40∶60，用直升飞机直接运送至医院的，该比例可为30∶70。但在缺乏营救及运送训练及组织的国家则全瘫与不全瘫的比例为70∶30或60∶40。

在全瘫病例中，属于脊髓横断的约在20%以下，故80%的全瘫病例的脊髓损伤为完全性损伤类型，根据其病理改变，对此种病例的治疗需要明确以下几点。

1) 治疗时间愈早愈好，有希望恢复的黄金时间在伤后6h之内，此时脊髓灰质已多处出血，但尚无坏死，周围白质尚无明显改变。

2) 治疗的目的是及时终止脊髓损伤进行性病理改变的进展，保存周围白质，特别是其长传导束，创造截瘫恢复的解剖基础，进而功能恢复。

临床证实，如能早期治疗，损伤段脊髓是有可能保存部分有功能恢复可能的传导纤维的。一般来说，若能恢复相当于锥体束纤维数的10%～30%，则可恢复自主控制的40%～60%的正常功能。另外，从脊髓支配肢体运动功能看，1～2个节段的前角细胞坏死，其所支配之肌肉，不一定完全瘫痪。因为上下肢的大部分肌肉，都是由 2 ～ 3 个神经根交互支配的，一个神经根可支配几块肌肉，同时每一块肌肉受 2 ～ 3 个神经根的支配，即使该节段脊髓支配之肌肉完全瘫痪，在整个肢体众多肌肉中，也仅占几块。而锥体运动束则不同，当其遭受完全损伤时，自损伤节段以下，所有由该束支配之肌肉，均丧失主动运动。以胸 $_{12}$ 椎为例，胸 $_{12}$ ～腰 $_1$ 骨折脱位，损伤了相当于腰 $_2$ ～腰 $_3$ 节脊髓，其前角细胞坏死，引起的是股四头肌不全瘫痪及内收肌群中某几个肌的不全瘫痪。但若此节中的锥体束损坏，则腰 $_1$ 水平以下所有下肢肌肉皆瘫痪。因此，治疗脊髓损伤，保留上下传导通道，即保存白质，对下肢运动功能的恢复，比保存灰质要重要得多。

从脊髓损伤病理来看治疗收效的可能性，也与上述目的相一致，即脊髓损伤后，灰质出血坏死发生在先，伤后 12h，神经细胞已退变，24h 已中心坏死，因此对于完全性脊髓损伤，欲保存中心灰质是十分困难的。而周围白质，在伤后 12h 内变化较少，12h 后，有出血及神经轴突退变，坏死的发生要在 18 ～ 24h 后。在伤后数小时内，如能进行有效治疗，则保存部分白质，特别是锥体束轴突是完全可能的，使患者从完全瘫恢复成不全瘫，则对其生活、工作都是极大的帮助，是值得医务人员努力去争取做到的。据一般统计，完全性截瘫只有 15%～ 20%的部分恢复率。进一步提高恢复率，提高恢复的程度，将使截瘫治疗取得较大的进展。

3) 应采用综合疗法治疗脊髓损伤。整复骨折脱位、脊髓减压对于不完全脊髓损伤，已为脊髓功能恢复创造了条件。但对于完全性脊髓损伤则是远远不够的。因为这种损伤的病理改变是进行性的，仅外部减压并不能终止病变的进程，必须终止脊髓本身的病理变化。行之有效的方法有：脊髓后正中切开，可减低脊髓内压，放出积血及坏死物质，并冲洗带走一些有毒物质；局部冷疗可以减少出血与水肿，并延长对缺氧的耐受性；高压氧治疗可提高损伤脊髓节段的氧弥散率，改善缺氧；给予东莨菪碱等改善微循环的药物，可改善伤段脊髓的微循环；全身脱水可以减轻脊髓损伤段水肿；采用一种或两种以上全身或局部影响神经递质或酶类的药物等积极治疗措施，才有更大的可能保存周围白质免于退变坏死而实现功能恢复。

第四节　脊柱脊髓损伤的临床表现与诊断

一、临床表现

(一) 脊椎损伤的表现

损伤部位的疼痛是最主要的表现，不能自主移动躯干，骨折脊椎的棘突压痛或叩击痛，有时有后突畸形常表示有骨折或骨折脱位，局部肿胀压痛。有时棘间加宽常示棘间韧带断裂。

(二)脊髓损伤的表现

下肢的截瘫是脊髓损伤的主要表现，截瘫的类型及程度可有不同，但此时最重要的是尽早做一次全面的神经系统的检查，以确定截瘫平面、深浅感觉丧失程度、所有瘫痪肌肉的瘫痪程度、生理及病理反射、括约肌功能等。并随时进行复查，以观察截瘫平面是上升还是下降，是恢复、加重，还是停止。

1. 截瘫平面的判定

主要依靠感觉检查，在胸椎脊髓损伤，肋间神经支配的感觉平面丧失即为截瘫平面。肚脐可做胸椎$_2$～胸椎$_{10}$的分界，腹股沟为胸椎$_{12}$与腰椎$_1$的分界，股中部为腰椎$_2$，股下1/3及膝前为腰椎$_3$，胫前内至内踝为腰椎$_4$，胫前外至足背趾趾为腰椎$_5$，腓侧外后、足外缘足底为骶椎$_1$，小腿后正中及股后为骶椎$_2$，会阴部及骶骨后区为骶椎$_3$～骶椎$_5$。会阴区的检查不可忽略，下肢感觉丧失，但会阴区保存感觉者，仍表示为不完全截瘫，恢复的希望较大。浅感觉、位置觉、震颤觉亦同等重要。

2. 肌肉运动检查

逐个肌肉按0～5级记录其瘫痪程度。

3. 反射检查

反射检查包括深浅反射、病理反射和肛门反射的检查。在胸腰段脊髓损伤，有时小腿及足肌痉挛不明显，仅靠踝阵挛阳性说明系上位神经元损伤。

4. 截瘫平面高于骨折脱位平面的意义

尽管胸腰椎节段与脊髓节段不在同一平面，骨折脱位平面损伤的脊髓平面较低，但由于同时也损伤了同平面的神经根，故截瘫平面又是与骨折脱位的平面相一致的。只有当截瘫平面高于骨折脱位平面2个节段或更高时才有特殊意义。据胥少汀在对一组45例具备此体征的33例患者经手术探查发现，脱位上方脊髓发生缺血坏死占33.3%，脊髓横断占29.3%，严重挫伤占27.3%，脊髓液化囊肿与硬膜血肿各占6%，其原因与大根动脉损伤有关，而此大根动脉多出现在胸腰段，故胸腰段损伤出现此症者可达1/3。出现此症者其截瘫恢复率甚低，仅2.2%，而两者为同平面的全瘫恢复率为20%。

5. 神经根损伤

在腰椎侧屈或侧方脱位时，可牵拉损伤一侧的神经根，如马尾同时受伤则马尾与神经根损伤的体征同时存在，二者都为下位神经元损伤。以上位腰椎向左侧移位为例，神经根牵拉伤，多发生在对侧(右)，而且被牵拉的神经根可为脱位间隙同平面，亦可高于脱位间隙，即牵拉了上位神经根。

二、检查与诊断

除前述之临床神经学检查外，还有X线检查、CT、核磁共振、脊髓造影及诱发电位检查等，分述于下。

(一) X 线检查

拍 X 线正侧位片，以损伤脊椎为中心，但要上及胸椎肋骨，或下及腰骶部，否则伤椎的序列不好确定。

X 线片可显示以下信息。

(1) 损伤椎体改变为前楔形压缩骨折、侧楔形或爆裂骨折，对楔形变者应明确压缩程度如何。

(2) 有无脱位及脱位程度，以椎体后缘线计算。

(3) 椎管矢径改变。如椎体压缩骨折后上角突入椎管，爆裂骨折骨块突入椎管。

(4) 脊椎后突角的度数。

(5) 有无棘上、棘间韧带撕裂。

(6) 有无椎板、关节突、横突、棘突骨折。

(7) 陈旧性损伤拍脊椎前屈、后伸侧位片以判断脊柱稳定与否。

(二) CT 检查

CT 检查较普通 X 线片能更清楚、全面地反映损伤情况，如是否有骨折块突入椎管、关节突骨折及移位程度、椎板骨折向椎管突入的程度等。可测量椎管矢径，以每隔 3 mm 断一个层面为好。

(三) 核磁共振 (MRI) 检查

MRI 能从水平、矢状两个平面，同时显示脊椎和脊髓的改变。在矢状面断层成像上可清楚显示出椎体、椎板、小关节突骨折移位压迫脊髓的情况及脊髓损伤情况，如脊髓中心出血受压迫，横断的部位、范围、长度等。在评价脊髓慢性损伤改变时，MRI 比其他检查法更具优势，它可区别脊髓软化与创伤后脊髓囊肿。对创伤后脊髓空洞症，可见空洞形状及胶质化范围。MRI 还可显示出脊髓创伤后粘连及慢性期出现的血管改变和脊髓萎缩。

(四) 脊髓造影

在损伤后的稳定期用此法来检查脊髓受压及蛛网膜粘连等造影时做 CT 显示最佳。

第五节 脊柱脊髓损伤的预防及治疗原则

一、脊柱脊髓损伤的预防

(一) 预防截瘫的宣传教育

进行预防截瘫的宣传教育包括乘车安全、高架施工安全、跳水安全及伤后运送安全等的宣传教育，目的是要引起公众极大关注以减少创伤截瘫的发生。

（二）预防脊柱脊髓损伤后加重

(1) 建立训练有素的营救组织并可召之即来。

(2) 配备专用的搬运及运送工具随时调用。如带牵引头颅并固定颈部的担架，以及可固定担架的救护车等。

(3) 严禁背、拉患者四肢，严禁用床单代替担架来运送患者。正确方法是：运前将患者两上肢贴于身侧、双下肢平直并拢，担架放于体侧，3 ～ 4 人并排在患者另一侧，四人同心合力，一人托头，平直托持整体移动至担架上，头侧置物固定头颅。

（三）预防并发症的发生

良好的护理及早期物理治疗对预防脊髓损伤并发症的发生非常重要，具体措施有。

(1) 伤后立即开始并持续进行物理治疗，以预防肺不张及肺部感染。①用药物兴奋呼吸中枢；②支持呼吸肌活动，机械性扩张肺泡以预防肺不张；③做雾化吸入以利排痰。

(2) 伤后立即开始肢体被动活动，以刺激血液循环，预防关节僵硬、挛缩及疼痛，维持肌长度。

(3) 对未瘫痪肌肉行早期锻炼活动；对已瘫痪肌肉进行按摩，以维持肌张力并预防肌肉挛缩僵硬及疼痛，促进患者早日康复。

(4) 尽快开始站立训练，锻炼瘫痪肌肉的血管收缩及控制能力，减少挛缩及骨质疏松，下肢应穿弹性长袜以预防水肿，在不站立时应抬高患肢并按摩以促进血液循环。

(5) 伤后即行每 2h 定时翻身，或用防褥疮床垫，以预防压疮的发生。

(6) 泌尿系统感染是截瘫患者死亡的重要原因，伤后即行导尿、定期冲洗膀胱及更换尿管，及早训练反射膀胱或自动膀胱的形成。并适当应用抗生素，预防泌尿系统感染。

(7) 预防骨质疏松。研究表明，严重脊髓损伤患者，在伤后 72h 之内即出现钙代谢的改变，其为早期发生骨质疏松的原因之一，应行预防性治疗。合成钙 100U 皮下注射，每周 3 次，共 14 周。

二、治疗脊髓损伤的原则

（一）早期治疗

按照脊髓损伤的病理改变，无论是不完全性损伤还是完全性损伤，都应早期治疗，尤其是疑为非横断性完全性脊髓损伤者，能在伤后 6h 内，发生脊髓中心坏死之前进行治疗，才能争取有恢复的机会，对此种损伤 24h 以内为早期。但即使患者入院晚于 24h 也应尽早治疗。

（二）整复脊柱骨折脱位

恢复椎管矢径使脊髓减压，为其恢复提供条件。对于不稳定性脊柱损伤，必要时应做内固定，以预防脊柱再变位压迫脊髓发生迟发性截瘫或使瘫痪加重。

（三）治疗脊髓损伤

脊髓横断的治疗尚在研究阶段，目前还无有效的方法。不完全性脊髓损伤于减压之后，一般无需特殊治疗脊髓。但对完全性脊髓损伤，整复骨折脱位使脊髓减压，尚不足以停止其病理过程的发展，故对此种损伤及严重的不完全性截瘫，可针对其病理改变的某些因素，采用综合治疗方法。

（四）预防及治疗并发症

呼吸系统并发症等是早期死亡的重要原因，泌尿系统感染及疾患是后期死亡的主要原因，应采取积极预防措施。对压疮、骨质疏松、关节僵硬挛缩、肌肉僵硬萎缩、便秘等并发症亦应积极预防和治疗。

（五）功能重建与康复

某些截瘫肢体的功能，如手肌瘫痪、下肢剪刀步畸形等，可做矫形手术以改善或重建部分功能，提高患者的生活自理能力。对于不能恢复的截瘫患者，经多种锻炼康复措施、职业训练等，使之能乘轮椅活动，参与家庭及社会活动，尽可能成为对社会有用之人，此即现代康复的观念。

第六节　单纯脊椎骨折脱位的治疗

脊椎损伤的首要治疗原则是早期完全复位，具体方法如下所述。

一、稳定性脊椎损伤

对于屈曲性压缩骨折等稳定型脊椎损伤，应早期一次性过伸复位，然后保持过伸位，这对伴有脊髓损伤者，较之慢性过伸复位更能早日使脊髓减压。在保持复位情况下，尽早进行功能锻炼，一般应卧床 8 ～ 10 周，然后戴保持脊柱后伸的支具起床，再固定 4 ～ 8 周，以防骨折及畸形复发。

对无脱位的单纯椎体压缩骨折可选用的复位方法如下所述。

1. 仰卧复位

患者仰卧，以宽 10cm 吊带绕过骨折部位将脊柱向前悬吊，双下肢固定于床上，悬吊的重量以使患者双肩胛刚离开床面为宜，悬吊维持半小时，于此时拍侧位 X 线片，检查是否已复位，如未复位则延长悬吊时间，直到拍到复位片后，则背后垫以长枕，保持过伸复位。

2. 俯卧复位

患者俯卧于床上，双腋下由助手双手拉持，双下肢以吊带牵引向上外悬吊，以患者腹部刚离床面，仅胸部着床为宜，术者可用双手掌叠加压于骨折部位，用力按压脊柱协助复位，亦需悬吊 20min 左右，拍片证实复位后，换仰卧位，背后垫以长枕，保持过伸复位。

3. 姿势复位

这是慢性复位。患者仰卧床上，于骨折部位平面垫宽约 20cm，长与床宽相等的海绵垫，开始约为 10cm 厚，逐渐加高，在数日内加至 15 ～ 20cm。一旦复位，则背垫物再改成 10cm 厚，保持复位。一般骨折复位后 3d 即可行背肌锻炼，翻身侧卧时背部亦应置长垫，保持过伸姿势 8 ～ 10 周。有侧方移位者，先侧卧位整复侧方脱位后，再俯卧位整复前后脱位。

胸椎 $_1$ ～胸椎 $_{10}$ 骨折或骨折脱位，因有胸廓保护，移位多不严重，但复位操作亦受胸廓限制，故可采用姿势复位，或俯卧手法复位后保持复位姿势，复位后亦相对稳定，大多不需要内固定。

二、不稳定脊椎损伤

对有骨折脱位，但无小关节突交锁者，可于局部麻醉下行复位，方法如前所述。复位良好者，过伸姿势下保持复位。

（一）复位的标准

(1) 脱位完全复位。

(2) 在胸椎及胸腰段，脊椎后凸角不大于 10°，在腰椎应有生理前凸。

(3) 压缩的椎体应恢复到正常高度的 80% 以上，对于复位后怀疑继续存在不稳定者，如胸腰段及腰段棘间韧带损伤的脱位，严重椎体粉碎骨折伴棘间韧带损伤者，可行内固定以稳定脊柱。至于腰峡部骨折等，虽然亦属不稳定骨折，但于卧床或外固定后，大多数可以愈合而保持脊柱稳定，故不一定做内固定。

（二）关节突交锁的骨折脱位

由于此种骨折脱位移位严重，闭合复位困难，若强行复位，甚至还可能造成脊髓的进一步损伤，故常需切开复位内固定。

1. 麻醉

多用局部浸润麻醉，安全、方便。

2. 复位

即利用手术台床桥两端的升降，以使骨折脱位按其功能还纳复位。如有困难还可双腋下及双下肢分别由两人行对抗牵引，此时术者双手各持一四齿持骨器，分别挟住患者损伤节段上方及下方正常棘突以助复位。当因小关节突交锁复位十分困难时，可将小关节突部分或大部切除之后再行复位。内固定将在后面叙述。

（三）脊柱融合

假如复位后脊柱较稳定，如胸椎损伤，一般不需作脊柱融合。对于不稳定性骨折脱位，复位后则要内固定，并为确保后期脊柱稳定，尚需行脊柱融合。融合的范围应限于脱位的椎间隙，即脱位关节的两个脊椎；对于椎体严重粉碎，其上、下椎间盘均有损伤，后方棘间韧带断裂者，则可融合上、下共 3 个脊椎。过多的融合则无必要。

融合方法如下。

(1) 最简单的方法是椎板间长条碎骨植骨，将拟融合之椎板用骨凿刮去薄层骨皮质，或用蛾眉凿打毛椎板，植以自体髂骨的碎条骨。

(2) 如果骨折椎的椎板已切除，则将拟融合间隙的关节突的关节面去除，再将关节突表面骨皮质做出粗糙面，直至横突根部，植碎骨于关节间隙内，长条状骨植于上、下关节突及横突根部，此即改进的后侧方融合。

术后有内固定者不需要外固定；无内固定者，于拆线后即以石膏背心外固定，一般需 4 个月。

判断脊柱是否已融合，除拍正侧位 X 线片外，尚需拍过屈过伸侧位片以确认。

第六章　非化脓性关节炎

第一节　骨关节炎

一、概述

骨关节炎 (Osteoarthritis，OA) 是多发于中年以后的慢性、退行性关节疾病，多累及负重较大的髋、膝、脊柱及手部小关节，女性多于男性，又称老年性关节炎、退行性关节炎和增生性关节炎等。临床上以关节疼痛、活动受限和变形为特点。病理变化为关节负重区的软骨退行性变化，软骨下骨硬化、囊性变，非负重区的代偿性骨赘形成。骨关节炎是最常见的关节炎，是导致老年人关节疼痛和致残的首要原因，其发病机理尚不完全清楚。

二、入院评估

(一) 病史询问要点

(1) 患者年龄、职业等一般情况。

(2) 关节疼痛发生的时间、性质、部位、缓解及加重的因素。

(3) 有无晨僵持续时间。

(4) 有无骨摩擦音，有无关节交锁。

(5) 有无关节红、肿、热、痛史，有无外伤史。

(二) 体格检查要点

l. 一般情况

体重、发育、营养、精神状况。

2. 全身检查

骨关节炎多为老年患者，常合并有其他老年性疾病，应注意检查心、肺和其他系统的情况，如有无慢性支气管炎及肺气肿的体征，有无高血压、糖尿病的体征。

3. 局部检查

骨关节炎常有关节肿胀、畸形、压痛、活动时有响声或摩擦音及功能活动受限，偶有关节半脱位。

(三) 门诊资料分析

1. 实验室检查

实验室检查要点是骨关节炎患者的血、尿常规一般正常，白细胞可轻度升高，偶尔可有明显炎症改变，此时应注意排除是否同时存在化脓性关节炎。ESR、CRP 一般正常，少数炎症明显者ESR和CRP可以轻度升高。类风湿因子、抗核抗体和血清补体一般为阴性。受累关节若伴发滑膜炎可出现滑液增多，滑液澄清透明，呈淡黄色，偶见混浊和血性渗出，黏稠度正常或者降低。

2. X 线检查

X 线检查是本病的常规检查，骨关节炎的 X 线检查特点为：①关节间隙变窄。早期关节间隙正常，随着病情进展，关节软骨磨损、变薄和剥脱，关节间隙逐渐变窄，常发生在关节负重最大的部位，如膝关节的内侧面和髋关节的外侧面。②软骨下骨的骨质硬化和变形。③关节边缘骨赘形成。这是骨关节炎特征性的改变，表现为关节边缘呈唇状或刺样突起。④关节鼠。关节鼠为增生的骨赘或者剥脱的软骨脱落进入关节腔内形成的游离体，多见于膝关节。⑤软骨下骨囊性变。表现为圆形、梨形或者蜂窝状、边缘硬化的透亮区，为机械性作用后滑液沿关节面裂孔进入关节面下方所形成。⑥关节变形或者关节半脱位。

（四）继续检查项目

1. 拟入院行手术治疗的患者

应完善三大常规、肝肾功能、凝血功能、心电图、胸片等常规术前检查。

2 .CT 检查

CT 较难发现关节软骨的早期异常改变，可较好显示关节间隙变窄，关节内游离体及软骨下骨质硬化和囊性变。脊柱可见韧带骨化、椎间盘变性、锥体边缘骨赘、椎板硬化、椎小关节不规则增生及椎管狭窄等。

3. MRI 检查

可直接观察关节软骨、滑膜、半月板、交叉韧带和关节周围韧带等结构。其突出优点是无创伤、无辐射，能直接反映软骨的情况如软骨厚度等，可进行连续检查，安全地检测病情进展和评价治疗效果。

4. 关节镜检查

关节镜可以直接观察关节内部情况，已成为关节疾病包括骨关节炎诊断和治疗的重要手段。

三、病情分析

（一）诊断

根据患者的症状、体征和典型的 X 线表现等，诊断骨关节炎并不困难。

1. 病史

多于 40 岁以后发病，好发于负重较大的膝关节、髋关节和脊柱，手部骨关节炎也较常见。

2. 临床表现

关节疼痛，尤其在负重时明显，休息后可缓解，疼痛缓慢进展，后期则休息时也痛。伴有关节僵硬，极少超过30min，活动后缓解。疼痛和晨僵在潮湿、阴雨天加重。关节活动时可有摩擦音，可出现关节交锁、关节肿胀，尤其在伴有滑膜炎时，关节内可有积液。

3. 辅助检查

X线、CT、MRI、关节镜检查等均可提供诊断依据。

4. 手术关节镜

手术或者人工关节置换手术术中所见可为确诊提供证据。

（二）临床类型

骨关节炎按病因学分类，可分为原发性和继发性两类。两类骨关节炎发展到晚期的临床表现、病理改变均相同，有时原发性与继发性骨关节炎很难绝对区分。

1. 原发性骨关节炎

多见于50岁以上的肥胖患者，一般认为与衰老、损伤、炎症、肥胖、代谢障碍、性别和遗传等因素有关。

2. 继发性骨关节炎

继发于某种明确的疾病或损伤，如先天性畸形、创伤、其他全身性因素以及医源性因素如不恰当地使用糖皮质激素等。

（三）鉴别诊断

1. 类风湿关节炎

类风湿关节炎是一种以慢性进行性关节病变为主的全身性自身免疫疾病，其特征是多关节对称性炎症，以双手、腕、肘、膝、踝和足部关节的疼痛、肿胀及晨僵为主要症状，症状反复发作逐渐导致关节破坏、强直和畸形。可有发热、贫血、皮下结节、血管炎、心包炎及淋巴结肿大等关节外表现。实验室检查80%患者可有贫血、90%患者血沉增快、60%～80%患者类风湿因子阳性。关节液较混浊，无细菌及结晶，黏稠度降低，黏蛋白凝固能力差，含糖量降低，白细胞增多。X线检查在发病早期可见软组织肿胀，随后出现关节周围骨质疏松、关节间隙变窄及边缘侵蚀。

2. 强直性脊柱炎

强直性脊柱炎的以下特点有助于与骨关节炎鉴别：①年轻男性多见；②主要为炎性下腰痛；③多伴有肌腱末端炎；④X线片可见有骶髂关节炎；⑤脊柱早期改变为小关节模糊，晚期为“竹节样”改变；⑥90%以上的患者HLA-B27阳性。

3. 痛风性关节炎

痛风性关节炎为体内嘌呤代谢异常产生高尿酸血症所致，多见于中老年男性，常反复发作，好发于单侧的第一跖趾关节或跗跖关节，也可以累及膝、踝、肘、腕及手关节。急性期有骤然发作、剧烈疼痛的特征，此时常有血尿酸升高。慢性者可在耳郭和关节部位出现痛风石。关节液行偏振光镜检可见尿酸盐结晶。

4. 银屑病性关节炎

银屑病患者中7%可出现银屑病性关节炎，有报道在一些艾滋病患者中发病率更高。远端指(趾)间关节最易受累，大小关节(包括骶髂关节和脊柱)不对称性受累亦较常见，没有类风湿结节。关节与皮肤症状的加重或缓解可呈一致性。关节炎的缓解比类风湿性关节炎更常见、更快且更完全，但有时也可转成慢性关节炎及严重的残疾。类风湿因子阴性；有些患者，特别是累及脊柱时，HLA-B27可呈阳性。X线检查发现远端指(趾)间关节受累、末节指(趾)骨骨质吸收、毁损性指((趾)关节炎和大小关节的广泛破坏和脱位。

5. 赖特 (Rnter) 综合征

其突出表现为眼炎、尿道炎和关节炎三联征。关节炎呈急性非对称性，主要累及膝、踝和跖趾关节，其次为指间关节和脊柱。可见趾(指)关节弥漫性肿胀引起的腊肠趾(指)，跟骨和髌腱韧带附着出的肿痛和腰背痛。

其他尚需与大骨节病、色素沉着绒毛结节性滑膜炎、血友病性关节炎、白塞 (Behcet) 综合征、滑膜软骨瘤病等少见病相鉴别。

四、治疗计划

(一)治疗原则

目前还不能治愈骨关节炎，治疗的目的是减轻疼痛、保持或改善关节活动度及预防关节功能障碍。治疗方法应根据不同的病情和临床表现及患者的期望目的，选择保守治疗、关节镜下清理术、截骨矫形术和人工关节置换术。

(二)术前准备

患者大多为老年患者，常常合并有全身其他器官的病变，应做好全面检查，掌握各重要脏器的病变和功能状况，在各专科医生的指导下进行药物治疗，调整改善重要脏器功能。给予必要的全身营养和支持治疗，评价患者全身情况和手术耐受程度。进行精神和心理护理，消除患者恐惧、失望等不良情绪。制定完善的手术计划和术后康复计划等。行人工关节置换者术前应排除全身感染病灶的存在，术前预防性使用抗生素。

(三)治疗方案

1. 非手术治疗

(1) 健康宣教：让患者了解病情，保持乐观情绪，养成合理的生活方式，如减肥、减少负重，调整劳动强度、避免穿高跟鞋，利用手杖、护膝或者其他辅助设施以减轻受累关节的负荷。进行适当的运动和肌肉锻炼以增加关节的稳定性。并告知患者应在医生指导下用药，不能滥用糖皮质激素。

(2) 物理治疗：理疗在骨关节炎的治疗中有重要作用。急性期理疗以止痛、消肿和改善功能为主，慢性期以增强局部血液循环和改善关节功能为主。局部热敷是一种简便易行的理疗方式，值得向患者推荐。中医针灸、按摩推拿等方法有一定效果。

(3) 药物治疗

治疗骨关节炎的药物可分为控制症状的药物 (非甾体消炎药、止痛药、糖皮质激素等) 和改善病情的药物 (透明质酸、D- 葡聚糖、四环素类抗生素、硫酸软骨素、双醋瑞因等)。常用药物有：对乙酰氨基酚、美洛昔康、尼美舒利、塞来昔布、罗非昔布等，选用此类药物时应考虑其胃肠道不良反应，当患者存在胃肠道的危险因素如有上消化道溃疡或出血史、同时使用糖皮质激素或者抗凝药时，应尽量不要口服非甾体消炎药，可局部外用或者改用止痛药；曲马多 0.2 ～ 0.3g/d，分 4 次给药；透明质酸钠 2mL，关节腔注射，每周 1 次，5 次为一个疗程。

2. 手术治疗

对病变严重且有持续关节疼痛及明显功能障碍者可考虑手术治疗。

常用的手术方式为关节镜下关节清理术和人工关节置换术，过去开展的截骨矫形术和关节融合术现在已较少应用。

(1) 关节镜下清理术：关节镜的应用为骨关节炎的治疗提供了一种安全有效的微创方法，具有手术创伤小、术后恢复快等优点。关节镜下能够清理增生的滑膜、剥脱的软骨、不稳定的软骨片、修平软骨面、切除骨赘、摘除关节内游离体、修切破损的半月板，必要时可行髁间窝成型，并能清除关节内的炎性物质和降解软骨的蛋白酶，从而缓解症状。在软骨全层剥脱处可钻微孔直至出血的骨层，有助于纤维软骨再生。还可在关节镜下行骨膜、软骨移植、带软骨下骨的软骨移植和自体软骨细胞移植，但技术复杂，长期疗效尚待进一步研究。

(2) 人工关节置换术：对于严重的关节疼痛、功能受限、畸形，日常生活活动严重障碍，人工关节置换已成为主要的治疗方法。目前的人工髋、膝关节置换 10 年生存率已达 90% 以上，临床已广泛开展。

3. 中医治疗

(1) 肝肾不足型，治宜补气血、益肝肾、温经通络。

(2) 气血虚寒型，治宜补气血、温经壮阳。

(3) 湿热下注型，治宜清热利湿、通经止痛。

(4) 风寒湿痹型，治宜祛风胜湿、温经通络。

五、术后处理

（一）关节镜下关节清理术的术后处理

1. 一般处理

术后予以使用抗炎、消肿、止血药物。患肢膝关节及以下部位绑弹力绷带，抬高患者减轻肿胀。术后一般不放置引流管，行滑膜切除出血较多者可放置引流管，手术后48小时拔除。嘱患者加强患肢被动和主动功能锻炼，必要时使用持续被动关节运动器(dpm)。术后给予一个疗程的透明质酸关节腔注射有助于病情恢复。

2. 并发症的处理

关节镜手术的并发症发生率很低，关节内积血或积液是术后最常见的并发症，必要时可予以关节腔穿刺抽出积液。患肢肿胀可给予消肿药，一般用甘露醇快速静滴脱水或者七叶皂苷钠口服。

(二)人工关节置换术后处理

1. 一般处理

术后加强抗炎，营养支持，积极控制、治疗其他伴发疾病，一般不用止血药，以防发生深静脉血栓，必要时给予抗凝药。患肢抬高，引流管视引流量多少手术后24～48h拔除。膝关节置换者拔除引流管后即行CPM锻炼，逐渐加大锻炼角度。并嘱患者加强主动功能锻炼。髋关节置换者术后患者稍外展，穿丁字鞋防止旋转，早期尽量避免内收和过度屈曲，假体为骨水泥固定者术后一般3～7d可下床负重行走，生物型固定者3个月方可完全负重。

2. 并发症处理

人工关节置换术后的并发症主要包括：伤口及深部感染、深静脉栓塞(DVT)和肺栓塞(PE)、假体周围骨折、假体松动、髌骨骨折和(或)伸膝装置撕脱、关节不稳、关节强直以及神经血管损伤、肺部感染等。术后深部感染被认为是人工关节置换术后的“灾难性”并发症，常常需要再次手术将假体取出才能控制。故术前应排除全身感染病灶的存在，控制和感染密切相关的糖尿病、肥胖以及糖皮质激素使用等因素，术中严格无菌操作，术后加强抗炎。有高凝倾向者术后可给予抗凝药，加强患者功能锻炼促进血液回流，防止发生静脉血栓。

六、病程观察

(一)疗效

骨关节炎的病理变化一般不可逆转，并且随着年龄的增加而加剧。因此，治疗目的为改善症状，阻止恶性循环，改善关节活动功能，延缓病程发展。晚期患者只有行人工关节置换方可解决根本问题。

(二)出院医嘱

非手术治疗者应告知健康的相关要求，并注意定期复查了解疾病进展情况。关节置换患者应注意避免剧烈活动和减少负重，减少对假体的磨损，髋关节置换者嘱避免过度内收、内旋和屈曲，防关节脱位，并手术后定期复查。

七、临床经验

骨关节炎是骨科门诊常见疾病之一，诊断一般不难，治疗上绝大多数早、中期患者选择保守治疗。骨关节炎的保守治疗是一项综合治疗的过程，应根据患者个体情况将健康教育、口服药物、关节内给药和康复治疗等多项措施结合起来，单一措施往往疗效不佳。对于门诊患者，以下处理措施可供参考：告知患者发病机理，嘱其爱护关节，延缓关节蜕变速度；尽量减少负重，减少步行、扶双拐下地、减肥等；禁止下蹲和远行；坐位锻炼股四头肌，增强关节稳定性；戴护膝；局部热敷；辣椒素、红花油等局部外用；口服一种非甾体消炎止痛药；老年女性患者补充钙剂；经济条件可以接受者可予玻璃酸钠关节腔内注射。目前还没有哪种保守措施能够完全治愈骨关节炎，容易反复发作并逐渐加重，可见骨关节炎患者的治疗是容易而又复杂的。希望将来会拥有改变这一疾病自然病程的治疗方法，以增强我们目前缓解疼痛和改善功能的能力。

第二节　强直性脊柱炎

一、概述

强直性脊柱炎 (Ankyloslng Spondylitis，AS) 是一种慢性、进行性、全身性自身免疫性疾病，属于血清阴性脊柱关节病，以中轴关节慢性炎症为主，主要累及骶髂关节、脊柱关节突关节 (滑膜关节)、脊柱旁软组织，也可累及外周关节。多起病于 40 岁以下的男性，主要症状为腰背痛、晨起腰部发僵、腰椎活动受限，部分患者可伴有关节外症状。病理特征是肌腱、韧带附着点炎。我国近年流行病学调查结果显示发病率为0.26%。病因迄今未明，一般认为遗传因素和环境因素相互作用所致，已证实与 HLA-B27 密切相关。

二、入院评估

(一) 病史询问要点

(1) 患者年龄、性别等一般情况。

(2) 是否有腰背部或者腰骶部疼痛和 (或) 发僵，出现症状的时间、疼痛的性质、缓解和加重的因素。

(3) 是否伴有外周关节疼痛、肿胀，外周关节受累以膝、髋、踝和肩居多。

(4) 诊治经过、病情的演变。

(5) 有无双手关节疼痛、肿胀，是否伴有下肢放射痛，以利鉴别诊断。

（二）体格检查要点

1. 一般情况

患者发育、营养、面容、体位、精神等。

2. 专科检查

早期强直性脊柱炎体征不多，可有骶髂关节、髂嵴、耻骨联合等骨盆突起部位压痛。

(1) 骶髂关节炎的检查："4"字试验，骶髂关节推、压试验等。

(2) 附着点炎的检查：早期可发现坐骨结节、大转子、脊柱骨突、肋软骨、肋胸关节，以及髂嵴、跟腱、胫骨粗隆和耻骨联合等部位压痛。此类体征发现率不高，可发生于疾病各期，主要提示病情活动。

(3) 脊柱和胸廓的检查：schober 试验、枕墙距、胸廓活动度等。

(4) 晚期脊柱僵硬可产生驼背畸形，典型体征是胸椎后凸、头部前伸。由于颈、腰不能旋转，侧视时需转动全身。髋关节受累者呈摇摆步态甚至不能行走。偶有病变始自颈椎，自上而下波及胸椎和腰椎，这种自上而下者称为 Bechterew 病，预后较差。

（三）门诊资料分析

1. 实验室检查

凡怀疑 AS 者均应查 HLA-B27(90% 以上患者阳性)，但应注意 HLA-B27 阳性不等于就是 AS，它不是诊断 AS 的必要条件，HLA-B27 阴性也不能排除 AS。活动期血沉增快，C- 反应蛋白增高，类风湿因子阳性率不高于正常人群。血常规可有轻度贫血。

2. X 线检查

骶髂关节的 X 线表现具有特征性，常为 AS 的最早变化，显示关节间隙模糊、软骨下骨缘模糊、关节融合。国外按 X 线片骶髂关节炎病变程度分为五级：0 级为正常；Ⅰ级为可疑；Ⅱ级有轻度骶髂关节炎，可见局限性侵蚀、硬化，但关节间隙正常；Ⅲ级有中度骶髂关节炎，有侵蚀、硬化、关节间隙增宽或变窄、部分强直；Ⅳ级为关节融合强直。脊柱的 X 线片表现有椎体骨质疏松和方形改变，椎间小关节模糊，椎旁韧带钙化以至骨桥形成，晚期广泛而严重的骨化性骨桥表现，称为"竹节"状脊柱。髋关节受累者 X 线片上可见关节间隙模糊、变窄，晚期出现骨性强直。

（四）继续检查项目

1. CT 检查

CT 与普通 X 线相比，具有更好的分辨率。对照研究已证实 CT 在骶髂关节炎诊断中有高度的敏感性，在发现骶髂关节炎的微小病变上比 X 线敏感，尤其是对较早期患者。因此在疾病早期或 X 线可疑的病例中 (病变Ⅱ级以下)，建议行 CT 检查以便及早发现骶髂关节病变。除了在早期诊断中的意义外，CT 对强直性脊柱炎治疗效果的随访观察、药物疗效评价等也有一定意义。

2. MRI 检查

MRI 对了解软骨的变化优于 CT，但在判断骶髂关节炎时易出现假阳性结果，又因价格昂贵，目前在本病一般不作为常规检查。

三、病情分析

(一) 诊断

1. 病史

发病一般比较隐匿，早期可有厌食、低热、乏力、消瘦和贫血等症状，但除儿童外一般都不严重。少数病例可有长期低热和关节痛，且常伴明显体重减轻。多发生于 10 岁～40 岁，发病高峰年龄为 15 ～ 30 岁，40 岁以后发病者少见。男女比例约为 5:1 ～ 10:1。

2. 临床表现

(1) 腰痛或不适：是本病最常见症状，发生率 90% 左右，其发生隐匿，常为隐痛，难以定位。部分患者一开始就出现腰痛、僵硬。夜间痛可影响睡眠，严重时患者在睡眠中惊醒，甚至要下床活动后始能重新入睡，休息不能缓解腰痛或不适，活动反而能使症状改善，此为炎症性腰痛与机械性腰痛的鉴别要点之一。

(2) 晨僵：也是常见的早期症状之一。患者晨起感觉腰部僵硬，活动后可以缓解。晨僵也是病情活动指标之一，病情严重时可整日僵硬。除活动外，热敷、热水浴也可使晨僵缓解。

(3) 肌腱、韧带骨附着点炎症：为强直性脊柱炎的特征性病理变化。由于胸肋关节、柄胸联合等部位的附着点炎，患者可出现胸痛、咳嗽或喷嚏时加重，也可出现轻、中度胸廓活动度降低。但因腹式呼吸代偿，极少出现通气功能受损。颈椎僵、痛一般发生于起病数年之后，但少数病例可早期出现此类症状。

(4) 外周关节症状：半数以上病例病程中出现外周关节症状。受累部位以髋、膝、踝等下肢大关节为多见。约 20% 病例首发症状为外周关节受累，多见于幼年患者。我国患者除髋关节外，外周关节受累较少表现为持续性和破坏性，为区别于类风湿关节炎的特点之一。

(5) 关节外症状：全身症状一般不严重。可有急性前葡萄膜炎或虹膜炎，可累及心血管、肺部、神经、肌肉、肾脏等。本病慢性前列腺炎比正常人群多见。脊柱强直以后，一般都并发严重的骨质疏松。

3. 辅助检查

HLA-B27 阳性、血沉增快、C- 反应蛋白增高、X 线片、CT 和 MRI 的表现均可提供诊断依据。

典型强直性脊柱炎的诊断不难，根据患者症状、脊柱僵直等，结合 X 线典型的骶髂关节炎、脊柱呈"竹节样"改变即可诊断。对于早期患者临床表现各异又不典型，有时很难做出诊断，至今尚无令人满意的诊断标准。常用 1984 年修订的纽约标准，其内容包括：

(1) 临床标准：①腰痛、晨僵至少 3 个月，活动改善，但休息不减轻；②腰椎在前后和侧屈方向活动受限；③胸廓活动度小于同年龄和性别的正常人。

(2) 放射学标准：骶髂关节炎，双侧≥Ⅱ级，或单侧骶髂关节炎Ⅲ、Ⅳ级。

(3) 诊断：肯定强直性脊柱炎符合放射学标准和 1 项 (及以上) 临床标准者。

可能强直性脊柱炎符合 3 项临床标准，或符合放射学标准而不伴任何症状者。

临床上，患者由于就诊时的病程和病情轻重不同，可能不完全具备上述强直性脊柱炎的诊断条件，对于这些患者应根据其临床症状和体征决定是否需要治疗。

(二) 临床类型

根据发病年龄将 16 岁以前发病者称为幼年型强直性脊柱炎 (Juvenile Ankyiosing Spondylitis，JAS)，40 ～ 45 岁以后发病者称晚起病强直性脊柱炎，二者临床表现常不典型。JAS 发病时腰、背痛等中轴关节症状少见，由于骨骼发育不成熟，骨盆片对早期骶髂关节炎的诊断的帮助不大，脊柱强直更是发生于关节炎、附着点病等出现多年以后。晚起病的 AS 起病时脊柱症状轻或缺如，发生关节炎关节数目少且轻，血沉增快，可有下肢凹陷性水肿，应与血清阴性滑膜炎鉴别。后者常见于 50 岁以后人群，但预后良好，而晚起病的 AS 则在数年后出现骶髂关节炎和脊柱受累，且非甾体抗炎药疗效不佳。

(三) 鉴别诊断

1. 类风湿关节炎

当 AS 以外周关节炎为首发症状时，易误诊为 RA。类风湿关节炎发病以青、中年女性多见，外周小关节对称性受累，无骶髂关节侵蚀、破坏，可有类风湿结节，类风湿因子阳性。

2. 腰椎间盘突出症

强直性脊柱炎腰痛特点与椎间盘突出症不同，椎间盘突出症常为急性发作，活动加重，休息减轻，常伴有放射痛或伴下肢麻木与感觉异常。椎间盘突出症血沉、C- 反应蛋白正常。

3. 机械性腰痛

青壮年从事各种体力劳动或体育活动的机会较多，腰外伤较常见。由于强直性脊柱炎发病隐匿，早期患者常不自觉或易忽视，如有外伤史，容易误认为是机械性损伤而贻误治疗。运动和休息对痛的加重或减轻最具鉴别价值。

此外，AS 还与其他一些血清阴性脊柱关节病存在某些交叉重叠现象，应注意鉴别。

四、治疗计划

(一) 治疗原则

AS 至今尚无根治方法。目前治疗主要是缓解症状，保持良好姿势，防止脊柱变形，延缓病情进展。外科治疗主要用于髋关节强直和脊柱严重畸形的晚期患者。

(二) 术前准备

(1) 术前纠正贫血、低蛋白血症等营养不良情况。

(2) 停用非甾体消炎药、阿司匹林等药物，可使用雷尼替丁等护胃药，防止应激性溃疡的发生。2 年内使用激素治疗者围手术期应注意激素的补充治疗。

(3) 行关节置换者术前应注意检查和治疗潜在的感染灶，如龋齿、鼻窦炎、扁桃体炎、泌尿系感染等。术前预防性使用抗生素。

(三) 治疗方案

1. 非手术治疗

(1) 非药物治疗

对患者及家属进行疾病知识的教育，有助于患者主动参与各种治疗；嘱患者进行体位锻炼，增强椎旁肌肉的力量和增加肺活量；站立时尽量保持挺胸、收腹和双眼平视，应睡硬板床，多取仰卧位，枕头要低，维持脊柱的最佳位置。对受累关节和其他软组织疼痛可选择合适的物理治疗。

(2) 药物治疗

①非甾体消炎药：主要用于减轻疼痛和晨僵，对此类药物反应良好是本病的特点。非甾体消炎药品种繁多，但普遍认为吲哚美辛对缓解 AS 的疼痛效果尤为显著。这类药物的不良反应均相似，尤其是胃肠道反应，因多数患者需长期用药，故其耐受性越来越受到重视。目前选择性或特异性环氧化酶 2 抑制剂的应用逐渐增多，如罗非昔布 (rofecoxib)、塞来昔布 (celexib)、美洛昔康 (meloxicom) 等，此类药物的治疗效果虽不比传统药物优越，但不良反应明显减少。由于其治疗效果的个体差异大，故应个体化选择用药。

②慢作用抗风湿药：常用药物有柳氮磺胺吡啶、甲氨蝶呤、雷公藤总苷。

A. 柳氮磺胺吡啶起效较慢，通常要在服药后 4 ～ 6 周起效。一般均从小剂量 0.25g 口服、一日 3 次开始，以后每周递增 0. 25g，至 1.0g、1 天 2 次，不再增加。以后每日总量 2.0g，维持治疗 1 ～ 3 年。为了弥补柳氮磺吡啶起效慢及抗炎作用弱的缺点，国内普遍将柳氮磺吡啶和一种非甾体抗炎药联合应用。不良反应包括消化道不适、皮疹、血细胞减少、头痛、头晕，以及男子精子减少及形态异常 (停药后可恢复)。磺胺过敏者禁用。

B. 甲氨蝶呤：活动性 AS 患者经柳氮磺吡啶和非甾体抗炎药治疗无效时可应用甲氨蝶呤。通常以甲氨蝶呤 7.5mg ～ 15mg 口服或注射，每周一次，疗程半年至 2 年不等；同时可并用一种非甾体抗炎药。尽管小剂量甲氨蝶呤不良反应较少，但是其不良反应仍是治疗中必须注意的问题，包括胃肠道不适、肝损害、肺间质炎症和纤维化、血细胞减少、脱发、头痛及头晕等，故在用药前后应定期复查血常规、肝功能及其他有关项目。

C. 雷公藤总苷：雷公藤制剂在我国用于治疗类风湿关节炎、系统性红斑狼疮等多种自身免疫疾病已多年，疗效显著，为我国疗效肯定、独特的抗风湿药。国内用以治疗强直性脊柱炎也取得疗效，由于本品对生殖细胞的影响，拟生育者宜暂缓使用。

糖皮质激素：主要用于眼急性葡萄膜炎。对非甾体抗炎药不能耐受，或非甾体抗炎药不能控制症状者，可代之以小剂量（相当于泼尼松 10mg/d 以下）皮质激素治疗。亦有报道对于其他治疗不能控制的下腰痛患者，在 CT 引导下行骶髂关节穿刺注入糖皮质激素进行治疗。

④生物制剂：已有将 TNF-α 阻断剂等用于临床的报道。

2. 手术治疗

晚期强直性脊柱炎患者往往出现髋关节强直挛缩或强直，此时治疗的最好办法只能选择人工髋关节置换术；出现驼背畸形者可选择脊柱截骨矫形术。术前、术后处理可参考本章第一节骨关节炎人工关节置换术。

3. 中医治疗

(1) 虽然现阶段不能治愈，但多数患者能生活得很好。

(2) 对患者进行有关疾病科普教育有利于控制病情。

(3) 早期诊断非常重要，尤其是对关节外表现的早期认识和治疗更是如此。

(4) 非甾体抗炎药可以控制疼痛和炎症反应。

(5) 每日体疗有益于保持良好的生理曲度，减少畸形和维持良好的胸廓扩张度；游泳是很好的全身运动。

(6) 髋关节置换术和脊柱关节矫形手术，有一定益处。

(7) 对患者进行心理的、社会的和家庭的支持，有利于治疗。

五、病程观察

（一）疗效

AS 的病程演变差异很大，其特征是自发缓解和加重交替出现。一般预后较好，患者多能从事日常工作和学习。少数患者出现髋关节受累和脊柱强直是功能障碍的主要原因。人工髋关节置换术已能改善这些患者的功能。

（二）出院医嘱

鼓励患者进行功能锻炼，保持脊柱直立，坚持治疗，增强信心，注意复查及随诊。

六、临床经验

1. 早期诊断

早期诊断是获得良好疗效的关键。AS 从出现症状至确诊平均需 6 ～ 10 年，多数患者已有明显畸形，失去了早期治疗最佳时机。然而强直性脊柱炎发病隐匿，早期症状、体征不典型，病情进展缓慢，有些患者腰痛或不适症状比较轻微而不被重视，在长期得不到治疗及功能锻炼的情况下逐渐出现脊柱及其周围关节的强直而导致残废。即使是有较明显的症状，临床多表现为腰痛、下背痛、腰骶部僵硬感伴活动受限，并向下肢放射，与坐骨神经痛、腰椎间盘突出症及腰肌劳损的症状十分相似，如果对这些症状未仔细分析就做出诊断，难免误诊。外周关节病变在强直性脊柱炎中也不少见，表现为外周关节疼痛、红肿及功能障碍，可合并发热(多为低热)、血沉增高、C-反应蛋白阳性，少数患者抗“O”升高。当外周关节症状先于或重于脊柱症状，其骶髂关节的X线表现又不明显时，常易误诊为风湿性或类风湿关节炎。对于少儿强直性脊柱炎，因其临床表现更不典型，首发症状多为外周关节炎，故早期诊断较为困难，极易误诊。故临床医师要提高对AS的警惕，在临床实际中，必须综合症状、体征、实验室指标和影像学检查，着重了解以下情况：①青少年男性多发；②多有腰臀部疼痛、夜间腰痛、脊柱晨僵；③足跟和肌腱骨附着点疼痛；④外周大关节的滑膜炎较多见；⑤“4”字试验、骶髂关节压痛和腰椎压痛为常见体征；⑥HLA-B27阳性或阳性家族史；⑦CT或MRI检查可发现早期骶髂关节炎表现。通过上述7项指标的综合分析，可提高早期诊断率。

2. HLA-B27与AS

自发现AS与HLA-B27强相关以来，为本病的诊断提供了新的线索。对疑似或不典型病例，HIAB-27的检测大大增加了诊断的可能性。然而，HLA-B27不能作为AS的“诊断性”或“确诊性”试验手段，更不能替代骶髂关节炎的存在与否。这是因为，慢性腰腿痛是一种极常见症状。国内多处流行病学研究证明，人群中10%以上存在腰痛症状，而HLA-B27阳性率约4%～8%，AS的患病率仅2‰左右。也就是说，一般人群中，每1 000人中约有100名慢性腰痛，40～80名HLA-B27阳性，而AS仅2名左右。何况还有10%左右AS患者HLA-B27阴性。因此，在缺乏肯定的放射学骶髂关节炎的情况下，即使存在类似AS的临床症状、体征、同时HLA-B27阳性，也不能确诊AS。

第三节　类风湿关节炎

类风湿关节炎是一种以慢性进行性关节病变为主的全身性自身免疫性疾病，其特征是多关节对称性炎症，以双手、腕、肘、膝、踝和足关节的疼痛、肿胀及晨僵为主要症状，症状反复发作逐渐导致关节破坏、强直和畸形。关节外表现可有发热、贫血、皮下结节、血管炎、心包炎及淋巴结肿大等。其病理特点为慢性滑膜炎形成血管翳，侵及软骨和骨，造成关节破坏。我国的患病率为0.32%～0.36%，任何年龄都可发病，但80%发病于35～50岁，男女比约为1:3。其病因尚不完全清楚，感染和自身免疫是其发病的中心环节。

一、入院评估

（一）病史询问要点

(1) 关节疼痛、肿胀的时间、部位、性质、缓解和加重的因素。

(2) 是否有手部关节疼痛、肿胀，有无其他关节病变，是否为双侧对称性发病。

(3) 有无晨僵及其持续时间。

(4) 是否伴有发热、贫血、皮下结节、血管炎、心包炎及淋巴结肿大等症状。

(5) 诊治经过、病情的发展演变。

(6) 家族中是否有类似病例。

（二）体格检查要点

1. 一般情况

发育、营养、体重、精神、面容、步态、皮下是否有结节等。

2. 局部检查

(1) 手关节受累几乎见于所有的 RA 患者，近端指间关节、掌指关节及腕关节最为常见。检查是否有手部多个关节肿胀、压痛，是否伴有“扳机指”，是否有“天鹅颈”“钮孔花”样畸形，是否伴有尺偏畸形。

(2) 有无类风湿结节、淋巴结肿大。

(3) 是否伴有其他关节肿胀、压痛及受累关节的功能。

(4) 是否有血管炎的体征，是否有心脏和肺部异常及其他关节外异常体征。

（三）门诊资料分析

1. 实验室检查要点

血常规可显示血红蛋白减少，活动期可有白细胞计数及嗜酸性粒细胞降低。风湿全套显示类风湿因子阳性，但约有 20%～30% 患者为阴性。阳性者应考虑与其他结缔组织疾病鉴别。活动期 90% 患者血沉增快，关节液较混浊，无细菌及结晶，黏稠度降低，黏蛋白凝固能力差，含糖量降低，白细胞增多。

2. X 线检查

X 线检查在发病前几个月见软组织肿胀，随后出现关节周围骨质疏松、关节间隙变窄及边缘侵蚀，晚期出现关节间隙消失，最终出现骨性强直。

3. 继续检查项目

(1) 入院行手术治疗者完善术前常规检查，完善血沉、风湿全套、多种自身抗体（包括抗核周因子、抗角蛋白、抗 RA33/36 抗体等）检查。

(2) 影像学检查：X 线检查对本病的诊断、关节病变的分期、观察病情演变均有重要价值，其中以手和腕关节的 X 线片最常用。对需要分辨关节间隙、椎间盘、椎管及椎间孔的患者可选用 CT。MRI 对软组织的分辨力高，可很好地分辨关节软骨、滑液、滑膜及韧带，从而为 RA 患者判断血管翳对关节的破坏程度提供客观依据。

二、病情分析

（一）诊断

类风湿关节炎的诊断应依据病史和临床表现、结合实验室检查和 X 线检查，并注意在排除其他疾病的基础上加以确诊。目前应用最广泛的是美国风湿病学会 1987 年制定的诊断标准：①晨僵每天持续至少 1h，病程至少 6 周；②有三个或者三个以上的关节肿胀，至少 6 周。这些关节应涉及双侧近端指间关节、掌指关节、腕关节、肘关节、跖趾关节、踝关节、膝关节共十四组关节中至少三个；③腕、掌指、近端指间关节肿胀至少 6 周；④对称性关节肿胀 6 周；⑤有皮下结节；⑥有 X 线改变（有骨质疏松或骨侵蚀）；⑦类风湿因子阳性（滴度＞1:20）。有上述 7 项中 4 项者即可诊断为类风湿关节炎。

（二）鉴别诊断

类风湿关节炎应与以下疾病进行鉴别。

1. 强直性脊柱炎

强直性脊柱炎多见于青年男性，起病缓慢，以中轴关节如骶髂关节及脊柱关节受累为主，外周关节以非对称性的下肢大关节炎为主，极少累及手关节。X 线检查可见骶髂关节间隙变窄，而类风湿关节炎无此表现。有更明显的家族发病倾向。90％以上患者 HLA-B27 阳性，类风湿因子阴性。

2. 银屑病性关节炎

银屑病性关节炎患者当中有 30％～ 50％表现为对称性多关节炎，与 RA 很相似。其不同点为本病累计远端指间关节更为明显，且表现为该关节的附着端炎和手指炎。除外周关节外可同时有骶髂关节炎和脊柱炎，血清 RF 阴性。

3. 骨关节炎

本病多见于中老年患者，关节痛且具有运动时加剧、休息后缓解的特点。累及负重关节为主如膝、髋关节，手指则以远端指间关节出现骨性增生和结节为特点。血清 RF 阴性，血沉增快多不明显。

4. 风湿性关节炎

多见于青少年，其关节炎的特点为四肢大关节游走性肿痛，很少出现关节畸形。可伴有风湿热的关节外症状，包括发热、咽痛、心肌炎、皮下结节、环形红斑等。血清抗链球菌溶血素 0 滴度升高，RF 阴性。

5. 系统性红斑狼疮

有部分患者因手指关节肿胀为首发症状而被误诊为 RA。然而本病的关节病变较 RA 为轻，且关节外的系统性症状如蝶形红斑、脱发、蛋白尿等较突出。血清抗核抗体、抗双链 DNA 抗体多阳性，补体低下则在早期就出现。

三、治疗计划

(一)治疗原则

目前临床上尚缺乏根治本病的方案及预防本病的措施，治疗的主要目的在于减轻关节的炎症反应、抑制病变发展及不可逆骨质破坏，尽可能保护关节和肌肉的功能及达到病情完全缓解。治疗原则应包括：

1. 早期治疗

尽早应用病变缓解性抗风湿药，即慢作用抗风湿药，以控制 RA 的病情进展。

2. 联合用药

大多数患者需要两种以上 DMARDS 联合使用。几种 DMARDS 的联合应用可通过移植 RA 免疫或者炎症损伤的不同环节发挥治疗作用。DMARDS 的联合应用的效果好于单一药物治疗。

3. 个体化治疗方案

由于每例患者的病程进度及对药物的不良反应等不同，必须为患者提供疗效最好而无明显不良反应的个体化治疗方案。

4. 功能锻炼

强调关节的功能活动，因为 RA 治疗的主要目的是保持关节的功能。

治疗方法包括：一般治疗、药物治疗和外科手术治疗，其中以药物治疗最为重要。

(二)治疗方案

1. 非手术治疗

(1) 一般治疗：包括休息、急性期关节制动，恢复期关节功能锻炼、理疗等。

(2) 药物治疗：WHO 将抗类风湿关节炎的药物分为：改善症状的抗风湿药和控制疾病发展的抗风湿药。目前临床常用的是前一类药物，包括非甾体消炎药、慢作用抗风湿药、糖皮质激素等。

①非甾体消炎药 (NSAIDS)：常用治疗本病的常用剂量如下：布洛芬，每日 1.2 ～ 2.4g，分 3 ～ 4 次服用，20%～ 30%有胃肠道不良反应；萘普生，每日剂量 0.5 ～ 1.0g，分两次服用，胃肠道反应与布洛芬相似；双氯芬酸，每日 75 ～ 150mg，分三次服用；吲哚美辛，每日 75 ～ 100mg，分三次服用，胃肠道反应较上述三种药物更多。COX-2 抑制剂美洛昔康、萘丁美酮、塞来昔布等药与传统 NSAIDS 相比胃肠道反应明显较少。上述各药物至少需服用两周方可判断其疗效。不宜同时服用两种非甾体消炎药。

②慢作用抗风湿药：由于本类药物起效长于非甾体消炎药故名慢作用抗风湿药。临床确诊 RA 后应尽早采用本类药物与非甾体消炎药联合应用的方案。常用的有：甲氨蝶呤 (MTX)、柳氮磺胺吡啶、羟基氯喹 (抗疟药)、来氟米特、硫唑嘌呤、环磷酰胺、雷公藤总甙等。金制剂、青霉胺、环孢霉素 A、氮芥等均具有抗炎及免疫抑制作用，对 RA 有一定疗效，但由于其不良反应及价格昂贵，临床上已较少应用。

③糖皮质激素：本药适用于有关节外症状或关节炎明显而又不能被非甾体抗炎药所控制或慢作用抗风湿药尚未起效的患者。有系统症状的患者可用泼尼松 30 ～ 40mg/d，症状控制后逐渐减量，以每日 10mg 维持，其余的每日泼尼松量不宜超过 10mg/d，并逐渐以非甾体消炎药代替。服药期间宜每日服药，隔日服用疗效差。糖皮质激素的不良反应与所使用的剂量呈正相关，可出现高血压、痤疮、骨质疏松、肥胖、血脂升高皮肤萎缩、肌病、白内障等。

新近报道的生物治疗、基因治疗等尚处于试验阶段，其长期疗效有待于进一步观察。

2. 手术治疗

用于 RA 的外科手术方法主要有滑膜切除术和人工关节置换术。截骨术在 RA 患者的适应证很少，对于关节严重破坏而无条件行人工关节置换者可选择关节融合术。

(1) 术前准备

① RA 患者接受外科治疗者，往往一般情况较差，术前须纠正贫血和低蛋白血症。

②几乎所有 RA 患者术前都接受了非甾体抗炎药物治疗，围手术期应使用护胃药物，防止手术打击导致应激性溃疡；服用阿司匹林者应停药两周。

③近两年内使用糖皮质激素治疗者应注意围手术期的激素补充治疗。

(2) 手术方法

①滑膜切除术：手术切除滑膜，消除了类风湿关节炎的病灶，可以终止滑膜局部免疫反应，阻止其对关节软骨的破坏。适当地选择手术适应证，进行滑膜切除，可以提高手术效果。滑膜切除的理想对象是诊断明确、病变尚处于滑膜期的 RA 患者，指征是：经过 6 个月正规药物治疗，但未奏效；持续疼痛；间歇或持续渗出；临床上可触及肥厚滑膜；关节早期间隙无明显狭窄。目前一致的意见，只要病例选择合适，手术时机和方法恰当，疗效是肯定的。滑膜切除最好在关节镜下进行，具有创伤小、恢复快的优点。术中应将滑膜组织尽可能切除干净。

②人工关节置换术：对于关节骨质破坏严重、疼痛和功能丧失的患者，人工关节置换为首选的治疗方法。随着关节外科的发展，髋、膝关节置换已成为常规手术，肩关节、肘关节、腕关节和指 (趾) 间关节都可以行人工关节置换，这无疑给往往是多个关节破坏的晚期 RA 患者带来了希望。

(3) 术后处理：关节镜下滑膜切除术及人工关节置换术术后处理详见本章第一节。

3. 中医治疗

(1) 湿热型

湿热重者治宜清热利湿、活血通络。

常用宣痹汤合二妙散加减，方中防己、山栀、黄檗、连翘、赤小豆、滑石清利湿热；半夏、蚕沙，杏仁辛散化浊，清气宣痹；牛膝、赤小豆活血，薏苡仁淡渗。

热毒为主者治宜清热解毒、活血凉血通络。

方用四妙勇安汤加味。方中玄参、生地、银花、生甘草、毛冬青、白花蛇舌草清热解毒，凉血消炎止痛；当归、牛膝、赤芍活血祛瘀；萆薢、薏仁、老鹤草除湿利关节以助止痛。

(2) 寒湿型

治宜温阳祛寒止痛。

方用乌头汤，方中麻黄发汗开表，散寒行痹，乌头搜风散寒，温经止痛；黄芪益卫气；芍药理血痹；甘草和诸药；煎加蜂蜜，既益血养筋，缓急止痛，又可制乌头燥热之毒。关节肿大、湿盛者，用五积散；瘀滞者，酌加桃仁、红花、穿山甲，配合大活络丸口服。

(3) 肝肾两虚型

治宜滋阴补肾，养血和血，畅筋骨、利关节。

方用六味地黄合四物汤加味。六味地黄滋阴补肾；四物汤养血活血；加桑枝、伸筋草、豨莶草祛风湿、利关节；加续断、枸杞壮腰而治腰酸膝软；有关节红肿，可加萆薢、薏仁、地龙以祛湿止痛。

(4) 肾阳 (气) 虚型

治宜温阳益气、活血通络。

方用桂附地黄汤。方中党参、黄芪、桂枝、附子温阳益气；地黄、山萸肉，山药益肾填精；茯苓、泽泻、丹皮利湿泄邪。寒重者，加细辛、制川乌；脾虚湿胜者，加苍白术、薏苡仁，并酌加鸡血藤、五加皮、独活活血通络。阳虚日久，湿邪流注关节化痰、关节畸形者，用阳和汤。方中鹿角胶，熟地大补精血；麻黄、炮姜、肉桂通阳开痹；炒白芥子去痰；并酌加红花、桃仁、当归、全虫活血化瘀通络。气血两虚加黄芪、当归。

四、病程观察

(一) 疗效

RA 患者自然病程大多数表现为发作与缓解的交替过程，并且出现轻重不一的关节畸形和功能受限，但约有 10% 在短期发作后可以自然缓解，不留后遗症，另有约 15% 在 1 ～ 2 年内就出现关节的明显破坏。故应在疾病早期得到合理的治疗，因为该期关节炎尚有逆转的可能，若出现关节软骨破坏时再治疗则往往是不可逆转的。

(二) 出院医嘱

注意功能锻炼，定期复查，不适随诊。

五、临床经验

1. RA 的治疗

应遵循规范化治疗的原则，即选择早期、联合用药及个体化治疗方案。研究证明，关节滑膜的破坏可以在发病的 3 个月内出现，一旦出现骨质侵蚀及关节畸形则难以逆转。早期诊断并争取在 3 个月内开始治疗至关重要。一方面通过一线非甾体抗炎药缓解关节的肿痛症状，另一方面及时联合应用能缓解病情的抗风湿药控制病情进展。选择疗效好而又无明显不良反应的个体化治疗方案是控制病情、改善预后的关键。

2. 晚期 RA

患者的人工关节置换：晚期 RA 患者往往多关节受累，严重影响生活，需要行多个关节置换。但目前对手术时机、手术顺序及关节置换数量等问题仍存在诸多争议。作者认为，有明显的关节破坏、疼痛和功能受限，保守治疗无效者应尽早手术治疗。因为手术不但能提高患者的生活质量，而且能：①减少不活动或少活动所带来的骨质疏松；②减少其他关节发生的继发性关节挛缩和僵硬；③减少肌肉的蜕变和萎缩，增强术后的运动功能。下肢多关节手术的关节数量取决于关节累及的数量、患者对治疗的期望值、心理及生理承受能力以及经济条件。简而言之，应做到个体化。分期多关节置换应确定一个手术顺序，首先解决一些迫切需要解决的畸形和关节活动障碍。就髋、膝关节而言，多数学者主张应先作髋关节，再作膝关节。也有学者认为在决定手术顺序时，不应强调固定的模式，哪个关节破坏最为严重，对功能影响最大，是患者生活不能自理的主要因素，就应该先作哪个关节。

第四节　大骨节病

一、概述

大骨节病又名 Kashin-Beck 病，是一种地方性变形性骨关节病，在我国又称矮人病、算盘珠病等，其基础病变是关节软骨、骺板软骨的变性和坏死，继之出现邻骨组织的破坏、增生、变形，最后形成典型的骨关节炎。本病多从儿童时开始起病，表现为对称性多关节炎，以肢端关节受累多见，常见部位依次为手、踝、足、肘、腕、膝、肩、髋。国外主要分布于西伯利亚东部和朝鲜北部，在我国从东北到西南的广大地区均有报道，主要发生于黑龙江、吉林、辽宁、山西、河北、河南、山东、青海、西藏、四川的农村。关于大骨节病的病因目前尚无统一意见，主要有生物地球化学说（低硒说）、水中有机物中毒说、粮食真菌毒素中毒说（主要为镰刀菌产生的 T-2 毒素）、病毒病因说（低硒条件下的人类微小病毒 B19 感染）。

二、入院评估

（一）病史询问要点

(1) 关节病变累及的部位和数目。

(2) 起病年龄，是否为儿童时代起病。

(3) 伴随症状早期症状为乏力，晨起关节僵硬和握拳不紧，无智力低下。

(4) 是否来自发病流行区，当地饮食习惯（以小麦、玉米为主食者易患，稻米为主食者不患）。

(二)体格检查要点

(1) 发育、营养等一般情况，患者智力一般不受影响。

(2) 累计关节数目，是否为多关节对称性受累，手、足关节有无受累。

(3) 是否有指(趾)短小，是否有关节骨性增粗变形。

(三)门诊资料分析

1. 实验室检查

血、尿、大便常规及血液生化检查无特殊，大致同 OA。

2. X 线检查

凡怀疑大骨节病者均应摄手部 X 线片。手部 X 线片主要表现为指骨骨端、干骺端、骨骺、腕骨的硬化、断裂、增生和变形。干骺端改变较灵敏，但易变；骨端改变稳定，特异性高。

三、病情分析

(一)诊断

患者来自发病流行区或常食用发病区生产的小麦和玉米；体检发现慢性对称性多关节的增粗变形。X 线片的特异性有助于诊断。

(二)临床类型

通过几十年的努力，我国目前儿童大骨节病已得到有效控制，新发病例很少，目前主要是在曾经多年流行之后遗留下来的成人大骨节病患者，也有学者认为部分是因为在儿童发病率显著降低之后，使某些病例的发病年龄推迟到青年。

(三)鉴别诊断

应和类风湿关节炎、佝偻病、软骨发育不全等病相鉴别。类风湿关节炎的骨长径和宽度都正常，无短指(趾)畸形，并可有穿凿样破坏。佝偻病因软骨不能钙化而有软骨带增宽，并呈毛刷状，而大骨节病则呈干骺端先期钙化带凹陷，凹陷底部硬化。软骨发育不全者可有手足短小，形成侏儒，除四肢外全身尚有多处的软骨发育不全畸形，而本病除有指(趾)畸形外，尚有关节骨性增粗。

四、治疗计划

(一)治疗原则

对于早期大骨节病患者，应尽量脱离可能的致病因素，有望完全恢复正常。但对于已经出现骨骺、指骨骨端、腕骨 X 线改变者，至今尚无发现有效的治疗方法。到晚期形成典型的骨关节炎，治疗原则是防止病情进一步恶化，减轻疼痛、保持或改善关节活动度。对病变严重有持续关节疼痛及明显功能障碍者可考虑手术治疗。

（二）治疗方案

1. 非手术治疗

对于大骨节病患者，应嘱其避免关节过度负荷、给予非甾体消炎镇痛药、停止食用流行区的玉米和麦类，并慎用糖皮质激素。有报道关节腔内注射透明质酸有助于缓解中晚期患者的症状，中药活络丸、抗骨质增生片等亦有一定疗效。

大骨节病关键在于预防，减少初发病例。我国大骨节病防治对策的主要内容是：①病区中凡水源条件容许的地方应改旱田为水田，改主食为大米；②交通方便或靠近城镇的病区，可改种蔬菜或其他经济作物，由市场购入食粮；③边远山区可退耕还林或退耕还牧；④在不具备上列条件的地方，应推广科学种粮，干燥储藏，降低食粮污染程度，把 T-2 毒素含量减少到 100ng/g 以下，或至少到 300ng/g 以下。

2. 手术治疗

本病主要累及肢端关节，手术治疗作用有限。累及大关节者可行关节镜下关节清理术和人工关节置换术。

五、病程观察

（一）疗效

早期患者脱离发病因素有望恢复正常，晚期发展呈典型 OA 的患者预后欠佳。行关节镜下关节清理术一定时间内有助于缓解症状，但随着疾病继续发展势必会再出现症状。人工关节置换术有较好效果。

（二）出院医嘱

避免关节过度负荷，适当进行患肢功能锻炼，定期复查，不适随诊。

六、临床经验

本病关键在于早期诊断、早期脱离可能的致病因素。晚期患者为防病情进一步恶化，应注意以下几点：①慎用糖皮质激素，使用不当可致股骨头缺血坏死和加重关节破坏、变形；②减轻关节负荷，不宜作重体力劳动或体育锻炼；③停止继续食用病区的玉米和麦类；④可用非甾体消炎止痛药缓解关节疼痛；⑤必要时可手术治疗恢复部分关节功能。

第七章　椎间盘退变性疾病

第一节　颈椎病

颈椎病是指颈椎间盘退行性改变及其继发性椎间关节、韧带的退行性改变，刺激或压迫邻近组织而引起的相应的症状和体征，随着年龄的增长而成倍增加。随着 CT、MRI 等影像学技术的发展，对颈椎病的认识日益加深，使得颈椎病的诊断、手术指征的确立、术前评估及预后判断，均提高到了一个新的水平。

一、病因和发病机制

颈椎病的发生与多种因素有关，目前发现，对颈椎病发病有重要作用的因素有退变、创伤、劳损、颈椎发育性椎管狭窄、炎症及先天性畸形等。本病首先属于以退行性改变为主的疾患，起源于颈椎间盘的退变，颈椎间盘的退变本身就可以出现许多症状和体征，加之合并椎管狭窄，有可能早期出现症状也可能暂时无症状，但遇到诱因后出现症状。大多数患者在颈椎原发性退变的基础上产生一系列继发性改变，包括器质性改变和动力性异常。器质性改变有髓核突出和脱出、韧带骨膜下血肿、骨刺形成和继发性椎管狭窄等。动力性改变包括颈椎不稳，如椎间松动、错位、屈度增加。这些病理生理和病理解剖的改变，构成了颈椎病的实质。然而，临床上并未将颈椎退变和颈椎病简单地画等号。在门诊经常发现有些颈椎骨性退变很严重，但并无症状或仅有轻微症状。因此，颈椎病的诊断除有病理基础外，还需包括一系列由此而引起的临床表现，以有别于其他相似的疾患。

颈椎病的发生与颈椎的解剖特点和生理功能有直接关系，颈椎连接头颅和胸椎之间的躯干，活动范围大，还要承受头颅重量，尤其在相对固定的胸椎上方，要负担头颈活动的主要应力，故颈 5 ～ 6 和颈 6 ～ 7 椎间盘易发生病变。而且，颈椎后方关节面较趋于水平方向，使颈椎的活动度增加，但另一方面，也使颈椎易于遭受各种静力和动力因素的急、慢性损害。因此，颈椎的结构特点是颈椎病发病的解剖学基础。

二、诊断

临床上将颈椎病分为颈型 (局部型)、神经根型、脊髓型、颈动脉型、交感神经型、混合型、食管型、后纵韧带骨化型 (OPLL) 等八种类型。最常见的是前四种类型。

1. 颈型

颈部、肩部及枕部疼痛，头颈部活动因疼痛而受限制。因常在早晨起床时发病，故被称为落枕。颈部肌紧张，有压痛点，头颅活动受限。X 线平片显示颈椎屈度改变，动力摄片可显示椎间关节不稳与松动。由于肌痉挛致头偏歪，侧位 X 线片出现椎体后缘一部分重影，小关节也呈一部分重影，称双边双突征象。

2. 神经根型

具有典型的根型症状，其范围与受累椎节相一致。颈肩部、颈后部酸痛，并沿神经根分布区向下放射到肩臂和手指，轻者为持续性酸痛、胀痛，重者可如刀割样、针刺样疼痛；有时皮肤有过敏，抚摸有触电感；神经根支配区域有麻木及明显感觉减退。神经根牵拉试验多为阳性，痛点封闭疗法对上肢放射痛无明显效果。X 线正位片显示钩椎关节增生。侧位片生理前屈消失或变直，椎间隙变窄，有骨刺形成。伸屈动力片显示颈椎不稳。

3. 脊髓型

自觉颈部无不适，但手动作笨拙，细小动作失灵，协调性差。胸部可有带感。步态不稳，易跌倒，不能跨越障碍物。上下肢肌腱反射亢进，Hoffmann 征阳性，可出现踝阵挛，重症时 Babinski 征阳性。早期感觉障碍较轻，重症时可出现不规则痛觉减退，呈片状或条状。X 线片显示病变椎间盘狭窄，椎体后缘骨质增生。MRI 显示脊髓受压呈波浪样压迹，严重者脊髓可变细或呈念珠状，还可显示椎间盘突出，受压节段脊髓可有信号改变。

4. 椎动脉型

颈性眩晕（即椎－基底动脉缺血征）和猝倒史，且能除外眼源性及耳源性眩晕。个别患者出现植物神经症状。旋颈诱发试验阳性。X 线片显示椎节不稳及钩椎关节增生。椎动脉造影及椎动脉血流检测可协助定位，但不能作为诊断依据。

三、治疗

（一）非手术治疗

非手术治疗是颈椎病的重要治疗手段，任何类型的颈椎病都可以先选择非手术治疗，绝大多数患者症状可缓解。具体方法多种多样，不同的方法有其特有的适应证及禁忌证。应该根据患者的具体情况，选用最适合的治疗方法。否则，非手术治疗也会产生较为严重的并发症，如大量或长期应用类固醇激素引起骨缺血性坏死，手法治疗引起急性脊髓损伤，特别是对手法治疗视为禁忌证的，如明显的节段性颈椎不稳定、发育性颈椎管狭窄、后纵韧带骨化者。如采用旋转手法，则必然存在急性脊髓损伤的危险。

一般认为非手术治疗总的适应证为：局部型及神经根型、椎动脉型及交感型，特别是无明显节段性不稳者，原则上采用非手术治疗。脊髓型症状较轻、椎管又较宽者，可采用适应的非手术治疗。其他型（目前主要指食道受压者），吞咽困难不很明显者，适合非手术治疗。已明确诊断，但全身情况（包括心、肺、肝、肾及精神状态）差，估计难以承受手术者，宜采用非手术治疗。尚未明确诊断者，可在进一步检查或观察的同时采用非手术治疗。适应手术者，在术前准备期间及术后康复阶段，也适应非手术治疗。

(二)手术治疗

目前颈椎病的手术根据入路分为前路和后路。前路手术的目的是彻底解除脊髓和神经根的压迫，稳定颈椎。后路手术的目的是扩大椎管，解除脊髓的压迫。从手术术式选择的角度可以把颈椎病分为两大类：①脊髓多节段受压(3个或3个以上节段)，尤其是MRI上显示脊髓腹背侧均受压者，如发育性和退变性颈椎管狭窄、OPLL，应当采用后路椎板成形术(双开门、单开门)；②脊髓单节段或2个节段受压而椎管比值≥0.75者、颈椎后凸畸形或有明显不稳定者，采用前路减压、椎体间植骨融合术。对于伴有局限性椎管狭窄的脊髓型颈椎病、局限性后纵韧带骨化应采用椎体次全切除术。实践证明，脊髓型颈椎病合并发育性颈椎管狭窄者如果采取前路减压，往往出现减压范围不够、减压不彻底、容易复发或甚至无效等现象。

1. 手术术式及适应证

(1) 前路手术术式及适应证：椎间盘切除+椎体间植骨融合术是颈椎病的经典术式，包括切除病变节段的椎间盘组织和上、下软骨板、突入椎管的髓核组织和后骨刺、椎体间植骨重建椎体间稳定性。后纵韧带不要求常规切除，应当仔细分析术前MRI影像学资料，如果判断有后纵韧带肥厚或者有游离的髓核组织突破后纵韧带进入椎管，则应当切除肥厚的后纵韧带或者切开后纵韧带取出游离的髓核组织，做到彻底减压。传统的植骨材料为自体髂骨(三面皮质骨)，也可以使用人工植骨材料如同种异体骨、人工骨(包括珊瑚、羟基磷灰石、硫酸钙、磷酸钙等)。

使用钛板内固定具有维持和恢复椎间隙高度、维持植骨块位置、提高融合率等优点。目前国内外使用的钛板分为限制型和非限制型两类系统。限制型钛板系统由于螺钉和钛板之间为完全刚性锁定，螺钉和钛板形成了一个完整的刚性结构，可以达到上、下位椎体和植骨块之间的完全稳定，最适合于颈椎外伤以及有明显节段性不稳定情况下使用。但是当植骨界面因为界面吸收而出现高度降低时，由于螺钉和钛板是一个完整的刚性结构，因此可以出现植骨界面的应力遮挡而影响骨性融合效果。非限制型钛板系统由于允许螺钉和钛板之间有一定的角度和平行移动节段或双节段融合不需要同时使用，因此当发生植骨界面吸收时，螺钉和钛板之间的角度和位置可以随着椎间隙高度的降低而轻微变化，从而避免出现植骨界面的应力遮挡而影响骨性融合效果，最适合于颈椎病手术。

另外，近年来出现的椎间融合器(cage)具有提高植骨融合率、维持和恢复椎间隙高度等优点。根据形态cage可以分为圆柱形和矩形两类，圆柱形cage由于对终板有明显的切割作用，植入后很容易发生cage下沉，导致椎间隙塌陷，因此近年来已经很少应用。矩形cage由于不存在终板切割作用，因此近年来得到广泛应用。一般来讲，单节段或双节段融合不需要同时使用钛板，但是如果同时合并使用钛板固定，则固定更加牢固，理论上术后不需要任何外固定。如果实施3个或3个以上节段的融合，尤其是进行后凸矫正时，则必须加以钛板固定。cage 的材质分为钛合金和聚醚醚酮 (PEEK) 两类，后者为 X 线可透光性，而且弹性模量更接近骨组织，因此近年来应用更为广泛。

手术适应证：①由于椎间盘突出、后骨赘等压迫神经根或脊髓导致的神经根型颈椎病和脊髓型颈椎病；②由于椎间盘退变造成节段性不稳定导致的交感型颈椎病和椎动脉型颈椎病；③由于椎间盘退变造成的颈椎退变性后凸畸形，导致脊髓腹侧受压的脊髓型颈椎病，需要矫正后凸畸形者。

椎间盘切除 + 椎体次全切除术 + 椎体间大块植骨融合术为前一种术式的扩展，切除范围包括上、下节段的椎间盘、后骨赘以及中间的椎体，再行椎体间植骨重建稳定性，最后实施钛板内固定。植骨可以选用自体髂骨 (三面皮质骨)、自体腓骨。近年来多数学者采用钛网 (笼) 内填自体松质骨 (一般是切除的椎体) 或者同种异体骨，来代替自体髂骨，也取得了很好的融合效果。

手术适应证：①由于严重的后骨赘造成节段性退变性椎管狭窄，压迫脊髓导致的脊髓型颈椎病；②孤立型后纵韧带骨化导致脊髓局部受压；③严重的节段性退变性椎管狭窄合并退变性后凸，需要减压同时矫正后凸畸形者。

椎体次全切除术的手术节段可以包括一个椎体或者两个椎体，但是如果切除更多的椎体，虽然从减压的角度来讲，可以较好地解除脊髓腹侧的压迫，但是颈椎运动功能却可以因此而受到严重损害，所以必须慎重。

椎间盘切除 + 人工椎间盘置换术是近年来开始应用的一种新型手术。其目的是切除病变的椎间盘后，植入可以活动的人工椎间盘来代替传统的椎体间植骨融合术，实现保留运动节段、减少相邻节段椎间盘退变的目的。

目前在我国主要使用的是 Bryan 人工椎间盘系统。Bryan 椎间盘系统假体采用复合材料制成，上下终板为钛合金材质，表面凸起并呈微孔状，便于骨质长入实现生物固定。上下终板之间是人工髓核，为高分子材料聚氨酯，具有高耐磨性。最外层的鞘是由聚氨酯材料组成，具有半透膜性质，连接上下终板，将髓核包在其中，并灌满生理盐水。

手术适应证：由于椎间盘突出造成神经根或脊髓受压而导致的神经根型颈椎病和脊髓型颈椎病，不伴有明显的椎间隙狭窄、局部后凸畸形、节段性不稳定。

(2) 后路手术术式及适应证：后路椎板成形术 (单开门、双开门) 为颈椎后路减压的经典术式。通过扩大椎管空间，使脊髓后移，从而达到脊髓减压的目的。虽然开门后椎板固定的方式有很多种，但是基本原理相同，即防止再关门。此术式的优点是：减压充分，可以较好地保留颈椎的活动。

手术适应证：①脊髓型颈椎病伴有发育性颈椎管狭窄；②多节段退变性颈椎管狭窄导致脊髓腹背受压；③连续型或混合型颈椎后纵韧带骨化。

后路椎板成形术 + 侧块 (椎弓根) 钛板螺钉内固定、椎板间植骨融合术为前一种术式的扩展，即在进行椎管扩大的同时，应用颈椎侧块螺钉固定技术或经椎弓根螺钉固定技术进行后路固定和植骨融合。目前国内外可以使用的颈椎后路内固定器械分为钉 – 板系统和钉－棒系统两类。由于钉－棒系统占据的空间比钉－板系统小，因此更有利于植骨。

手术适应证：具有前一种术式的适应证同时伴有明显的节段性不稳定；轻度后凸畸形，术前过屈过伸 X 线片显示后凸畸形在后伸位时可以自行矫正。

后路椎板成形术(单开门、双开门)+ 神经根管扩大术为颈椎后路椎板成形术的扩展。即在进行椎管扩大的同时有选择性地切除某些节段的部分或全部小关节，扩大神经根管，解除神经根的压迫。一般切除小关节的内侧 1/3 或 1/2，即可显露 5～8mm 长度的神经根。达到脊髓和神经根的同时减压。一般不需要同时进行内固定，但是如果切除范围达到或超过小关节的 1/2，就会对颈椎的稳定性造成影响，需要同时进行后路内固定和植骨融合。

手术适应证：具有第一种术式的适应证同时伴有比较明确的神经根损害的症状和体征；椎管狭窄特别严重，如严重的退变性颈椎管狭窄、严重地造成椎管有效容积明显减少，特别是神经根管入口也明显狭窄时，为了防止开门后脊髓后移造成神经根过度牵拉而出现神经根损害的症状，如颈 5 神经根麻痹，可以选择性地进行神经根管减压。

(3) 后路、前路联合手术术式及适应证：指在一次或分次麻醉下完成颈椎后路、前路的减压 + 融合术。手术方式可以是上述前路、后路术式的组合。

手术适应证：①存在发育性或退变性颈椎管狭窄同时合并巨大椎间盘突出、骨刺形成、孤立型 OPLL 导致脊髓腹背受压同时脊髓前方局部压迫特别明显的脊髓型颈椎病；②存在发育性或退变性颈椎管狭窄需要后路减压，同时伴有明显的颈椎后凸畸形，术前颈椎过屈过伸位 X 线片显示颈椎后凸在过伸位不能自行矫正而要前路手术矫正者。

手术可以在一次麻醉下先行后路减压，然后再实施前路手术。也可以分次手术，即先行后路减压，根据患者病情恢复情况在 3～6 个月后再实施前路手术。由于存在颈椎管狭窄，先进行颈后路椎板成形术，可以扩大椎管的储备间隙，使脊髓向后方退移，然后再完成前路减压、融合、固定，可以大大减少术中对脊髓的刺激，降低损伤脊髓的机会。如果先行前路手术，由于存在椎管狭窄，脊髓受压严重，储备间隙极其狭小，如有操作不慎，极易损伤脊髓。实践证明，一次麻醉下前后路手术与单纯后路或前路减压手术相比，可以获得更快、更充分的脊髓功能的恢复，降低再手术的可能。而且治疗周期短、总体费用将比分期手术降低许多，更有意义的是为患者争取到了宝贵的时间，使脊髓功能的恢复更快、更好。由于近年来医疗科技的迅猛发展，医疗服务的进步和手术技巧的熟练与提高，使医疗安全性大大提高，手术并发症并没有因此而增加。患者争取到了宝贵的时间，使脊髓功能的恢复更快、更好。但是对于老年患者和心、肺功能下降以及合并糖尿病的患者，应避免前后路一期手术。

2. 手术方法

(1) 颈椎椎间盘摘除术：本术式操作虽较简单，但若切除过深易伤及后方的硬膜或脊髓；若方向掌握不当亦有可能误伤脊神经根或椎动脉。随着对颈椎病发病机制认识的深入，本术式已很少单独应用。①手术适应证：主要用于以髓核突出(或脱出)为主的颈椎病，包括脊神经受压的根型及脊髓受压的脊髓型。②特种器械：主要是特制的薄型髓核钳。③操作步骤：切开前纵韧带，呈“Z”形或“T”形切开前纵韧带并向两侧剥离以暴露纤维环外层的纤维；切开纤维环，用尖刀十字形切开纤维环软骨，深度 3 ～ 5mm；摘除髓核：将薄型髓核钳呈闭合状通过纤维环外口进入椎间隙，由浅及深，由一侧向另一侧分次摘除髓核。在操作中应掌握深度，切勿超过椎体后纵韧带；椎间隙处理：椎体周缘有明显骨刺增生或前纵韧带骨化者，可将明胶海绵剪成小片状塞入椎间隙内充填，而后缝合前纵韧带。如椎节较为松动、周边韧带仍保留近于正常弹性者，可放置入椎间盘。

术后处理：同一般颈椎手术。术后 3 ～ 5 天即可坐起，并逐渐下床活动。颈围保护 4～6 周。

(2) 椎间盘切除 + 椎体间植骨融合术：特种器械：可在带刻度的直角凿、环锯及“U”型钳中任选一种，或用一般骨凿代替。

操作步骤：直角凿法 (可同时行局部旋转植骨术)。本法简便，且取下的骨块可直接利用，免除自体髂骨取骨的痛苦及并发症。其操作程序如下：①进凿。取带芯直角凿一把，呈横长竖短状置于病变椎间隙前方正中，凿刃的长边与椎间关节上方椎体的下缘平行，距离 0.3 ～ 0.4cm，而其短边则位于椎间隙左侧，即于颈长肌内侧缘跨越椎间隙。用小锤轻轻叩击凿柄，使凿刃逐渐进入骨质，并根据空心槽上的刻度了解深度，一般为 1.5cm(瘦小者 1.3cm，大骨骼者 1.7cm)。此后再将另一配套的直角凿 (不必再带凿芯)，置于前者相对应的位置。即刃的长边在下一椎体的上缘，距椎体边缘的距离较前凿稍短，为 0.25 ～ 0.35cm，刃的短边则于右侧跨越椎间隙。通过第 1 把凿的隆突与第 2 把凿的槽沟使两者呈嵌合状，并按前凿同一深度徐徐打入。此时前凿可能向外弹出，应稍许叩击以维持原深度；②取骨。手术者将打入的两凿稍许向外撬起，即可将凿下的长方形骨块取出备用。此骨块的体积一般为 0.9cm×1.1cm×1.5cm。包括上一椎体的下缘、椎间盘和下一椎体上缘，由前纵韧带将此三层联结在一起。骨块取出后，由于局部系松质骨，可有不同程度的渗血，以明胶海绵压迫止血。而后用刮匙或髓核钳等摘除椎间隙内残留或突出的髓核与骨质；③旋转植骨。台下助手两人，分别持头部和双足，使椎间隙拉开，再将取出备用的骨块旋转 90°，即横取竖放，并将打骨器垂直状置于骨块表面，以小锤轻轻叩击嵌进椎间隙，其深度与椎体前缘平行或凹入 0.1cm；④检查骨块的稳定性。可让患者任意活动颈部，观察植入骨块有无变位，对变位者应重新放置。必要时取自体髂骨。

环锯法：本法对颈椎病者 (多源性) 较为适用；对外伤性者，尤其是伴有椎节脱位者易误伤，应注意。①放置锯心：将头颈放正，先将锯钻心与椎体前面呈垂直状打入椎间隙中部 (稍偏上一椎体)。②锯骨：取相应大小的环锯套于钻心外方，按顺时针方向稍许加压逐渐向椎体深部钻进，当钻芯与环锯上端平行时，表示已钻入 15mm。如单纯植骨融合术，可将 15mm 长的骨块取出进行植骨即可；如尚需减压则应再向深部锯骨。再向下钻时速度要慢、手法要稳，切勿向侧方摇晃，以免折断。当接近椎体后缘时，术者可从手上感觉到钻端在深部密质骨上打滑，此时尤应小心，同时注意钻芯上端刻度是否随环锯旋转。当发现其已转动、并超过 45° 时，表示环锯已达椎管前方，骨芯已与周围组织完全分离 (但亦有可能骨芯折断)。③取出骨芯：将环锯连同钻芯及骨芯轻轻向上方呈旋转状取出，并将已卷成圆柱状的明胶海绵塞入深部止血。④植骨：用比颈椎锯骨时大一号的环锯在髂骨嵴处 (或义骨) 取 1.5 ～ 1.8cm 长的髂骨一块，打入局部。或将取下的骨芯剪成相应大小在牵引下呈纵向置入局部。

U 型凿法：此法为北医三院骨科推荐，其术式及操作与直角凿法相似，此种“U”型凿仅三面有刃，另一面需加一平凿凿骨，切骨术毕，再取用髂骨或义骨在撑开状态下将其植入局部椎间隙。

(3) 颈前路直视下切骨减压术：手术适应证：凡椎骨前方有骨性或软骨性致压物，并引起脊髓等组织受压而出现症状者，如无手术禁忌证，均应自前方将该致压物切除。在临床上除用于以骨质增生为主的颈椎病外，因外伤、肿瘤及后纵韧带骨化症等亦多选用这一术式。特殊器械：除前述各特种骨凿或环锯外，尚需准备长柄角度刮匙等，电 (气) 钻切骨。

操作步骤：凿刮法颈前路扩大减压术：即利用各种骨凿及刮匙等工具切除椎管前方的致压性骨质。其具体步骤如下：①凿窗取骨。即采用直角凿或“U”型凿将椎间隙前方 (约占椎体矢状径的 3/4 ～ 4/5) 骨质凿下取出 (可留下备术毕再植入用)。②暴露椎管。将骨块取出后，先用一般刮匙及髓核钳等将底部残留椎间盘及松质骨质刮除，直达椎间隙后缘硬质骨处，即仅留一骨壳。之后先用角度较小的 15° 刮匙，在直视下逐小块、逐小块地将椎间隙中央或两侧的骨壳切除，以形成窗口状。如遇坚硬的骨质，亦可先将周边部骨质刮穿，用一薄形弯头的神经剥离子将骨赘与后纵韧带分离后，再刮除此块坚硬的骨赘，以免将后纵韧带撕裂。一般开窗 1cm×0.8cm 即可。③扩大减压术范围。用神经剥离子自开窗处向四周分离，推开后纵韧带，如有渗血可用冰等渗氯化钠注射液留置 2 ～ 4min，或用明胶海绵充填止血。手术野清楚后，选用各种不同角度的刮匙在直视下将四周致压骨质切除。操作时切忌向椎管方向加压，以免误伤脊髓。对致压骨质的切除范围应大于 X 线片所见范围的 0.2 ～ 0.3cm。术毕，后纵韧带逐渐向前膨出，此表明减压彻底有效。术中可用碘化油纱条造影 (碘过敏试验阴性者方可)，以判定减压范围。摄片后取出纱条，再用等渗氯化钠注射液反复冲洗局部，以防碘油及碎骨块残留。④闭合椎节切口。检查局部无出血及明显渗血时，可采用大块自体髂骨植入。⑤术后。卧床 3 ～ 5 天后可戴颈围或颌 - 胸石膏起床活动，但应避免外伤，8 周左右除去外固定。

环锯取骨减压法：①单纯锯骨减压：即按本节前述的植骨融合术“环锯法”所述，将骨芯连同环锯一并取出后，即具有减压作用。但此种减压范围较小，其底部直径等于环锯直径，一般为 (11 ～ 13)mm×(11 ～ 13)mm，其范围多小于椎体间关节后方骨赘的范围，减压不够彻底。②扩大减压：将环锯及骨芯取出后，其底部为硬膜囊前壁 (或后纵韧带)，因此在对深部操作时需小心，尤其不能用吸引器头部直接在硬膜囊上吸引，以免因负压对脊髓造成损伤。此时，可选用冰等渗氯化钠注射液及明胶海绵止血，再用各种规格角度的刮匙沿椎骨后壁刮除增生的骨赘，其范围要求与前法相似。但环锯呈圆环状，对角线较短，在使用刮匙时常感不便，此时切勿急躁，应耐心操作。③闭合窗口：髂骨植骨，即用较切骨环锯大一号的取骨环锯于髂骨嵴处切取一 1.4 ～ 1.6cm 长的圆柱状骨块，而后于牵引下嵌入减压椎间隙。局部旋转植骨，将局部切取下来的骨块剪去多余部分，由纵向变成上下方向再植入局部椎间隙。此仅适用于椎节局部骨刺较多、周围韧带已钙化者。④术后：同前。

钻头减压术：即利用手动或电动、气动钻，按预定的深度，自椎间隙前方钻至后缘并取出骨块以达到减压目的。①判定切骨深度：为颈前路手术所设计的手动或电动钻均有深度控制装置，为此应根据侧位 X 线片所测量的椎体矢状径，减去放大系数及 1 ～ 2mm 的保险系数，以确定钻取深度。②切骨：利用钻头的刃面切除骨质，为消除高速钻动时所产生的高温，边钻边用冷水滴注，并吸引干净。当钻头达预定深度即自动停止 (或在原位转动)，其切除范围与钻头直径相一致。由于椎管前方并非一平面，因此底部残留厚度不等的增生骨仍需用刮匙切除。③减压：用刮匙按前述要求小心谨慎地切除底部骨性致压物，并相应地扩大减压范围。亦有人采用微型电钻 (一般牙科钻等) 逐小块、逐小块地将骨赘磨除，直达后纵韧带。但颈椎骨赘深，此法易因突然滑动而失手，因此国外文献早期报道，先从中央部打开缺口，再向四周扩大减压范围，以致术中易并发脊髓损伤。后来改进从侧方打开缺口，再扩大减压范围，则又出现脊神经根受损增多的现象。因此在使用此法时，必须小心、谨慎。④术后：与前两者相类同。

以上 3 种术式主要用于单椎节病变减压者，事实上大部分病例仅需 1 节、少数病例为 2 节，而需 3 节以上同时减压者为数甚少。目前国外学者亦持同样观点。

(4) 多椎节开槽式减压式：对相连的多椎节椎体后缘有骨性增生，尤其是合并有发育性椎管狭窄症及后纵韧带骨化症者，有人主张从前方将两节以上椎体及椎间关节作一相连的槽形切除减压，以达到彻底减压的目的。

器械：可选用前述数种器械中的一种，并配备其他相应的特种器械等。

多椎节开槽式减压术的常用术式：①环锯连续钻孔法：即按前述的环锯切骨减压术要求，对需减压节段 (多为 2 ～ 3 节，个别病例可达 4 节) 连续钻孔切除椎体及椎体间关节中部骨质，一般每 2 个椎节钻 3 个孔，两孔之间可重叠 1/4。对两孔之间相连的骨质或突向中线残留的骨赘，可用薄型咬骨钳切除。此法较为常用。②其他术式：可选用骨凿、刮匙，或使用颈椎骨钻等对病变椎节连续开窗，并切除椎体后缘骨质及椎间盘。由于在直视下操作，且切骨范围广泛，因此手术难度不大，但仍应小心。③后纵韧带骨化症前路减压术：此种为日本学者花井谦次教授提倡推荐的术式，主要在切除椎体的基础上 (多节) 利用小号钻头将后纵韧带于两侧磨薄、再磨透，如此可使骨化的后纵韧带向前方漂浮，从而达到减压目的。

闭合窗口：因椎体前方呈长槽状窗口，多采用髂骨植入融合固定，植骨块长度略大于开槽的长度，以便在牵引下嵌入。骨块厚度一般不应超过 1.5cm，以防突向椎管误伤脊髓。对选用密质骨者，可酌情辅加内固定加强。

术后：多椎节开槽式减压术后除一般要求外，头颈部需较坚实的外固定，以头 - 颈 - 胸石膏为宜，尤在术后 6 ～ 8 周内，以防骨块滑脱。此种术式切骨范围广泛，又可直接扩大椎管矢状径，从减压角度来看较为彻底。但由于过多地损害颈椎的正常骨质与关节，并使数节椎体间关节失去正常活动，以致增加邻近椎节的活动量和负荷。因此，从长远角度考虑，在选择此种术式时仍应持慎重态度。另一方面，此种病例的植骨块在术后 3 周内甚易滑出或完全脱出，这是由于颈椎各椎节之间的活动并非同步，以致使植骨块的一端先向外滑出，随之另一端因失去固定作用而随之滑出。如此不仅直接影响早期疗效，而且由于植骨块滑出而引起颈椎前屈畸形，应特别引起注意，并采取相应的预防措施。

第二节　腰椎间盘突出症

腰椎间盘突出症是因腰椎间盘变性、破裂后髓核突 (或脱) 向椎体的一方致使相邻组织遭受刺激或压迫而出现一系列临床症状。

一、病因

腰椎间盘突出症常常是在椎间盘退变的基础上产生的，外伤则是其发病的重要原因之一。随着年龄的增长，椎间盘则出现不同程度的退行性改变，尸检发现椎间盘结构的退变发生于青年时期，表现为椎间盘内出现裂隙，此后，由于纤维环和髓核内含水量逐渐减少，髓核张力下降，椎间盘度降低，导致椎间隙狭窄。随着退变的发生，透明质酸和角化硫酸盐的减少，低分子糖蛋白增多，原纤维变性及胶原纤维沉积增加，髓核失去弹性，椎间盘结构松弛，软骨板囊性变。髓核组织的脱水可使纤维环后部进一步由里向外产生裂隙。此后，由于外伤或生活中反复的轻微损伤，变性的髓核可由纤维环的裂隙或薄弱处突出。除退变和外伤因素以外，遗传因素与腰椎间盘突出相关，在小于 20 岁的青少年患者中约 32% 有家族史。吸烟、肥胖均是腰椎间盘突出症的易发因素。$L_{2\sim3}$ 间盘突出的发生率很低，部分与休门氏病有关。

二、病理分类

根据腰椎间盘突出的程度及病理，将椎间盘突出分为 5 种病理类型。

1. 膨出

纤维环完整，髓核因压力而向椎管内呈均匀隆起。由于纤维环完整，因此隆起的表面光滑。此种类型在临床上较为常见，在正常人群中亦较为常见，许多患者并无明显症状或只有轻度腰痛，而且其腰痛的原因并非均由椎间盘膨出引起。

2. 突出

纤维环内层破裂，但最外层尚完整。髓核通过破裂的通道突向椎管，形成局限性的突起。此类型常因压迫神经根而产生临床症状。

3. 脱出

纤维环完全破裂，髓核组织通过破口突入椎管，部分在椎管内，部分尚在纤维环内。此类型不仅可引起神经根损害，而且常出现硬膜囊压迫而导致马尾神经损害。

4. 游离间盘

髓核组织从纤维环破口完全脱入椎管，在椎管内形成游离的组织。此类型可引起马尾神经损害，但有时也会因为脱入椎管后，对神经根的压迫反而减轻，临床症状随之有所缓解。

5. Schmorl 结节

当上下软骨板发育异常或后天损伤后，髓核可突入椎体内，在影像学上呈结节样改变。由于此类型对椎管内的神经无压迫，因此常无神经根症状。

三、症状

1. 腰痛

腰痛是大多数患者所具有的临床症状，常为患者的首发症状。多数患者先有反复的腰痛，此后出现腿痛，部分患者腰痛与腿痛同时出现，也有部分患者只有腿痛而无腰痛。腰椎间盘突出症所引发的腰痛是由于突出的椎间盘顶压纤维环外层、后纵韧带以及固定神经根的 Hofmann 韧带，刺激椎管内的窦椎神经所致。机械性压迫和局部的炎症反应刺激窦椎神经产生疼痛，表现为腰骶部弥漫的钝痛，有时会影响到臀部。此类疼痛为牵涉痛，被称为感应痛。

2. 坐骨神经痛

由于绝大多数患者是 L_4/L_5 或 L_5S_1，椎间盘突出，因此 97% 左右的患者表现为坐骨神经痛。典型的坐骨神经痛是从腰骶部向臀部、大腿后外侧、小腿外侧或后侧至足部，呈放射性疼痛。患者在增加腹压或改变体位时可引发疼痛加重。对于其他高位腰椎间盘突出而言，常表现为股神经的损害，患者出现大腿前方的麻木、疼痛，但高位腰椎间盘突出的发生率小于 5%。

3. 马尾神经损害

当腰椎间盘向后正中突出或髓核脱出时可对硬膜囊内的马尾神经产生压迫，患者可出现鞍区的麻木感，大小便的功能障碍，严重者会出现尿潴留。上述症状是马尾神经受损的典型表现。但正如前文所述，严格意义上讲，只要硬膜囊内的神经受到压迫并产生相应的临床表现，从解剖学的角度均应称为马尾损害。因此，马尾神经损害并不一定都出现大小便的功能异常，也可表现为双侧多个神经根的损害或是单一神经根的损害。如

$L_{4\sim5}$ 椎间盘一侧突出，压迫同侧的 L_5 神经根及硬膜囊，但患者表现为 L_5 和 S_1 两个神经根损害，此时 S_1 神经根的损害严格意义上应称为马尾损害。

4. 体征

(1) 腰椎侧弯：是临床上常见的体征，它是一种姿势代偿性侧弯。为了能够减轻神经根的压迫和牵张，腰椎会根据椎间盘突出和神经根之间的位置关系来进行代偿。如果突出的椎间盘位于神经根外侧，则躯干向健侧弯曲；如果突出的椎间盘位于神经根的内侧，则躯干向患侧弯曲。腰椎的侧弯是为了能够缓解神经根所受的刺激，有时患者的骨盆亦发生代偿性倾斜，导致双下肢“不等长”而影响行走。

(2) 腰部活动受限：绝大多数患者都有不同程度的腰椎活动受限。由于窦椎神经受到刺激，使患者因腰部疼痛而影响活动。此外，腰椎活动特别是前屈活动将会对受压的神经根产生牵张作用，加重下肢的放射性疼痛，导致患者腰椎活动明显受限。

(3) 压痛及骶棘肌痉挛：多数患者会在病变节段的棘突间或椎旁有压痛，严重时按压局部会引发或加重坐骨神经痛。

(4) 神经损害体征：腰椎间盘突出压迫神经将导致神经损害，从而出现其支配区的感觉、运动障碍。L_4 神经根受损将出现小腿内侧针刺觉减退，股四头肌肌力减弱和 (或) 胫前肌肌力减弱，膝腱反射减弱。$L_{4\sim5}$ 间盘突出常压迫 L_5 神经根，出现小腿外侧及足背皮肤针刺觉减退，足背伸肌力减弱和 (或) 胫前肌、腓骨长短肌肌力减弱。L_5S_1 间盘突出常压迫 S_1 神经根，表现为足外缘针刺觉减退，小腿三头肌无力，跟腱反射减弱或消失。若马尾神经受损，患者除可出现上述神经根受损体征外，还可能出现鞍区针刺觉异常。

(5) 直腿抬高试验及加强试验：此试验由法国学者 Laseque 于 19 世纪首先提出，故又称为 Laseque 征。患者仰卧，检查者站在患者一侧，一手托起患者的踝关节，另一只手置于大腿前方保持膝关节伸直，然后将下肢慢慢抬起。如果在抬起的过程中 (70° 以内) 出现同侧下肢的放射性疼痛，则为直腿抬高试验阳性。在直腿抬高试验阳性时，缓慢降低患肢高度，当放射痛消失时维持患肢高度，然后被动背曲同侧踝关节，若再次出现下肢放射性疼痛，则为加强试验阳性。在直腿抬高试验过程中，如果患者下肢在离开床面 50° 以内即引发疼痛，则几乎可以确定患者有腰椎间盘病变。此试验是腰椎间盘突出症的特征性体征，其阳性率接近 90%。

L_4 ～ S_3 神经根构成了坐骨神经，在直腿抬高时这组神经均会受到牵拉而向远端移动。正常时腰椎的神经根具有一定的活动度，大约可滑动 4mm，下肢可抬高至 70° 左右。一般在超过 70° 时才会有腘窝处的牵扯感。但当椎间盘突出时神经根受到挤压或周围有粘连，在直腿抬高时神经根受到进一步牵张刺激，导致了下肢放射性疼痛。临床上椎间盘突出时可以出现坐骨神经痛。

即使患者主诉一侧腿痛，也应对双下肢进行直腿抬高试验。直腿抬高试验交叉试验，是指抬高患者的一侧下肢，保持膝关节伸直，在抬高的过程中若引发对侧下肢的放射性疼痛，则为交叉试验阳性。在抬高一侧下肢的时候，位于对侧的腰椎神经根会受到轻度的牵拉。因此，此试验提示患者的腰椎间盘突出较为巨大或为中央型突出，神经根受压较为严重。

四、影像学检查

1. X 线检查

腰椎正侧位 X 线片检查虽不能显示椎间盘和神经结构，但部分患者可有椎间盘突出的间接表现。腰椎间盘突出症患者在 X 线上常表现为病变节段椎间隙变窄，椎体的前后缘可有唇样骨质增生；后方的小关节可有增生肥大。当患者症状较重时，X 线片常常可见腰椎轻度侧弯。若椎间盘突出合并纤维环钙化，有时在椎间盘后缘处可见钙化影。当腰椎间盘合并有椎体后缘离断时，X 线侧位可见间盘上方椎体后下缘或间盘下方椎体后上缘结构不规整、有缺失，在椎间盘后缘水平有时可见离断椎体后缘影像。

随着影像学的不断发展以及 CT、MRI 检查的不断普及，一些医师认为在患者已有 CT 或 MRI 检查的时候，X 线检查可有可无。而实际上 X 线检查的临床重要意义决定了它应被作为腰椎间盘突出症患者的必备检查项目。X 线检查最重要的临床意义是鉴别诊断。通过 X 线检查可以排除腰椎肿瘤、感染以及畸形等。近年来，随着对节段稳定性重视程度的不断提高，除 X 线正侧位以外，北京大学第三医院将腰椎过伸过屈侧位 X 线片亦作为常规检查项目。动力位 X 线片能够反映病变节段的稳定性，这对全面评价患者病情十分重要。当患者决定进行手术治疗时，动力位 X 线片的临床意义更为重大。它不仅能够评价手术节段的稳定性，同时还能体现手术相邻节段的稳定性，为合理制订手术策略提供重要临床信息。

2. CT 检查

CT 可以清楚地显示腰椎骨性结构，包括椎管形态、间盘钙化或椎体后缘离断等。腰椎间盘突出时 CT 可表现为椎管内椎体后缘出现突出的椎间盘影，椎管与硬膜囊间的脂肪层消失，神经根受压移位，硬膜囊受压变形等。若行 CT 影像三维重建，将会清楚地看到整个腰椎的立体结构，特别是在矢状位上显示双侧峡部结构。若为术后患者，三维重建 CT 还可显示植骨融合情况。CT 软组织窗可以较清楚地看到椎间盘突出的部分、方向、严重程度等，CT 检查的确诊率可达 90% 以上。

3. MRI 检查

虽然 CT 对骨组织的显像效果好于 MRI，但 MRI 对神经及硬膜囊的显影效果明显好于 CT 检查。MRI 可全面地观察突出的髓核、硬膜、囊及神经根之间的关系。同时，可以观察在圆锥以下是否存在高位腰椎间盘突出以及神经畸形（如脊髓栓系）。此外，MRI 还能够显示和分辨椎间盘的退步程度，为临床提供重要的诊断信息。Pfirrmann 等将腰椎间盘退变分为不同等级，并以此来评价椎间盘退变的严重程度。

4. 其他

肌电图检查可以协助确定神经损害的范围及程度。通过对下肢不同组肌肉的电生理检查，根据异常结果来判定受损的神经根。

五、治疗

（一）非手术治疗

绝大多数的腰椎间盘突出症患者均可通过非手术治疗获得症状的改善。因此，非手术治疗应为首选治疗方案。非手术治疗的适应证包括：①病程较短，症状较轻的患者；②疼痛症状较重，但病程短，且神经功能基本正常；③病程虽然较长，但对工作生活影响较小，且神经功能（特别是肌力）基本正常；④虽病史较长，但以往非手术治疗有效；⑤全身状态较差，无法耐受手术者。非手术治疗主要包括以下几种方法：卧床休息：卧床休息是腰椎间盘突出症治疗的一项重要方法。要求患者绝对卧床 3 ～ 4 周。至于卧床姿势并无特殊要求，患者可以根据疼痛缓解的程度选择平卧或侧卧。卧床休息可以有效地减小椎间盘的压力，从而减轻神经根所受到的挤压。同时，卧床还可以消除腰椎椎旁肌的紧张，以及由于下床活动所带来的神经根动态挤压和刺激，有利于神经根炎症的消退。目前尚无临床证据证实卧床休息能使突出的椎间盘回纳，但确实可以减轻或消除疼痛。这一临床现象进一步说明腰椎间盘突出症患者的疼痛症状不只是由于神经压迫所致，还与神经的炎症反应密切相关。药物治疗：针对腰椎间盘突出症的药物治疗应包括神经营养、止痛、消炎以及活血化瘀等药物。临床上常用的神经营养药为维生素 B_{12}，研究发现维生素 B_{12} 不仅可以营养神经组织，同时可以减少受损神经的异常放电，间接产生缓解疼痛的作用。由于患者的疼痛症状与神经的炎症反应关系密切，因此治疗建议采用非甾体类消炎止痛药，这样不仅可以止痛，同时可以有效控制神经的无菌性炎症。在中药中，有许多针对腰腿痛的相关药物，对改善神经和局部组织的血运、消除局部的炎症亦有较好的效果，因此可酌情使用。对于疼痛症状重，但神经损害较轻的患者，除上述药物外，还可以静脉应用脱水药及激素治疗 3 ～ 5 天，20% 甘露醇每日分次静脉滴注，地塞米松 5mg 每日一次静脉滴入。此方法可有效缓解神经根的炎性水肿，减轻炎症反应，消除疼痛。但对于高龄或体弱患者，若应用脱水药物治疗时间较长，应注意肾功能和水、电解质平衡。推拿按摩在中医疗法中，推拿按摩是治疗腰椎间盘突出症的重要手段。此方法可以缓解腰椎局部肌肉的痉挛，改善局部血运循环，同时可以使突出的椎间盘部分回纳，从而减轻神经的压迫。当腰椎间盘突出较巨大或间盘已脱出时，采用此方法存在一定的风险，有些患者在治疗后出现症状加重，甚至马尾神经损伤、足下垂。因此，在采用此方法治疗前，建议先行 CT 或 MRI 检查以明确椎间盘突出程度及神经受压情况。牵引：牵引的主要作用是减轻椎间盘的压力，从而使突出的椎间盘部分回纳。此外，牵引也可以减轻腰部肌肉的痉挛。对于腰椎间盘巨大突出或脱出的患者应慎用，以免导致神经损害加重。硬膜外或神经根封闭神经受到突出椎间盘压迫后，会在其周围产生炎症反应，大量的炎症介质会刺激神经根以及椎管内分布的窦椎神经分支，从而引起腰痛和放射痛。局部注射治疗可以抑制炎症反应，阻碍疼痛刺激的传导，减轻神经根的炎性水肿。此方法属于疼痛治疗的一部分。在国外绝大多数患者在保守治疗无效之后，常接受此类疼痛治疗，使其中一部分患者得到很好的改善，而避免了手术治疗。目前在国内此方法尚未普及，临床医师对此方法的临床价值也不甚了解，但随着国内疼痛治疗的广泛开展，此方法应该得到更为广泛的应用。

（二）手术治疗

当腰椎间盘突出症患者出现以下情况时，应考虑手术治疗：病史超过 3 个月，经严格保守治疗无效；保守治疗有效，但仍反复发作且症状重；病史时间较长，对生活或工作产生严重影响。若患者出现以下情况，应急诊手术治疗：神经损害严重，出现足下垂或马尾神经损害。如患者疼痛严重，无法入睡，强迫体位，经保守治疗无效，即使未出现足下垂或马尾损害，也可作为急诊手术指征。腰椎间盘突出症的手术治疗方法有很多种，主要包括经典的椎板间开窗间盘切除术、间盘切除融合内固定术以及微创治疗。

椎板间开窗间盘切除术：此术式主要适用于后外侧型腰椎间盘突出症、中央型腰椎间盘突出症、以神经根管狭窄为主的腰椎管狭窄症。若患者存在下列情况，则不宜采用此术式：椎间盘突出节段不稳定、巨大椎间盘突出、开窗难以切除者，椎体后缘离断或较大的后纵韧带骨化，中央管狭窄，极外侧间盘突出。上述情况常需切除更多的骨质而影响腰椎节段稳定性，因此常需融合固定术。对于椎间盘术后复发者，可根据病情来决定是否采用此术式。

术前准备：除常规检查外，术前应重点检查有无皮肤和全身感染病灶。应摄腰椎正侧位片以协助定位和排除有无移行椎、隐性脊柱裂等。

麻醉：可根据需要和条件选择硬膜外麻醉、腰麻或插管全麻。

手术体位：俯卧位，双侧髂嵴部对准手术床的折叠桥，胸前及两髂骨翼处垫软枕使腹部悬空，摇动折叠桥让腰部展平或轻度后突，使椎板间黄韧带拉紧，椎板间隙张开。

定位：术前可根据腰椎侧位片上髂嵴最高点相对应的椎间隙水平减去脂肪厚度作初步定位，也可术前插定位针摄片或“C”形臂 X 线机透视定位。

手术步骤：术者站立于所需开窗的手术侧，以所需切除间盘的上、下位棘突为起止点，作腰后正中切口，切开皮肤、皮下组织，骨膜下锐性剥离椎旁肌，用椎板拉钩牵开椎旁肌，暴露需切除间盘的上下椎板、椎板间黄韧带及关节突。此时，需再次确定定位是否正确，对于 $L_{4\sim5}$ 及 L_5S_1 间盘，可通过触摸骶骨斜坡定位；也可用咬骨钳或 Kocher 钳提拉棘突观察活动节段以定位。对于 $L_{3\sim4}$ 或以上间隙的开窗，以及有移行椎者，建议插定位针透视以确定定位无误。

确定所需手术节段后，如椎板间隙较小，可先切除部分上位椎板的下部和下位椎板的上部。用直血管钳提起黄韧带，15 号小圆刀片自黄韧带的椎板附着处（左侧开窗为下位椎板，右侧开窗为上位椎板）小心切开黄韧带，此时应始终保持能看到刀尖以防切破硬膜，切开黄韧带后可见浅蓝色的硬膜，有时还可见硬膜外脂肪，用神经剥离子做硬膜外分离，用大号刮匙于另一附着处将黄韧带刮除。完全显露硬膜后，还可根据需要用椎板咬骨钳或骨刀切除部分上下椎板，切除关节突前方的黄韧带，有时还需切除关节突内侧少许，显露神经根。切除单侧 1/2 的小关节对术后稳定性无明显影响。

用神经剥离子小心地将硬膜推向中线，此时即可见神经根。多数情况下轻轻向内侧推开神经根，即可见发亮的突出椎间盘位于神经根的肩前方。少数间盘突出于神经根的腋部，向内侧推开神经根很困难且容易造成损伤，此时可将神经根轻轻向外拉开即可显露突出的间盘。注意硬膜和神经根可能和其腹侧突出的椎间盘存在明显粘连，此时可先避开粘连部位，从粘连部位下方自下而上，或从粘连部位上方自上而下逐渐分离。显露突出间盘及分离神经根过程中，有时可见椎管内静脉丛破裂出血，此时可用小片的脑棉片填塞于硬膜外或神经根的前方，这样即可有效止血，也可保护硬膜及神经根。如牵开神经根后发现间盘没有明显突出，或突出的程度与影像学不符。首先应想到手术节段是否正确，不应盲目作间盘切除，应再透视确定手术节段是否有误，应注意有无间盘脱出移位以及神经根畸形及肿瘤等的可能。当清楚地看到神经根并确认其与突出的椎间盘已经分开后，用神经拉钩将硬膜及神经根向中线牵开。注意拉钩的正确使用方法，是将神经根牵开到位后向下压神经拉钩使之保持原位，而不是拉锯式牵拉神经根，忌将硬膜及神经根牵拉超过棘突中线。牵开神经根后即可清楚地显露突出的椎间盘，此时应注意观察纤维环是否完整，间盘突出的程度，有无脱出游离的髓核。如有脱出的髓核，可用直血管钳将其取出，以达到部分减压的目的。切记必须找到并保护好神经根后，才能作间盘切除。

因少数突出较大的间盘可将神经根挤压成薄膜状，不分离牵开神经根，进一步显露突出的间盘及神经根就作间盘切除有可能误切神经根。用 15 号小圆刀片（也可用角膜钻）环状切开纤维环，用髓核钳切除突出、变性及游离的髓核组织。应尽可能多地切除髓核组织，以防止术后复发，但终板应尽量保留。注意一定要让钳口闭合后再进入椎间隙，进入间隙后即横向张口髓核钳的进入深度不应超过椎体前缘及两侧边缘，以免造成大血管及输尿管等的损伤。椎间隙内反复冲洗，取尽残留的椎间盘碎片。松开神经拉钩，观察神经根的活动度，如能自由地横向移动 1cm，表明神经根减压充分、神经根已松弛，否则应再探查椎间盘切除是否彻底，或是否同时伴有神经根管狭窄。如伴有神经根管狭窄需作根管扩大，只需沿神经根走行方向切除部分下位椎的上关节突内缘即可。再次冲洗伤口，如硬膜外或神经根周围有出血，一般用少许明胶海绵即可止血。于硬膜外放置负压引流管，分层关闭伤口。

术后处理：①观察病情：术后应严密观察双下肢感觉、肌力及反射情况，注意下肢症状的恢复情况。②引流管的处理：术后应注意观察引流管是否通畅，引流物的性状及引流量。24h 内引流量少于 60mL 时，即可拔除引流管。开窗术后引流量一般不多，术后

24h 大多可拔除引流管。③直腿抬高及腰背肌功能锻炼：术后第 1 天即开始主动及被动的直腿抬高练习，每日两次，有助于防止神经根粘连，也有助于防止股四头肌失用性萎缩。术后第 3 天，拔除引流管后，如伤口已无明显疼痛即开始腰背肌功能锻炼。④下地活动时间：术后 4 ～ 5 天即可在围腰保护下下地活动，并逐步增加活动时间和行走距离。⑤恢复工作时间：围腰一般应佩戴 3 个月，期间应加强腰背肌功能锻炼。3 个月内避免弯腰拿重物。一般于术后 2 ～ 3 个月内可恢复工作，可根据具体情况确定。

第八章 骨科疾病护理

第一节 颅骨骨折

一、疾病概述

(一) 概念与特点

颅骨是类似球形的骨壳，容纳和保护颅腔内容物。颅骨骨折是指受暴力作用所致颅骨结构改变，在闭合性颅脑损伤中，颅骨骨折占 30%～40%。

颅骨骨折的重要性不在于骨折本身，而在于颅腔内容的并发损伤。骨折所造成的继发性损伤比骨折本身严重得多，由于骨折常同时并发脑、脑膜、颅内血管及脑神经的损伤，并可能导致脑脊液漏。因此，必须予以及时处理。

(二) 临床特点

1. 颅盖骨折

(1) 线性骨折几乎均为颅骨全层骨折，骨折线多为单一，也可为多发。形状呈线条状，也有的呈放射状，触诊有时可发现颅骨骨折线。

(2) 凹陷骨折绝大多数为颅骨全层凹陷骨折，个别情况下也有内板单独向颅内凹陷者。头部触诊可及局部凹陷，多伴有头皮损伤。

(3) 粉碎性骨折者头颅 X 线片显示受伤处颅骨有多条骨折线，呈纵横交错状，并分裂为数块，同时合并头皮裂伤及局部脑挫裂伤。

2. 颅底骨折

(1) 颅前窝：骨折后可见球结合膜下出血及迟发性眼睑皮下淤血，呈紫蓝色，俗称“熊猫眼”，常伴有嗅神经损伤，少数可发生视神经在视神经管部损伤。累及筛窝或筛板时，可致脑脊液鼻漏，早期多呈血性。

(2) 颅中窝：骨折可见耳后迟发性淤斑，常伴听力障碍和面神经周围性瘫痪以及脑脊液耳漏。

(3) 颅内窝：骨折可见乳突和枕下部皮下淤血，前者又称 Battle 征，有时可见咽喉壁黏膜下淤血，偶见舌咽神经、迷走神经、副神经和舌下神经损伤以及延髓损伤的表现。

(三) 辅助检查

1. X 线平片

颅骨 X 线检查可以确定有无骨折和其类型，也可根据骨折线的走行判断颅内结构的损伤情况以及合并颅内血肿的可能性，便于进一步检查和治疗。

2. 颅脑 CT 检查

CT 检查采用观察软组织和骨质的 2 种窗位，有利于发现颅骨平片所不能发现的骨折，尤其是颅底骨折。CT 检查可显示骨折缝隙的大小、走行方向，同时可显示与骨折有关的血肿、受累肿胀的肌肉。粉碎性骨折进入脑内的骨片也可通过 CT 三维定位而利于手术治疗。CT 检查还是目前唯一能显示出脑脊液漏出部位的方法。

（四）治疗原则

1. 颅盖部线形骨折

闭合性颅盖部单纯线形骨折，如无颅内血肿等情况，不需手术治疗，但应注意观察颅内迟发性血肿的发生。开放性线形骨折，如骨折线宽且有异物者可钻孔后清除污物，咬除污染的颅骨以防术后感染，如有颅内血肿按血肿处理。

2. 凹陷骨折

凹陷骨折的手术指征。

(1) 骨折片下陷压迫脑中央区附近或其他重要功能区，或有相应的神经功能障碍者。

(2) 骨折片下陷超过 1cm(小儿 0.5cm) 或因大块骨片下陷引起颅内压增高者。

(3) 骨折片尖锐刺入脑内或有颅内血肿者。

(4) 开放性凹陷粉碎骨折，不论是否伴有硬脑膜与脑的损伤均应早期手术。位于静脉窦区凹陷骨折应视为手术禁忌证，以防复位手术引起大量出血。

3. 颅底骨折

原则上采用非手术对症治疗，颅骨骨折本身无特殊处理，为防治感染，需应用抗生素。

二、主要护理问题

（一）潜在并发症——癫痫

与颅骨骨折致脑损伤有关。

（二）潜在并发症——颅内低压

与颅骨骨折致脑脊液漏出过多有关。

（三）潜在并发症——颅内高压

与颅骨骨折致继发性颅内出血或脑水肿有关。

（四）有受伤的危险

与脑损伤引起癫痫、意识障碍、视力障碍等有关。

（五）潜在并发症——感染

与颅骨骨折致颅底开放性损伤有关。

（六）知识缺乏

缺乏疾病相关知识。

（七）焦虑、恐惧

与患者对骨折的恐惧、担心预后有关。

三、护理措施

（一）常规护理

1. 体位

患者取半坐卧位，头偏向患侧，借重力作用使脑组织移至颅底，促使脑膜形成粘连而封闭漏口，待脑脊液漏停止 3 ～ 5 日后可改平卧位。如果脑脊液外漏多，应取平卧位，头稍抬高，以防颅内压过低。

2. 保持局部清洁

每日 2 次清洁、消毒外耳道、鼻腔或口腔，注意消毒棉球不可过湿，以免液体逆流入颅。劝告患者不要挖鼻、抠耳。

（二）专科护理

(1) 预防颅内逆行感染脑脊液漏者，禁忌堵塞、冲洗鼻腔、耳道和经鼻腔、耳道滴药，禁忌作腰椎穿刺。脑脊液鼻漏者，严禁从鼻腔吸痰或放置鼻胃管。注意有无颅内感染迹象：如头痛、发热等。遵医嘱应用抗生素和破伤风抗毒素。

(2) 避免颅内压骤升，嘱患者勿用力屏气排便、咳嗽、擤鼻涕或打喷嚏等，以免颅内压骤然升降导致气颅或脑脊液逆流。

（三）病情观察

主要是并发症的观察与处理。

1. 脑脊液漏

患者鼻腔、耳道流出淡红色液体，可疑为脑脊液漏。但需要鉴别血性脑脊液与血性渗液。可将血性液滴于白色滤纸上，若血迹外周有月晕样淡红色浸渍圈，则为脑脊液漏；或行红细胞计数并与周围血的红细胞比较，以明确诊断。另外，还应区别血性脑脊液与鼻腔分泌物。根据脑脊液中含糖而鼻腔分泌物中不含糖的原理，用尿糖试纸测定或葡萄糖定量检测以鉴别是否存在脑脊液漏。在鼻前庭或外耳道口松松地放置干棉球，随湿随换，记录 24 小时浸湿的棉球数，以估计脑脊液外漏量。有时颅底骨折虽伤及颞骨岩部，且骨膜及脑膜均已破裂但骨膜尚完整时，脑脊液可经耳咽管流至咽部进而被患者咽下，故应观察并询问患者是否经常有腥味液体流至咽部。

2. 颅内继发性损伤

颅骨骨折患者可合并脑挫伤、颅内出血，因继发性脑水肿导致颅内压增高。脑脊液外漏可推迟颅内压增高症状的出现，一旦出现颅内压增高的症状，救治更为困难。因此，应严密观察患者的意识、生命体征、瞳孔及肢体活动等情况，以及时发现颅内压增高及脑疝的早期迹象。

3. 颅内低压综合征

若脑脊液外漏多，可使颅内压过低而导致颅内血管扩张，出现剧烈头痛、眩晕、呕吐、厌食、反应迟钝、脉搏细弱、血压偏低。头痛在立位时加重，卧位时缓解。若患者出现颅内压过低表现，可遵医嘱补充大量水分以缓解症状。

(四)健康指导

颅骨缺损者应避免局部碰撞，以免损伤脑组织，嘱咐患者在伤后半年左右作颅骨成形术。

第二节　肋骨骨折

肋骨骨折是胸部外伤中最常见的形式，在闭合性胸部创伤的发生率高达 85%。肋骨骨折时，骨折断端可刺破胸膜或肺组织造成气胸、血胸、皮下气肿等。相邻多根多处肋骨骨折，因失去完整肋骨的支撑而出现相应部位胸壁软化，可出现异常呼吸运动。若软化区范围广泛，会导致纵隔摆动，严重者可发生呼吸和循环衰竭。肋骨骨折合并气血胸是骨伤科常见的急症之一，临床以胸痛、胸闷、气促、咳嗽、咯血、呼吸困难等为特征，易并发休克、急性肺水肿或急性呼吸窘迫综合征等，发生致命性损伤的危险期多在伤后 2 ～ 4 天。胸痛限制呼吸和有效咳嗽，肺活量和最大通气量下降，常可导致发生肺不张、肺炎和死亡。

一、临床表现与诊断

(一)临床表现

1. 局部疼痛

这是肋骨骨折最显著的症状，深呼吸、咳嗽、喷嚏、转动体位时疼痛加剧。

2. 咯血

骨折断端刺伤肺组织所致。

3. 呼吸困难和发绀

常发生在多根肋骨骨折的患者，多因支气管阻塞引起肺不张，或伴有肺撕裂伤、支气管断裂等其他损伤。在受伤后 1 ～ 2 天，如症状逐渐加重，要警惕创伤后急性呼吸功能衰竭的发生。

4. 反常呼吸

多根多处肋骨骨折时因使胸廓前后端均失去支持，伤部胸壁软化而形成“连枷胸”，即吸气时胸腔内负压增高，软化部分向内凹陷；呼气时胸廓内负压降低，该部胸壁向外凸出，形成与健康胸壁呼吸运动方向相反的“反常呼吸运动”，并导致纵隔摆动，影响血液回流心脏，引起循环功能紊乱。

5. 呼吸衰竭

由于创伤和骨折引起的剧烈疼痛，严重影响胸廓活动的幅度；创伤后呼吸道分泌物增多，患者又因疼痛不敢深呼吸和咳嗽，呼吸道易被分泌物阻塞；肺挫伤所致的肺间质、肺泡－毛细血管膜及肺泡内出血、水肿，氧的弥散功能降低，患者可出现低氧血症，严重者引起呼吸衰竭。

6. 压痛和骨擦音

这是肋骨骨折的典型体征。

7. 皮下气肿

肋骨断端刺破胸膜和肺，胸膜腔内空气经胸膜裂口进入胸壁和皮下组织所致，触诊时有捻发感。

8. 其他

合并气胸、血胸或血气胸时有相应的症状和体征。肋骨骨折同样还具有局部肿胀、畸形、功能障碍等一般骨折所共有的特征。

(二)诊断

(1) 有胸部外伤史。

(2) 伤侧胸痛，深呼吸或咳嗽加重，偶有痰中带血。

(3) 局部有压痛及挤压痛，按压胸骨或肋骨的非骨折部位(胸廓挤压试验)而出现骨折处疼痛(间接压痛)，或直接按压肋骨骨折处出现直接压痛阳性或可同时听到骨擦音，手感觉到骨摩擦感和肋骨异常动度。

(4) 如多根多处肋骨骨折，该外胸壁下陷，出现患部反常呼吸运动。

(5) 胸部X线片有肋骨骨折征象，同时可查看有无气胸、血胸或胸内其他脏器损伤。但是，对于肋软骨骨折、柳枝骨折、骨折无错位或肋骨中段骨折在胸部X线片上因两侧的肋骨相互重叠处，均不易发现，应结合临床表现来判断以免漏诊。

无合并损伤的肋骨骨折称为单纯性肋骨骨折。除了合并胸膜和肺损伤及其所引起的血胸和(或)气胸之外，还常合并其他胸部损伤或胸部以外部位的损伤，诊断中尤应注意。第1或第2肋骨骨折常合并锁骨或肩胛骨骨折，并可能合并胸内脏器及大血管损伤、支气管或气管断裂或心脏挫伤，还常合并颅脑伤；下胸部肋骨骨折可能合并腹内脏器损伤，特别是肝、脾和肾破裂，还应注意合并脊柱和骨盆骨折。但是，当第7肋以下的肋骨骨折时，由于骨折处肋间神经受刺激，产生传导性腹痛，应注意与腹腔脏器损伤所引起的定位性腹痛相鉴别。

二、常见护理问题与护理措施

（一）疼痛

1. 相关因素

与肋骨骨折有关，深呼吸、咳嗽、喷嚏、转动体位时疼痛加剧。

2. 临床表现

(1) 患者自诉疼痛。

(2) 咬紧牙关或紧握拳头、烦躁、焦虑、呻吟。

(3) 身体不愿意活动或不能动。

(4) 注意力不集中。

(5) 睡眠形态改变。

3. 护理措施

(1) 进行有效的肋骨固定：可以减少肋骨的活动度，减轻疼痛。采用多头胸带固定时患者取卧位，胸带在患者身下展平，两端向前紧贴骨折部的胸廓上，再将多头带自下而上呈叠瓦状交替包扎，要求上一条遮盖下一条的 1/3。包扎范围包括断肋上下各两条肋骨，固定时间一般为 2 周。搬动患者时动作宜轻柔，注意不要挤压骨折断端处，防止断端刺破胸膜。

(2) 协助患者采取舒适的卧位，减少外界刺激，为患者提供安静舒适的休息、睡眠环境。

(3) 解释疼痛产生的原因及持续时间，解除患者的顾虑。

(4) 各项治疗、护理操作应尽量集中进行，做到动作轻柔。

(5) 鼓励家庭成员对患者的疼痛给予充分的关注，与患者及家属共同讨论采用分散注意力等非药物疗法来缓解疼痛。

(6) 耐心听取患者主诉，及时评估疼痛程度，必要时遵医嘱给予镇静止痛药物。如用生理盐水 50mL ＋盐酸丁丙诺啡 0.3mg ＋枸橼酸芬太尼 0.5mg 用微量泵以 2 ～ 5mL/h 泵入止痛，效果较好。

（二）清理呼吸道无效

1. 相关因素

与创伤后急性疼痛及不能活动有关。

2. 临床表现

(1) 咳嗽无效或没有咳嗽。

(2) 不能排出呼吸道分泌物。

(3) 呼吸音异常。

(4) 呼吸速率、节律、深度异常。

3. 护理措施

(1) 指导鼓励患者进行深呼吸、有效咳嗽：腹式深呼吸的方法是患者仰卧位，腹部安置 3 ～ 5kg 沙袋，吸气时保持胸部不动，腹部上升鼓起，呼气时尽量将腹壁下降呈舟腹状。呼吸动作缓慢均匀，频率≤ 8 ～ 12/min。为防止患者因骨折疼痛而不敢咳嗽，可由护士用双手按住患者骨折部位以固定骨折断端减少活动，从而减轻咳嗽时疼痛。也可嘱患者咳嗽时在伤侧胸部抱一软枕，以缓冲咳嗽时对胸壁带来的震动。告知患者咳嗽时注意不可用力过大，以防断肋伤及胸膜。

(2) 雾化吸入：常用的雾化吸入药物为糜蛋白酶 5mg(4000U)，庆大霉素 80000U，地塞米松 5mg 及 0.9％的盐水，2.50mL 配置的混合液。湿化时必须注意可能发生的不良反应：

①急性呼吸困难：可在雾化吸入后短时间内发生胸闷、急性呼吸困难等症状，主要是由于干稠分泌物于湿化后吸收水分膨胀堵塞支气管所致。

②支气管痉挛：雾滴进入支气管成为异物，可能会引起支气管痉挛，特别是使用抗生素、痰易净等刺激性药物或是注射用水等溶液时出现此类情况，必要时可合用支气管扩张药。

③呼吸道继发感染：由于患者抵抗力差或原有细菌感染，在雾化吸入、湿化气道的过程中，若不注意器械的严格消毒和无菌操作，将导致患者感染加重或发生交叉感染。

(3) 每 4 小时协助患者翻身、拍背、咳痰 1 次。

(4) 保持室内正常的温湿度，保证每日液体入量。

(5) 必要时可行鼻导管吸痰。

(三) 低效性呼吸形态

1. 相关因素

(1) 急性疼痛。

(2) 肺部组织损伤。

(3) 气体交换功能障碍。

2. 临床表现

(1) 呼吸浅、快。

(2) 脉搏增快。

(3) 有时可能会有端坐呼吸。

3. 护理措施

(1) 鼓励患者有效地呼吸。

(2) 及时清除呼吸道异物，保持呼吸道通畅。

(3) 给予胸带固定胸部，减轻疼痛，避免骨折断端移位继续损伤肺组织。

(4) 做好牵引的护理。加强生活护理，并注意防止手巾钳从肋骨上滑脱。患者躯体活动时要注意保护牵引，针眼处也不要污染，以防感染。在牵引过程中，嘱患者不可用手去挪动牵引钳。

(5) 遵医嘱给予吸氧 2 ～ 4L/min；血压平稳后取半坐卧位。

(6) 监测呼吸频率、节律、幅度的变化每 15 ～ 30 分钟 1 次，观察患者有无胸闷气急、口唇发绀等缺氧症状。

(7) 必要时配合医师行胸腔穿刺或胸腔闭式引流，排出积血、积气。

(8) 遵医嘱监测二氧化碳结合力、血氧饱和度等。

（四）潜在的气体交换受损

1. 相关因素

与多根多处肋骨骨折、胸壁软化导致的反常呼吸运动有关。

2. 临床表现

(1) 用力时感到呼吸困难。

(2) 疲劳或嗜睡。

(3) 动脉血气示二氧化碳分压增高。

(4) 经皮氧饱和度下降。

(5) 时有发绀。

3. 护理措施

(1) 将开放伤转为闭合伤，立即加压覆盖伤口，外加胶布或胸带固定，消除反常呼吸运动。处理胸壁开放伤伤口时，应注意观察伤口深度、合并损伤及污染程度是否留有异物。在未查明异物位置、相邻关系时，不宜将异物取出。

(2) 病情平稳后配合医师进行牵引固定法或手术缝接肋骨断端。

(3) 监测动脉血气的变化。

（五）潜在并发症——感染

1. 相关因素

与创伤、手术、放置胸腔闭式引流管有关。

2. 临床表现

(1) 体温升高，脉搏增快。

(2) 白细胞计数升高。

(3) 伤口疼痛加重或减轻后又加重。

(4) 引流液浑浊，量增多。

(5) 乏力、纳差，活动障碍。

(6) 体格检查发现伤口有红、肿、热和压痛。

3. 护理措施

(1) 密切观察体温变化，测体温 1 次 /4h。

(2) 严格无菌操作，遵医嘱合理使用抗生素，预防感染。

(3) 指导患者进行有效的咳嗽、咳痰，彻底排除呼吸道分泌物，防止发生坠积性肺炎。

(4) 指导患者进食高蛋白饮食，必要时静脉补充营养，提高机体修复能力和抵抗力。

(5) 如有高热，可根据病情给予物理或药物降温。

(6) 协助患者采取半卧位以利于呼吸和引流，注意胸腔引流瓶不能高于患者胸部，以免液体倒流入胸腔内。

(7) 妥善固定胸管。搬动患者或更换引流瓶时要双重夹闭引流管，待患者安置妥当后再放开引流管。要防止引流管口及衔接处滑脱。引流管口处一旦滑脱，应及时封闭胸壁切口，切忌将引流管从原切口插入。如为连接处滑脱，应立即夹闭胸管，并及时汇报医师。

(8) 严格掌握拔管指征，尽早拔管。引流 48 ～ 72h 后如无并发症，引流量会明显减少且颜色变淡，24h 引流量小于 50mL，脓液小于 10mL，X 线胸片提示肺部膨胀良好，无漏气，患者无呼吸困难，即可考虑拔除引流管。拔管前先肌内注射盐酸哌替啶 50mg 以减轻拔管时疼痛；拔管后注意观察患者有无胸闷、呼吸困难或皮下气肿等情况。检查引流口密闭情况，是否有切口渗血、渗液，并每日更换敷料至切口愈合。

第三节　脊柱脊髓损伤

脊柱损伤指脊柱受到直接或间接暴力所致的脊柱骨折、关节脱位及相关韧带损伤。脊髓损伤是脊柱骨折或脱位引起脊髓结构和功能的损害，造成损伤水平以下脊髓功能（运动、感觉、反射等）障碍。它是一种严重的致残性损伤，往往造成患者不同程度的截瘫或四肢瘫，严重影响患者生活自理能力和参与社会活动的能力。充分认识其损伤，及时正确现场救治和专科治疗监护，能有效提高救治率，降低伤残率。

一、临床表现与诊断

（一）临床体检

1. 外伤史

应扼要、简单地询问患者或陪送者致伤机制、着地部位及伤后情况等。

2. 意识情况

意识不清者多表示颅脑合并损伤且危及生命，应优先处理，同时迅速检查双眼瞳孔及对光反射，并注意双耳及鼻孔有无脑脊液样物及鲜血流出。

3. 心肺功能

检查有无胸部合并伤对膈肌麻痹者，有可能系颈 4 以上损伤所致；血压升高者多伴有颅脑损伤；血压过低者，则多合并有内脏、骨盆及严重之四肢伤，应迅速找出原因。

4. 脊柱局部

包括局部压痛、棘突向后方突出之部位及程度，以及传导叩痛等均易于发现及确定诊断。检查时切忌将患者任意翻动，以防加重损伤程度。

5. 感觉与运动

对上肢、躯干及下肢的感觉、主动运动做全面检查，推断有无脊髓受损、受损平面及受损的程度等。脊髓休克期，损伤平面以下的痛觉、温度觉、触觉及本体觉减弱或消失。休克期过后若是脊髓横断伤则出现上运动神经元性瘫痪，肌张力增高，腱反射亢进，出现髌阵挛和踝阵挛及病理反射。

6. 会阴部和足趾的感觉、运动及反射

对脊髓受累者，尤其是严重病例，均应对肛门周围的感觉及缩肛反射、足趾的感觉与运动等做出判断。脊髓休克期表现为尿潴留，系膀胱逼尿肌麻痹形成无张力性膀胱所致。休克期过后，若脊髓损伤在骶髓平面以上，可形成自动反射膀胱，残余尿少于 100mL，但不能随意排尿。若脊髓损伤平面在圆锥部骶髓或骶神经根损伤，则出现尿失禁，膀胱的排空需通过增加腹压 (用手挤压腹部) 或用导尿管来排空尿液。大便也同样出现便秘和失禁。

（二）脊髓损伤的定性及程度判定

在脊髓损伤早期，临床上难以区别损伤是完全性还是不完全性，但按其由轻到重的发展程度及临床表现可做出判断。

1. 脊髓休克

临床表现为损伤椎节以下肌张力降低，肢体呈弛缓性瘫痪，感觉和骨髓肌反射消失，引不出病理反射，大便失禁及小便潴留。此种表现实质上是损伤平面以下脊髓失去高级中枢控制的后果。经制动、药物治疗等，24h 后逐渐开始恢复，且在 3 ～ 6 周可完全恢复而不影响神经功能。

2. 脊髓不完全损伤

平面以下包括骶段保留部分感觉和运动功能。近来一般主张以会阴部感觉和肛指检查作为判断标准。具体方法：将戴指套的手指从肛门插入 (停留片刻)，如会阴部有感觉且出现肛门外括约肌的随意收缩，则可判定为不完全损伤，检查须在脊髓休克期度过以后进行。此外足趾有自主性微动者、马鞍区有感觉者、有尿道球海绵体反射者均系不完全性损伤。

(1) 中央型脊髓损伤：特点为上肢运动功能受累明显，而下肢受累轻或不受累，手部障碍明显，直肠膀胱功能障碍及损伤平面以下感觉有不同程度的损害。

(2) 脊髓前部损伤：脊髓前侧大部分受损，仅后索白质保留，其本体感觉保存，温、痛、触觉及运动功能丧失。

(3) 脊髓后部损伤：损伤平面以下深感觉障碍。

(4) 脊髓半切损伤 (Brown-Sequard 征)：损伤平面以下损伤侧肢体为上运动神经元性瘫痪和感觉障碍，对侧肢体痛、温觉障碍。

3. 脊髓完全性损伤

损伤平面以下运动、感觉及括约肌功能完全障碍。对于完全性损伤，在损伤当时难以判定，一般需数天、数周或数月，当度过脊髓休克期后，观察神经功能的恢复情况和程度可做出判断。一般而言，患者伤后经体检发现阴茎海绵体反射阳性，则表示脊髓损伤已度过休克期，以后的临床观察和神经系统检查发现功能完全丧失，符合完全性截瘫的标准，则可判定患者的脊髓损伤为完全性损伤。

(三) 各平面脊髓损伤临床表现

不同平面、部位脊髓损伤临床特征表现如下：

1. 颈髓损伤

(1) 上颈髓损伤 (颈 1 ～ 4)：为延髓的延续，损伤后因波及呼吸中枢而致呼吸麻痹、呼吸困难可迅速致命；存活者损伤平面以下四肢呈痉挛性瘫痪。

(2) 下颈髓损伤 (颈 5 ～ 8)：表现为肩部以下之躯干及四肢运动障碍，根性痛多见于上臂以下部位，其远端视脊髓受累程度不同而表现为感觉异常或完全消失。

2. 胸腰损伤 (胸 2 至腰 5)

损伤平面以下的运动、感觉、膀胱和直肠功能障碍，下肢弛缓性瘫痪，反射消失或减弱。

3. 圆锥部损伤 (骶 2 ～ 5)

运动多无影响，表现为马鞍区的麻木、过敏及感觉迟钝或消失。膀胱功能障碍。

4. 马尾受损 (马尾神经)

下肢周围性软瘫，感觉异常，且常伴有难以忍受的根性痛，其范围及程度与运动障碍一致。亦有周围性排尿障碍。

二、常见护理问题与护理措施

(一) 脊髓再损伤

(1) 脊髓损伤后可激发一系列病理生理与生化因素参与组织的进行性自毁性过程，其化学损伤、继发性缺血和脂质过氧化反应等在伤后数小时内剧烈演变，致神经再生能力受损。

(2) 牵引无效、翻身方法不当使骨折处发生移位致脊髓再次被持续受压，加重脊髓损伤的发展或妨碍脊髓功能的恢复。

(二) 临床表现

保持正常脊髓功能的脊髓节段，感觉、运动功能损害水平上升。

(三)护理措施

1. 固定与制动

配合医师立即行颅骨牵引，严重不稳者行手术切开复位，力争早期预防逆转继发损伤过程，重建脊髓损伤后被断离神经的连续性，恢复脊髓损伤后功能受损区结构完整的神经细胞功能。

2. 脱水剂、激素的使用

遵医嘱伤后 8h 内应用，甲基泼尼松龙 30mg/kg，大剂量静脉 15min 内快速输注，继之以 5.4mg/kg 维持 23h 静脉滴注。其主要作用有：抑制炎性反应；减轻水肿；抑制血管活性，前列腺素活性，增加脊髓血液量；抑制氧自由基及脂质过氧化反应，稳定细胞膜和溶酶体膜；逆转细胞内 Ca_2^+聚集；增加 Na^+、K^+依赖式 ATP 酶的活性，增大静息电位和脊髓运动纤维兴奋性，促进脊髓冲动的产生和传导。

3. 体位

床头抬高 15 ～ 20cm，屈曲型骨折者保持颈部过伸位，伸展型骨折者保持颈部中立位，头部及枕部垫枕垫，两侧置沙袋固定，保持有效牵引，防止脱落。

4. 正确翻身

翻身时 1 人手持牵引弓或手扶头部保持牵引力，其余人要特别注意头部躯干及下肢协同动作，保持头、颈、胸呈一轴线翻身。防止因翻身不当使可恢复性瘫痪变为脊髓严重损伤或不可恢复性瘫痪，甚至因翻身不当而引起死亡。

5. 监测生命体征

注意观察患者血压、脉搏、呼吸。定时评估感觉、运动水平的变化。

(四)呼吸功能障碍

1. 相关因素

(1) 颈脊髓损伤，呼吸中枢向下传导束失去功能，呼吸自主节律和深度不能控制。

(2) 颈 3 ～ 5 组成支配膈肌的膈神经丧失功能，膈肌运动受限。即使损伤发生在颈 3 ～ 5 以下节段，但由于脊髓受伤所致出血水肿和髓内压力升高波及膈神经，使发生部位的神经细胞传导功能丧失，也可引起呼吸障碍。

(3) 自主神经系统紊乱，副交感神经功能活跃，导致气管、支气管内分泌物增多，肺内血管扩张、充血，支气管平滑肌收缩，使呼吸道功能减弱，增加呼吸功能障碍。

(4) 患者的胸腹肌肉麻痹，体位不当，可致黏液难以排出，误吸入支气管引起感染。

2. 临床表现

胸式呼吸消失，腹式呼吸，频率浅、快，患者主诉气急，氧饱和度 90% 以下，动脉血气示低氧血症。

3. 护理措施

(1) 氧气吸入。

(2) 密切观察呼吸情况及氧饱和度变化，注意保暖，防止呼吸道感染。

(3) 经常变换体位，定时翻身，叩击背部。

(4) 定时给予雾化，吸入化痰药物，并鼓励饮水。

(5) 鼓励用力咳嗽，对瓶吸气，增加肺活量。

(6) 机械呼吸：颈 3 ～ 5 水平以上损伤，肺活量＜ 500mL 者应行气管切开，低于颈 4 水平，自主呼吸减弱，肺活量＜1000mL 应经常吸引呼吸道分泌物，缺氧时应做气管切开。建立人工气道后经吸痰、给氧、消炎等措施，血气结果和临床症状仍不改善者，应立即使用机械通气并做好呼吸机的管理，防止急性呼吸衰竭发生。

(7) 定时做血气分析。

(五) 排尿功能障碍

1. 相关因素

无张力性膀胱是由于脊髓损伤早期，膀胱完全丧失神经支配，逼尿肌麻痹，内括约肌收缩、外括约肌松弛，膀胱无张力性，只能贮尿，不能排尿。反射性膀胱，是骶髓以上的脊髓损伤患者在休克期后，由于骶髓排尿中枢完好，而大脑和排尿中枢联系被阻滞，脊髓反射中枢完全失去脊上反射中枢的控制，不能接受意识控制和调节。膀胱胀满后可通过低级排尿中枢的反射出现不随意的排尿。自律性膀胱是休克期后，若脊髓反射中枢圆锥部或马尾遭到破坏，膀胱无感觉神经和运动神经支配，成为自主器官，自主神经如副交感神经功能作用，可使膀胱在充盈条件下产生较小的收缩。

2. 临床表现

脊髓损伤后排尿障碍可立即表现出来，是脊髓损伤后早期处理的重要内容，损伤后的膀胱类型有。

(1) 无张力性膀胱：多出现在脊髓损伤早期即休克期，表现为尿液潴留，膀胱高度充盈而尿液不能排出。

(2) 反射性膀胱：脊髓休克期过后出现。患者不能有意识排尿，只有间歇不自主排尿。下肢受到某种刺激时可反射引起排尿。排尿不完全，可有残余尿。膀胱容量 150 ～ 200mL。

(3) 自律性膀胱：脊髓休克期过后出现。膀胱膨胀，容量在 600 ～ 1000mL 时，咳嗽、屏气、哭笑时出现尿失禁。无意识性排尿且间歇性排出部分尿液，表现为排尿不全，经常存在大量残余尿，极易发生泌尿系统的反复感染。

3. 护理措施

(1) 导尿：伤后立即导尿，引流尿液并留置导尿管。

(2) 预防泌尿系感染：留置尿管期间严格无菌操作，选择软硬合适、粗细适中、刺激性小、外径较细、易固定的硅胶气囊尿管，接一次性尿袋，保持引流通畅，尿袋更换 2/ 周，尿道口消毒 2/d，分泌物多时酌情增加次数，男患者可用无菌纱布包住龟头。定时翻身、嘱患者饮水 3000mL/d 以上，以加强尿路生理性冲洗作用，能有效防止尿液沉淀及结石形成，有研究证明，生理性内冲洗作用与膀胱外冲洗比较能明显降低尿道感染率。留置尿管期间每周留中段尿监测尿道有无感染，如有感染可选用特异性冲洗液行膀胱冲洗。尿管留置应控制在较短时间内，脊髓休克期过后即可拔除。为防止医源性感染，留置尿管期间亦不主张多次更换尿管。

(3) 早期训练和维护膀胱功能：目前多主张留置尿管后采用个体化放尿方法，即根据膀胱充盈情况放尿及关闭尿管，这一生理刺激有助于建立反射性膀胱，避免持续开放所形成的“惰性膀胱”以致膀胱因肌肉萎缩形成挛缩膀胱。

(4) 掌握拔除尿管指征：凡腰骶段以上脊髓损伤，脊髓休克期过后 (3 周左右) 都有条件形成反射性膀胱，此时可拔除尿管，根据排尿规律外置尿袋或放置盛尿器，加强排尿自我控制训练。个别排尿困难者可采用 Grede 法按压膀胱区排尿。骶髓、马尾损伤，预测不能形成反射性膀胱者尿管留置 1 周后可拔除，采用间歇导尿法、清洁导尿法或 Grede 法按压膀胱区排尿。

反射性膀胱出现的判断：肛门有收缩，即牵拉有气囊的导尿管时，已伸入肛门戴手套的手指能感到肛门收缩，或挤压龟头或阴蒂时，肛门有收缩感。刺激肛门皮肤与黏膜交界处，肛门有收缩反应，或以 60mL 无菌生理盐水由导尿管注入膀胱内，然后夹住的导尿管突然放开，1min 内排出均表示膀胱功能开始恢复。

(5) 间歇导尿的应用：间歇导尿在脊髓损伤早期和长期应用中都显示了较低的泌尿系感染和较少的并发症，并有助于维持膀胱的顺应性，保护肾功能，对帮助恢复膀胱的自主性排尿亦有重要作用。Bennett 等对 70 例女性脊髓损伤患者实施膀胱管理，认为间歇导尿是最佳选择，尤其对双手保留有一定功能、能理解地配合康复治疗的脊髓损伤患者，间歇导尿是比较有效且经济的方法。

使用间歇导尿时选择吸水性低摩擦尿管，这种尿管吸水后表层摩擦力比普通尿管加上润滑剂的表层摩擦力要低 10 倍，对尿道上皮的损伤较小。有人开发出带小型超声诊断装置的排尿预警系统，能够判断膀胱容积，使导尿次数减少，防止膀胱过度充盈。但间歇导尿治疗需要反复进行尿道插管，尿道并发症特别是尿道狭窄会随时间延长而增加。

(6) 间断清洁导尿术的应用：该方法在发达国家已普遍使用，特别是对膀胱功能尚可的患者，效果良好，很少发生感染。操作时采用较细的导尿管，每次导尿前用等渗盐水冲洗尿管，再用清水冲洗，放入消毒液中保存。每次导尿的量控制在 300 ~ 400mL，4/d 间断导尿。在清洁导尿期间，每天进水量可减少至 1800mL。当患者能反射性地排出适当尿量，或用 Crede 法能使其排尿，残余尿量小于 80mL 时，间断导尿可停止。

(六) 体温异常

1. 相关因素

完全性颈脊髓损伤的四肢瘫痪患者，交感神经麻痹，除头部以外血管舒缩功能障碍，汗腺麻痹，不泌汗，热量不能散发，反而促进细胞新陈代谢，散热小于产热，出现体温升高。又因失去交感神经支配，全身皮下血管扩张，大量辐射散热，全身肌肉瘫痪，产热相对减少，出现体温不升。

2. 临床表现

大多数表现为持续性高热，少数为低体温，机体生理功能紊乱，全身衰竭。

3. 护理措施

(1) 物理降温：冰袋置于大血管走行浅表处，如颈部、腹股沟、腋下、肘部等，用50%乙醇擦浴，调节室内温度，有条件的设置空调房间，维持室内20～30℃，电扇吹风，减少盖被，可将下肢或胸部裸露。

(2) 输液：补充足够水电解质、糖和氨基酸，补偿高热的消耗。

(3) 药物降温：必要时用冬眠药物，降温、镇痛、安眠。

(4) 监测体温：不宜降温过低、过快，一般将体温降至37.5～38℃即可。

(5) 低温护理：复温和人工调温，提高并保持室内温度，一般控制在25～27℃，可采用电热毯，注意心血管系统变化，充分给氧、心电监护，复温至34℃后停止继续升温，可依靠盖被保持升温至36～37℃。

（七）肠道功能障碍

1. 相关因素

脊髓损伤使支配肠道运动的骶2～4的神经功能障碍，出现肠麻痹；支配肠壁平滑肌和肛管括约肌的副交感神经功能受损，肠道蠕动减少，肠内容物推进缓慢，水分过度吸收，大便硬结、便秘；支配肛管外括约肌阴部神经作用丧失，外括约肌舒缩紊乱，直肠自身内压增高时，外括约肌松弛反应消失，排便障碍；静息状态下肛管外括约肌紧张度下降，大便失禁。

2. 临床表现

腹部膨胀明显，肠蠕动减慢，肠鸣音减少或消失，不排便或大便失禁。

(1) 禁食3～5天，必要时自胃肠减压，肛门排气，静脉补充营养。

(2) 症状缓解后用少量多餐或鼻饲法给高蛋白、高糖、富含维生素食物，限制含钙食物的摄取。

(3) 大便秘结者口服缓泻剂或开塞露塞肛，并给粗纤维饮食，必要时定时灌肠，灌肠时肛管插入15～20cm，低压慢速，大便失禁者控制油腻及粗纤维食物，注意做好肛周皮肤护理，可采用鞣酸软膏局部涂抹。

(4) 训练反射性排便，挤压肛门法是经济方便且较为理想的排便方法，可指导患者自己做。四肢全瘫者，教会家属，力求达到定时排便。方法为选择某一固定时间每日或隔日1次，用戴有手套的手指扩张肛门或按压肛门周围，刺激括约肌，反射性引起肠蠕动，经反复刺激可使粪便排出。通过摸索，掌握饮食规律、训练排便，可使大便有一定规律，有效解决截瘫患者的排便问题。

（八）心理问题

关于创伤患者的心理特点及护理措施见内文。

（九）有皮肤受损的危险

1. 相关因素

皮肤及软组织受压超过平均毛细血管压 (4.27kPa) 时，组织内血流停止，持续一定时间即可引起组织坏死，产生压疮。皮肤感觉、肢体运动功能障碍是瘫痪患者褥疮发生的主要原因，且与局部潮湿、受冷、消瘦、贫血等局部或全身性因素有关。

2. 临床表现

褥疮，又称压疮，美国压疮咨询组将其分级为四级。Ⅰ级：皮肤发生压之不褪的红斑，无破损；Ⅱ级：表皮及浅层真皮破损，表现为擦伤、起疱或浅表溃疡；Ⅲ级：全层皮肤丧失，皮下组织损伤或坏死，不穿透深筋膜；Ⅳ级：组织坏死深达肌肉、肌腱、骨及关节囊等深层组织。2014 年美国国家压疮顾问委员会与欧洲压疮顾问委员会共同颁布压疮预防与治疗快速参考指南，使压疮分期更符合临床评估与处理。

(1) Ⅰ期：指压不变白红斑。是指皮肤完整的局限性指压不变白红色区域，常位于骨性突起之上。黑色素沉积区域可能见不到发白现象，其颜色可与周围皮肤不同。与邻近组织相比，这一区域可能会疼痛、硬实、柔软、发凉或发热。肤色较深的人可能难以看出Ⅰ类 / 期迹象。Ⅰ类 / 期可表明某些人有“风险”(预示有发病的风险)。

(2) Ⅱ期：部分皮层皮损。表现为浅表的开放型溃疡，创面呈粉红色，无腐肉。也可表现为完好的或开放 / 破损的血清样水疱。外观呈肿亮或干燥的浅表溃疡，无腐肉及瘀伤。应与皮肤撕裂、医用胶布所致损伤、会阴部皮炎、浸渍糜烂或表皮脱落相区别。

(3) Ⅲ期：全层皮损。可见皮下脂肪，但骨、肌腱、肌肉并未外露。可有腐肉存在，但并未掩盖组织损失的深度。可出现底蚀和槽蚀。Ⅲ期压疮的深度依解剖学位置而变化。鼻梁、耳朵、枕骨部和踝骨部没有皮下组织，这些部位发生Ⅲ期压疮可呈浅表状。相反，脂肪过多的区域可以发展成非常深的Ⅲ期压疮。骨骼和肌腱不可见或无法直接触及。

(4) Ⅳ期：全层组织损伤，并带有骨骼、肌腱或肌肉的裸露。在创基某些区域可有腐肉和痂疮。通常会有底蚀和槽蚀。Ⅳ期压疮的深度依解剖学位置而变化。鼻梁、耳朵、枕骨部和踝骨部没有皮下组织，这些部位发生的压疮可为浅表型。Ⅳ期压疮可扩展至肌肉和 (或) 支撑结构 (如筋膜、肌腱或关节囊)，有可能引发骨髓炎。裸露的骨骼 / 肌腱可见或可直接触及。

(5) 不可分期的压疮：深度不明全层组织损伤，创基内溃疡基底部覆盖有腐肉 (呈黄色、浅棕色、灰色、绿色或棕色腐肉) 和 (或) 焦痂 (呈浅棕色、棕色或黑色)。除非去除足够多的腐肉和 (或) 结痂来暴露伤口基底部，否则无法判断实际深度，也无法分期。足跟处的稳定型焦痂 (干燥、固着、完整而无红斑) 可起到“身体天然 (生物学) 屏障”

的作用，不应予以去除。

(6) 可疑深部组织损伤：深度不明是指深度不明的紫色或栗色局部褪色的完整皮肤或充血的水疱，是由皮下组织受压力和 (或) 剪力所致损伤而造成。某区域发生压疮之前，可表现为与周围组织相比有痛感、硬实、潮湿、有渗出、发热或发凉。在深肤色的患者身很难辨识出深层组织损伤。进一步发展可能会在深色创面上出现扁薄的水疱。该创面可进一步演变，可覆有一薄层焦痂。随进一步演变，即便使用最佳的治疗方法，其他组织层也会迅速裸露。

3. 护理措施

(1) 翻身 1/2h 是最简单、最有效的压力解除法，气垫床的使用可延长翻身间隔时间，翻身应由 2 ～ 3 人操作，禁止床上拖拉患者，以维护受伤局部稳定，避免造成进一步损伤，受伤早期胸腰椎骨折患者需 2 人翻身，颈椎骨折需 3 人，受伤 4 周后骨折局部稳定，护士可协助翻身。

(2) 二人翻身法：主要适用于胸腰椎骨折脱位患者。

①平卧位改侧卧位：患者仰卧，两臂放胸前，两名护士站在病床同一侧面向准备翻向的一边，1 人托住患者肩部及胸部，1 人托住腰部及双膝，两人同时用力将患者抬起，移近护士，移动时注意保护和控制受伤局部不得伸屈扭转，然后 2 人分别托着患者的肩、胸、腰、髋等处，将患者翻转或侧卧，下肢痉挛者侧卧位时，上身略向后偏移，以免垂直侧卧时使肩部、大粗隆部受压而发生褥疮，双腿平行放置，屈髋屈膝，从肩到臀部要用枕头抵住，位于上面的腿下垫枕，防止内收，两足用皮垫或沙袋顶住，保持踝关节于功能位，防止足下垂，位于下面的腿，其踝部要垫棉圈或海绵垫以防褥疮。

②侧卧位改平卧位：护士 2 人同时站在患者背侧的床边，移去背后、腿下垫枕及足底沙袋扶着患者的肩、胸、腰、髋部，以固定受伤的局部不动，使患者睡平，然后同样托住肩、下胸部、腰、双膝，将患者移到床中央，仰卧时，从膝下到踝部用软垫垫起，使两膝稍屈曲 (10° 左右)，足跟悬空，两足用沙袋抵住，保持踝关节功能位。

(3) 三人翻身法：主要适用于颈椎骨折脱位患者。

颈椎骨折患者多行颅骨牵引，翻身时有 1 人保护头颈部，其余两人站的位置及托着部位与两人翻身法相同，不同的是在肩颈下垫小枕，3 人动作要一致，始终保持头部与躯干呈一条直线，不可扭转屈伸颈部，无论平卧或侧卧，都要使头略伸展，颈椎与躯干呈一条直线。

(4) 保持皮肤清洁干燥。

(5) 保持床铺平整、松软、清洁、干燥、无褶皱、无渣屑。

三、康复与健康教育

(一) 损伤平面与功能预后的关系

脊髓损伤平面与功能预后有密切关系。目前国际上公认可以达到的预后目标 (表 8-1)。

表 8-1　脊髓不同平面损伤的预后目标

损伤平面	最低位有力肌群	活动能力	生活能力
颈$_{1\sim4}$	颈肌	必须依赖膈肌维持呼吸，可用声控方式操作某些活动	完全依赖
颈$_{4}$	膈肌、斜方肌	需使用电动高靠背轮椅，有时需要辅助呼吸	高度依赖
颈$_{5}$	三角肌、肱二头肌	可用手在平坦路面上驱动高靠背轮椅，需上肢辅助工具及特殊推轮	大部依赖
颈$_{6}$	胸大肌、桡侧腕伸肌	可用手驱动轮椅。独立穿衣，完成转移，可开特殊改装汽车	中度依赖
颈$_{7\sim8}$	肱三头肌、桡侧腕屈肌、指深屈肌、手肌	轮椅实用、可独立完成床、轮椅、厕所、浴室间转移	大部自理
胸$_{1\sim6}$	上部肋间肌、上部背肌群	轮椅独立、用连腰带的支具扶拐，短距离步行转移	大部自理
胸$_{12}$	腹肌、胸肌、背肌	用长脚支具扶拐步行	基本自理
腰$_{4}$	股四头肌	带短腿支具扶杖步行，长距离行动需要轮椅	基本自理

（二）急救期康复护理

要树立从急救期就开始进行康复护理的思想。因为对急救措施的正确与否，关系到脊柱患者的预后和终生的残废程度。从患者受伤到入院期间，是脊柱脊髓损伤急救的关键阶段。有报道，脊髓损伤患者第 1 年死亡人数中，90％死于现场转运途中，23％～26％患者在急救过程中损伤明显加重。首先，要初步诊断有无脊柱脊髓损伤的可能，检查生命体征。然后先制动再移行，维持脊柱的稳定性，防止二次损伤，继发脊髓损伤。搬运过程中保持受伤后的体位，动作要轻、稳、协调，怀疑颈椎受损者要安排专人托扶头部保持中立。运送过程中也要防止移位，可以把患者放置在平板上，用约束带固定头、颈、胸腹部，并用柔软物充填空隙。最后，尽快地把患者转到最近的能处理脊髓损伤的医院，因为伤后 6 ～ 12h 内，白质中的神经轴突尚无明显改变，及时的治疗能逆转部分脊髓损伤患者。在医院内抢救时，要保持患者生命体征的平稳，各种检查中仍要防止脊柱损伤加重。

（三）早期康复护理

康复早期分急性不稳定期（卧床期）和急性稳定期（轮椅活动期），训练项目各有侧重（表 8-2）。

表 8-2 早期康复训练项目

急性不稳定期	急性稳定期
床上 ROM 训练	ROM 训练、肌力加强训练
肌力加强训练	膀胱功能训练
呼吸功能训练	坐位平衡训练
膀胱功能训练	斜台（床）站立训练
床上体位变换训练	轮椅使用训练
	初步轮椅训练（部、轮椅、平台）
	初步生活自理训练

1. 卧床期

急性脊柱脊髓损伤后 2 ～ 4 周，脊柱和病情的相对不稳定是这一时期的特点，患者需卧床和必要的制动。但此期也是开展早期康复的重要时期，可以为日后的康复打下良好的基础。根据此期特点，应进行床旁康复训练。训练每日 1 ～ 2 次，强度不宜过量。在病情允许下进行呼吸功能康复、ROM 练习、肌力训练。近年来研究显示，卧床期进行呼吸功能康复明显提高了颈椎高位截瘫者的早期存活率。ROM 练习在入院后首日进行，所有关节都要在关节活动度范围内进行主动或被动活动，每个肢体从近端至远端关节的活动在 10min 以上，每天至少一遍，可以预防关节活动范围的受限，利于 ADL 训练。同时要注意：

(1) 脊柱不稳定时，对影响脊柱稳定的肩、髋关节应限制活动。

(2) 颈椎不稳定，肩关节外展不超过 90°；胸腰椎不稳定，髋关节屈曲不超过 90°。

(3) 由于患者无感觉，避免过猛活动，防关节软组织过度牵张损伤；对颈髓损伤的患者进行腕关节和手指被动运动时，禁止同时屈曲腕关节和手指，以免造成伸肌肌腱的损伤而导致其活动能力和功能的丧失；对不完全瘫患者训练其残存肌力，在保持脊柱稳定原则下，所有能主动运动的肌肉都应当运动，多训练腹肌和腰背肌，为上肢支撑力和维持坐位正直姿势做准备。

2. 卧床期过渡到轮椅活动期

训练时注意脊柱稳定性的确定和防止患者发生直立性低血压。临床体格检查和 X 线检查可确定脊柱的稳定性。直立性低血压主要是因为脊髓损伤，交感神经功能受损，变换体位后，血液流向下肢，交感神经不能调节血管张力和血压等反应。此外，长期卧床，静脉回流障碍，心排血量减少，也是加重其发生的原因，可以进行起立床站立训练，先从平卧位到 15° 斜卧位，再逐渐增强角度，直至 90°，然后让患者进行投篮活动以进一步改善和增强平衡、协调能力，同时增强上肢肌力。

3. 轮椅活动期

确定患者脊柱与病情均已稳定后才进入此期，在卧床期后的 4 ～ 8 周。在强化卧床期的相关训练基础上，增加坐起训练、平衡训练、转移训练、轮椅训练和 ADL 训练等。根据患者情况调整训练内容和强度，每日训练时间总量在 2h 左右，训练过程注意监测心肺功能改变。

从卧床到使用轮椅过程中，根据病情进行基本活动功能的训练。

(1) 床上活动：先学会翻身，再学会肘撑俯卧位，用设备由卧位变坐位，再到不用设备由卧位变坐位，最后在坐位上的粗大活动和摆放下肢。

(2) 坐位训练：包括长坐位的平衡训练、支撑训练和移动训练：①平衡训练方法，首先患者一手支撑、另一手保持平衡，然后双手抬起保持平衡，在多次训练稳定性增加后，进行接球、投球训练，训练动态平衡。②支撑训练方法为患者双侧肘关节伸直，双肩下降，双手支撑床面，然后臀部抬起。③移动训练包括支撑向前方移动和支撑向侧方移动。支撑向前方移动方法为患者双下肢呈外旋位，膝关节放松，双手靠近身体，在髋关节稍前一点的位置支撑，肘关节伸展，前臂旋后。提起臀部，同时头、躯干向前屈曲，使臀部向前移动。支撑向侧方移动 (向左移动) 方法为右手紧靠臀部，左手放在与右手同一水平，离臀部约 30cm 的地方，肘伸展，前臂旋后或中立位，躯干前屈，提起臀部，同时头和肩向左侧移动。

(3) 转移训练：进行该训练时，注意先把脚放在地板上，让脚与地面垂直，转移中可以尽量让脚负重。

(4) 轮椅使用训练：①首先要选择合适的轮椅，用前检查各部位功能。患者坐姿要正确，必要时系安全带。②患者离开轮椅前先制动椅闸，推坐轮椅患者下坡时应倒行。③长期坐轮椅防止褥疮，每 30 分钟抬臀 1 次，每次 3 ～ 5s。④驱动轮椅时，为了达到有效的驱动，患者每次驱动幅度尽可能大，开始时手掌尽量向后放，驱动时尽量向前推。⑤轮椅和床间的转移，基本是在同一平面，见转移训练。⑥轮椅和地之间转移时，先把轮椅摆好，并刹住车闸，然后从侧面、前面完成此动作。⑦上斜坡和不平台阶的训练时，护士把患者放平衡位，然后向前驱动时，轮椅后倾，让患者反复体会掌握平衡要领。⑧坐轮椅安全跌倒的训练时，有些轮椅活动中有翻倒的危险，患者移过了重心，轮椅会向后翻倒，所以需要练习安全摔倒。简单做法就是扭转头部，抓住轮子，当轮椅倒地时，不是患者头部和背部，而是推把着地，这样患者就不易受伤了。

（四）中后期康复护理

1. 训练项目

大约伤后 8 周以后，在巩固加强早期康复训练效果基础上，对可能恢复步行的患者进行站立和步行训练，对不能恢复步行的患者进行残存肌力和全身的耐力训练 (表 8-3)。此外，还要加强日常生活动作训练，如穿脱衣动作、穿脱套头衫、穿脱前开襟衣服、穿脱裤子、进餐动作、个人卫生等。

表 8-3　中后期康复训练项目

四肢瘫 (T_1 以上损伤)	截瘫 (T_2 以下损伤)
肌力加强训练	肌力加强训练
耐力加强训练	耐力加强训练
轮椅活动、轮椅操纵训练	轮椅活动、轮椅操纵训练
上肢支具、自助具应用训练	上肢支具、自助具应用训练
	治疗性站立、步行训练 ($T_{2\sim12}$)
	(应用 KAFO 及腋拐)
	功能性步行训练 ($L_{1\sim4}$)
	($L_{1\sim2}$ 应用 KAFO、L_3 以下 AFO)

注：KAFO：大腿矫形器；AFO：踝足矫形器

2. 不同损伤水平的患者活动功能目标

颈 $_{2\sim4}$ 损伤：起立床站立；颈 $_{5\sim7}$ 损伤：平衡杠内站立；颈 $_6$ 至胸 $_5$ 损伤：平行杠内步行；胸 $_{6\sim9}$ 损伤：用拐杖步行；胸 $_{10}$ 及以下损伤：具有功能性步行能力。

3. 步态训练

包括迈至步、四点步、迈越步。迈至步为双拐前置，伸肘，压低肩胛骨及低头提起骨盆和双下肢，双脚不迈过双拐的着地点。四点步为一侧拐向前，提髋提起下肢，向前摆动，着地后平衡，两侧腿依次进行。迈越步为双拐前置，伸肘，压低肩胛骨及低头提起骨盆和双下肢，足跟迈过双拐着地点。

第四节　骨盆骨折

骨盆骨折是一种严重外伤，由于压砸、轧辗、撞挤或坠落等损伤所致，多系闭合伤。亦可因肌肉剧烈收缩发生撕脱骨折。枪弹、弹片等火器伤所致者为开放性骨盆骨折。骨盆骨折创伤半数以上伴有并发症或多发伤，且常伴发颅脑、胸、腹或骨关节损伤，最严重的是创伤性失血性休克及盆腔脏器合并伤，救治不当有很高的死亡率。

一、临床表现与诊断

（一）临床表现

1. 局部表现

(1) 骨盆前部骨折：①腹股沟、会阴部、耻骨联合部及坐骨结节部疼痛明显，过伸、外展髋关节可使疼痛加重，耻骨部、坐骨部明显压痛。②会阴部、下腹部可出现瘀斑。③伤侧髋关节活动受限，不能站立和行走，不能自动抬高伤侧肢体。④可触及异常活动及骨擦音。

(2) 骨盆外侧骨折：①骨折局部肿胀、疼痛、伤侧下肢因疼痛而活动受限，被动活动伤侧肢体可使疼痛加重，局部压痛明显。②可触及异常活动及骨擦音。③髂前下棘撕脱骨折可有“逆行性”运动，即不能向前移动行走，但能向后倒退行走。

(3) 骨盆后部骨折：①骶髂关节及髂骨处肿胀、疼痛、活动受限，不能坐立翻身，严重者疼痛剧烈。②局部皮下淤血明显，肢体不能活动。③骨盆变形，两侧不对称，伤侧髂嵴升高，下肢短缩。④骶髂关节完全脱位时髂前上棘至脐的距离不等。⑤骶骨横断及尾骨骨折者肛门指诊可触及尾骨、骶骨异常活动。

2. 合并损伤及并发症的表现

(1) 出血性休克：骨折后断端可大量渗血，与骨折的严重程度成正比，渗血不易止住，易发生休克。骨盆壁及邻近软组织撕裂出血，盆腔内静脉丛损伤、脏器损伤及骨盆内血管损伤出血等，均是引起休克的原因。患者面色苍白、出冷汗、躁动不安、肢体发冷、口渴、脉快，少尿或无尿，收缩压下降，脉压减小。

(2) 腹膜后血肿：骨盆骨折后的广泛出血，常引起腹膜后血肿，巨大血肿可沿腹膜后疏松的结缔组织间隙，蔓延至肠系膜根部，肾区与膈肌下，还可向前扩散至腹侧壁。血肿的反射性刺激能引起腹膜反应，腹肌紧张和肠麻痹。但较内脏损伤时引起者出现晚且较轻。

(3) 尿道或膀胱损伤：据统计 10%～20% 的骨盆骨折患者并发有尿道损伤。轻度损伤可出现尿后滴血或血尿，并有尿痛、小腹痛症状。重度损伤时，患者排尿困难，因尿液不能排出而致尿潴留。男性尿道狭长，走行于两侧耻骨支所形成的夹角内，当骨盆骨折伴随骨盆移位男性尿道容易发生损伤，故导致男性骨盆骨折尿道损伤发生率远大于女性。

(4) 直肠、肛管及女性阴道损伤：检查时可发现肛门有血迹，阴道有流血，肛指检查可触及骨折端，指套上有鲜红的血迹。

(5) 大血管损伤：骨盆骨折时髂内、外动脉及其伴行静脉损伤极少见。发生后果严重，表现为局部有搏动出血或血肿，患侧肢体苍白，皮温低，多有感觉减退，足背、股动脉均无搏动。

(6) 神经损伤：骶丛或腰丛损伤，可造成臀肌、腘绳肌和小腿腓肠肌肌力减弱，小腿后方和足外侧的感觉丧失。

3. 腹腔脏器损伤的表现

合并肝、脾、肾等实质性脏器损伤较多见，损伤早期出现腹膜刺激症状，如腹部压痛、肠鸣音消失等。肝脏损伤腹部可有移动性浊音，腹穿可抽出不凝的血性液体和全血，

B 超能发现肝脏损伤部位和腹部移动性血液。肠管损伤腹部有游离气体和肝浊音界消失等表现。

(二)诊断

(1) 外伤史。

(2) 根据临床表现可确诊。

(3) 特殊检查

①骨盆挤压分离试验：患者侧卧，检查者以两手按压左右两侧髂前上棘，同时向内挤压或向后、外推压，出现非按压处疼痛者为阳性，表明骨盆环完整性破坏。

②“4”字试验：患者仰卧、患侧髋膝关节屈曲并外旋，将足外踝部置于另侧伸直位的膝部，状如“4”字，检查者一手按住健侧髂前上棘处、另手将屈曲的膝部下压，若出现疼痛即为阳性，说明骶髂关节损伤。

③测量脐部至双下肢内踝长度：骨盆因骨折而变形时，两侧不对称，通常伤侧上移而变短。大转子至耻骨结节间距离缩短，表明存在侧方压缩骨折，出现 Ruox 征。

(4) 肛指检查：触及骨性突起或大血肿且沿骨折线有压痛存在，表明尾骶骨骨折的 Earle 征。注意手法应轻柔，不可使骨端刺破直肠。

(5) X 线检查：是骨盆骨折的重要依据。①前后位 X 线片最为常用，部分显示骨折全貌。②入口位 X 线片影像呈立体感，对观察骶骨、髂骨后上部、双侧骶髂关节上方、耻骨联合、双侧耻骨水平支上缘及两侧髋臼顶弓具有重要价值。③出口位 X 线片显示全部骶骨平面、髂翼、髋臼和髂耻隆起。④合并髋臼骨折的患者，应补摄闭孔斜位 X 线片和髂骨斜位 X 线片。

(6) CT 扫描：常用检查方法包括扫描层厚为 10mm 的骨盆创伤 CT(TCT) 和层厚为 5mm 的骨盆高分辨率 CT(HDCT)。近年来，三维 CT 重建对骨盆骨折的分型和诊断有一定的帮助。

(7) 其他检查：如核素扫描、核磁共振 (MRI)、数字减影 (DSA) 等只在一些特殊情况下使用。

二、常见护理问题与护理措施

(一)潜在的并发症——休克

发生率高达 30%～58%，是最常见、最紧急、最严重的并发症。

1. 相关因素

(1) 骨盆骨折血管损伤。

(2) 肝脾肾破裂出血。

(3) 膀胱、尿道损伤出血。

(4) 骨盆静脉丛渗血。

2. 临床表现

(1) 患者感到口渴、表情淡漠、烦躁不安、谵妄或嗜睡。

(2) 面色苍白、四肢湿冷，脉搏细速、血压下降，少尿或无尿。

(3) 腹痛、腹胀及腹肌紧张。

3. 护理措施

(1) 建立静脉通道：快速建立两条或两条以上的静脉通道以迅速扩充血容量，一条为上肢浅静脉，另一条经颈内静脉或锁骨下静脉置入中心静脉导管。

(2) 早、足、快地补充血容量及氧气吸入：根据补液原则有计划、按时按量补充晶、胶体、全血或代血浆，必要时进行加压输液或输血。应在第一个 30min 内输入平衡液 1000 ～ 2000mL，然后输入全血。保持呼吸道通畅，给氧浓度 37%～ 45%为宜。

(3) 监测生命体征：根据病情每 5 ～ 30 分钟测量一次生命体征或应用多功能监护仪持续心电监护，动态观察并记录生命体征、血氧饱和度等变化，及时向医生提供准确的信息，随时调整治疗方案。

(4) 监测尿量：严重骨盆骨折常规留置导尿管，一般每小时测量一次尿量和尿比重，准确记录尿量以指导抗休克治疗。

(5) 精神状态，皮肤温度、色泽的观察：精神状态是脑组织血液灌流全身循环状况的反映，而皮肤温度、色泽是体表灌流情况的标志。护士严密观察，随时评估，如患者表情淡漠、烦躁、谵妄或嗜睡、昏迷，反映脑部血液循环不良；皮肤苍白、干燥，四肢冰凉说明休克情况仍存在，协助医师进一步处理。

(6) 尽量少搬动患者：必需搬动时，需将患者放置于平板担架上移动，以免增加出血。

(7) 对合并有内脏损伤的患者：在扩容的同时积极做好术前准备。

(8) 给予保暖：及时报告医师并给予处理。

（二）疼痛

1. 相关因素

(1) 骨盆骨折、软组织韧带损伤。

(2) 会阴撕裂伤及直肠损伤。

(3) 膀胱尿道损伤，尿液外渗刺激腹膜。

(4) 空腔脏器的损伤导致弥漫性腹膜炎。

2. 临床表现

(1) 患者主诉疼痛，搬动时加剧，长海痛尺评分 4 分以上。

(2) 患者主诉腹部疼痛，体检压痛、反跳痛。

(3) 患者主诉会阴部或下腹部疼痛，排尿困难，尿道口有血溢出。里急后重感，伴肛门出血。

(4) 会阴、大腿根部大片皮下淤血，男性患者可见阴囊肿大淤血。

3. 护理措施

(1) 配合医师寻找疼痛的原因，评估疼痛的原因、性质。

(2) 如疑有空腔脏器损伤，需立即做好剖腹探查的手术准备。

(3) 早期固定，避免骨折断端的移位导致疼痛。要多人协助搬运患者，避免推拉。

(4) 对疼痛严重且诊断已明确者，在局部对症处理前可应用帕瑞昔布钠注射液 40mg、吗啡、哌替啶、布桂嗪等镇痛药物，减轻患者的痛苦。

(三) 感染的可能

1. 相关因素

(1) 开放伤，创面的暴露。

(2) 空腔脏器的损伤。

(3) 长期卧床，自身抵抗力下降。

(4) 长期留置导尿引起尿路感染。

(5) 外固定支架术后穿刺点的渗血。

(6) 钢针的松动。

(7) 手术切口及伤口引流管的放置。

(8) 伤口处皮肤受压过久致延缓愈合。

2. 临床表现

(1) 腹部胀痛。

(2) 尿痛。

(3) 针眼或伤口处红肿热痛，渗血、有脓性分泌物溢出。

3. 护理措施

(1) 现场急救及时正确，避免伤口二次污染及细菌进入深层组织，争取时间，早期实施清创术。

(2) 注意观察伤口，伤口疼痛性质的改变常为最早期的征象。此外，注意观察伤口有无红肿、波动感，一旦发生感染，应及时进行伤口处理。

(3) 对伤口污染或感染严重者，应及时拆除缝线，敞开伤口，并实施引流、抗生素湿敷等治疗。

(4) 增强患者体质，注意加强营养，及时治疗贫血、低蛋白、营养不良及糖尿病等疾病，增强机体免疫力。

(5) 术前预防性使用抗生素、术中常规放置引流管，对预防术后感染有益。

(6) 伤口引流管通常在术后 24 ～ 48h 拔除，引流期间要保持引流管的通畅，观察引流液的色、质、量，并做好记录。

(7) 外固定支架穿刺点如有明显渗血，用无菌纱块加压包扎止血，每天 3 次用 75% 乙醇滴穿刺点，摩擦消毒，及时清除血迹，防止穿刺点感染，避免用力擦去结痂。

(8) 及时更换导尿管 (1/2 周)，并尽可能缩短留置时限，加强会阴护理，必要时行膀胱冲洗。

(9) 因骨盆前后均有伤口，且平卧时间过久，导致尾骶部伤口不愈合。在护理过程中，如患者内固定牢固，应及时给予抬高臀部或翻身。

(四) 有牵引效能降低或失效的可能

1. 相关因素

(1) 牵引方法、体位不正确。

(2) 外固定支架应用不正确。

2. 临床表现

牵引力线方向改变，患者臀部未悬空或歪向一侧，重锤触及地面，牵引线受压等。

3. 护理措施

(1) 观察外固定架牢固情况，在护理过程中经常检查固定针是否松动，如有异常及时报告，及时调整螺丝钉及固定针的松紧度，以免固定器松动，导致骨折部位移动，影响骨折愈合。

(2) 骨盆托带悬吊牵引者，吊带要保持平衡，以防褥疮；吊带要离床面约 5cm，并要保证吊带宽度、长度适宜。使用便器时，不要解掉吊带，可用便器放于托带与臀部中间，大小便污染时要及时更换。

(3) 下肢牵引者，一般是双下肢同时牵引，要置双下肢外展位，取中立位，不能仅牵患者一侧，使骨盆倾斜，容易造成下肢内收畸形，影响走路的功能。

(五) 潜在并发症——膀胱、尿道的损伤

1. 相关因素

(1) 双侧耻骨骨折。

(2) 耻骨联合分离所致。

2. 临床表现

(1) 尿道口滴血、血尿。

(2) 排尿困难、无尿、尿痛。

(3) 会阴部血肿，下腹胀痛。

3. 护理措施

(1) 评估膀胱尿道有无损伤，护士留置尿管时动作轻柔，以免加重尿道损伤。如导尿管插入深度已达膀胱，但无尿液排出或只有少许血尿，多为膀胱有损伤；经导尿管注入无菌生理盐水，若排出量减少，可考虑有膀胱破裂的可能。如尿道口有流血，导尿管难以插入膀胱内提示有后尿道损伤的可能。

(2) 尿道不完全断裂时，放置较细软的尿管并保留 2 周，妥善固定，以防脱出。

(3) 护士每天至少为患者彻底清洁插管局部并以 0.5％氯己定棉球擦洗尿道口两次，

每天饮水 2000 ～ 2500mL(禁水者除外) 自然冲洗，当患者留置的尿管发生阻塞或引流尿液有浑浊，出现沉淀或结晶可在严格无菌操作下进行膀胱冲洗。

(4) 耻骨上膀胱造瘘者：①引流管长短要合适，不可扭转、折叠，保持引流管通畅。②保护造瘘口周围的皮肤。每天更换敷料后外涂氧化锌软膏。③造瘘管一般留置 1 ～ 2 周。拔管前先夹管，观察能否自行排尿。若排尿困难、切口处有漏尿，则延期拔管。

第五节　创伤院前急救护理

急救医疗服务体系 (EMSS)，包括院前急救、医院急诊科急救和 ICU 急救三部分。其中院前急救的时间最短，但却是决定危重患者抢救能否取得成功的关键。院前急救在 EMSS 中占有最为重要的地位，是反映国家、社会对重大伤害、疾病的应急能力及公民的品格水平。

一、创伤院前急救护理

(一) 院前急救的概念和意义

院前急救有时也称为初步急救，是指对遭受各种危及生命的急症、创伤、中毒、灾难事故患者在到达医院之前进行的紧急救护，包括现场急救和途中急救。院前急救的主要目的是挽救患者的生命和减少伤残。

快速有效的院前急救工作，对维护患者生命，减少医院前期患者的伤残率和死亡率有重要意义。如心肌梗死患者有 40%～ 50%因得不到现场救治会在最初的数小时内死亡，严重交通事故伤有 2/3 以上伤员在发生事故后 25min 内可因得不到及时救治而死亡。严重创伤患者的预后 80%由院前急救处理决定。近年来，随着急救知识、急救技术的不断普及，急救的初期技术从专业领域的医务人员扩大到社会人员。截止到 2003 年，北京已有 3 万多人拥有红十字急救员证书。到 2008 年北京举办奥运会时，这一比例将上升到每 60 人中有 1 人。通过面向全社会普及急救知识，提高全民急救意识，最终将在我国快速建立一支庞大而完善的院前急救队伍和急救网络，建立起“没有围墙的急救医院”，从而达到提高院前抢救成功率的目的。

(二) 院前急救的内容

1. 现场急救

最初目击者首先给患者进行必要的初步急救，如徒手心肺复苏、清除呼吸道异物等，然后通过急救电话向急救中心 (站) 呼救，在进行不间断现场急救的同时等待医护人员到达。现场急救主要是依靠具有初步现场急救知识与技能的公民来完成，这是我国当前医疗救护中最为薄弱的环节，最关键的补救措施是要大力进行急救知识的普及训练。

2. 途中救护

随着医疗救护观念的不断更新，急救单元（一医、一护、一司机、一套抢救药械物品）如同“流动医院”“流动急救站”的服务模式应运而生，代替了传统的单纯运输服务模式。现代化的120急救车已成为急救人员抢救危重伤病员的“微型急救室”。当伤病员被转移至救护车后，救护车一旦启动即成为独立的急救工作单元，途中是在“孤立无援”的情况下对伤病员进行救治。途中救护更体现了人性化服务理念，伤病员在运送途中同样应得到精心的医疗呵护。

（三）国外院前急救模式

1. 美国

从20世纪70年代起，急救医疗工作逐渐发展起来，建立起新的体系，将医院前阶段和医院内的急救工作有机地结合在一起。1973年开始采用“911”作为全国统一的急救电话号码，救护车上有急救医助随车出诊。救护人员使用遥控装置，与中心保持联系，并佩戴证章标志。

美国急救人员的培训包括急救医师、急救技术人员和急诊科护士的培训。急救医师已被公认为医疗专业人员中的一部分成员，急救技术人员则主要负责医院前阶段的抢救和运送工作。这类人员按其技术水平从低到高分为三类：随车急救护士(EMT-I)、中级急救护士(EMT-A)和急救医助(EMT-P)。采用培养随车急救护士和医助提供现场救护的措施，这一措施不仅能迅速提高救治能力，而且节省了大量培训经费，急救医师只有在必要时才随车出诊。在许多医院，医生不是整天在医院上班，急诊科护士往往成为第一个提供急救医疗服务的人，而且她们经常通过对讲机和遥控系统为现场的急救人员服务。

2. 英国

急救工作的特点是服务项目种类繁多，急救站不仅为急症患者和意外事故伤员服务，而且负责转送非急症的患者。国家对于紧急情况下出车，有统一的标准要求，即在接到急救专用电话“999”后，3分钟内出车，7分钟内到达急救现场。同时国家对急救车的装备也有统一的规定。在英国东北部的布里斯托尔市还设有流动复苏小组。

3. 日本

急救医疗正成为一个普遍的社会要求，受到了各方面的重视，国家投入巨资用于急救医疗，建立健全的一级、二级、三级急救医疗机构、急救医疗情报系统及急救医疗制度，使急救医疗取得了长足的进步。

日本急救医疗体系由以下三部分组成：

(1) 急救患者转运系统，由消防机构负责。消防部门设有急救队，每个急救队配备一辆急救车、3名急救人员，主要负责将患者从现场安全运送到医疗机构。

(2) 急救医疗情报联络系统，主要是通过电子计算机将本地区的医疗机构及消防总部联系起来，在获得患者伤情后，根据实际情况，选择合适的医疗机构接收患者。

(3) 急救患者治疗系统，职责是收治由消防队送来的患者。

4. 德国

每个城市都设有急救中心，配有设备先进的指挥系统，全国使用“110”电话呼叫。急救中心有 4 条线路与警察相通，负责调度所在地的救护车和直升机，并协调医院接收患者。急救工作中大部分患者的运送工作由红十字会完成。无论是从陆地上还是从空中运送伤病员，德国的救援都是高效率的，尤其是空中救援是其急救工作的一大特点，被认为是当代世界空中急救组织管理上的最有成效者。

（四）我国院前急救模式

我国的院前急救机构有多种组织形式，既有独立的现代化的急救中心或院前医疗救护站，也有医院承担的急救中心，多种形式各有利弊。主要的形式有以下四种：

1. 独立型的北京模式

有独立的急救中心，实行院前 — 急诊科 —ICU 急救一条龙的急诊医疗体系。急救中心拥有现代化的调度通信设备，可以和市政府、卫生局、北京各大医院直接进行通信联络。院前急救工作由医生、护士协助承担。部分患者经院前抢救处理后送回中心监护室继续进行治疗，多数患者则被运送至其他医院。这种模式的缺点是急救半径大，急救小组到达现场时间长，耽误抢救患者的时间。近几年来，北京市急救中心在新建社区和近郊区扩建、兴建急救网点，努力达到急救半径在 3 ～ 5km 以内，急救反应时间 5 ～ 10 分钟。从而接近发达国家的急救反应 4 ～ 7 分钟的时间水平。

2. 院前型的上海模式

设有一个急救中心，各县、区建有分站，一般分站设在协作医院内或附近，协作医院大多是区、县中心医院。截至 2005 年底，上海市形成了市、郊区（县）二级共 11 个院前急救医疗机构，58 个急救分站的急救网络。此种模式没有院内部分，但编制有专业的院外急救医务人员和车管部门。全市院前急救由 120 急救中心统一管理，统一指挥调配，划分就近出诊，尊重患者意愿，合理分流转运及保证急救质量。其缺点是急救链易脱节，随车人员到达医院即离开，可能发生伤员病史、急救措施交接不仔细，造成救治缺乏连续性。

3. 依托型的重庆模式

附属于一所综合性医院的院前急救，或由全市数所医院组成的急救医疗协助网，此种模式以重庆市为代表。该模式具有强大的急救中心，形成了院前急救、医疗监护运送、院内急救、ICU 等完整的急救医疗功能。随车人员均为医院内的医护人员，经院前处理后患者可送到附近医院，也可收入自己的附属医院，其特点是院前、院内急救有机结合，有效地提高了伤病员的抢救成功率。但该模式明显增加了现有医务人员的工作负担，急诊患者的增多导致急救中心的超负荷运转，恶化了急诊条件，难以发挥技术优势。而且，一般大多数急诊患者不需要现场急救处理，危重患者中大多采用给氧、输液或口服给药或止血包扎等处理后可暂时稳定病情，只有 5%特别危重患者才需要现场做基础生命支持或加强生命支持。因此，医院的医护人员随车出诊是专业技术人员的浪费。再次，出车医务人员为非专职院前急救人员，他们肩负两种职责，即院内急诊工作和院前急救任务，常常顾此失彼，容易引起医疗纠纷。专科患者可能未送到相应的专科医院救治。

4. 行政型的广州模式

建立全市统一的急救通信指挥中心，负责全市急救工作的总调度，其下以若干医院的急诊科为相对独立的急救单位，按医院专科性质和区片划分出诊。急救指挥中心与各医院无行政上的隶属关系，但具有全市院前急救工作调度指挥权，当接到“120”呼救后，立即通知所在区域的医院急诊科，急诊分诊护士接到电话指令后，通知有关专科医师、护士赴现场急救，将患者转回到自己医院继续治疗，这种模式以广州市的急救通信指挥中心为代表。其优点是合理有效地利用现有的医疗资源，分片就近出诊，缩短了反应时间，提高了抢救效率。但有时接警慢，出车慢，耽误抢救时间，易引起纠纷。

二、院内急救

患者经现场急救后转入相应医院或急救中心接受进一步治疗，院内急救包括：急诊室 / 科急救和 ICU(或专科病房) 治疗两部分。

(一) 急诊室急救

1. 急诊室的组织管理

接收患者的医院急诊科在接到通知后，应根据病情立即组织相关人员到达抢救室，为迎接患者做好准备。通知急诊科及相关科室医师在急诊待命，加强护理人员配备；准备必需的救治设备和场所；汇报院相应行政部门，协同作战，保证抢救工作有条不紊地进行。

医院急诊科应设立 24h 医疗、护理总值班，以应对突发事件，协调组织，指挥抢救。

2. 急诊室的设备、药品管理

急诊抢救室应配备抢救床 3 ～ 6 张，壁式吸氧、吸引装置、心电监护仪、心电图机、除颤仪、心肺复苏机、洗胃机、呼吸机等仪器，并备有开胸包、导尿包、气管切开包、静脉切开包、胸穿、腰穿、腹穿包等器械及常用抢救药物。

抢救室应建立严格的检查清点制度，所有抢救物品应班班清点，并做到“五定”：定时核对、定点放置、定人保管、定量供应、定期消毒。

(二) 重症监护病房 (ICU) 的救治

重症监护病房主要针对疑难危重病例进行病情监测和进一步的积极治疗，因而也将 ICU 的救治称为“延续性器官功能支持”和“延续性生命支持”，是运用先进的诊断方法和监测技术，对危重患者的病情进行连续的、细致的观察，以便及时采取积极的治疗和护理措施，从而有效地降低病死率，提高抢救成功率。

三、实用急救技术

现场救护技术是创伤救护成功与否的关键。它对于保证救治工作的顺利进行，防止和减少创伤并发症，降低死亡率和伤残率，争取患者良好的预后，具有十分重要的意义。对于创伤而言，急救六项技术是重点，它们分别为有效的通气、心肺复苏、止血、包扎、固定和搬运。

(一)气道开放技术

1. 适应证

(1) 由于心脏停搏、昏迷患者意识丧失后舌后移，舌和会厌阻塞咽部，造成气道不畅。

(2) 各种原因所致的气道异物阻塞。

(3) 外伤、咽喉部水肿所致的上气道阻塞。

2. 方法和要点

(1) 仰头举颏法：手掌用力向后压头后仰，另一手的手指放在靠近额面的下颌骨下方，将颏部抬起帮助头后仰。注意抬颏时不要将手指压向颏下软组织，如果发现口内有异物或呕吐物，应将其取出，流体或半流体可用食指、中指裹以纱布擦去，固体则用食指做成钩状取出。

(2) 托下颌手法：对疑有颈外伤患者，托下颌手法开放气道更为安全：用双手(一边一只)紧抓患者下颌角托起，一面使头后仰，一面将下颌骨前移。当托下颌法无法使气道开放时，仍旧使用仰头举颏法开放气道。

(3) 口咽通气术：口咽通气术容易诱发喉痉挛或恶心、呕吐，故仅用于昏迷患者。口咽通气管 (OPA) 属于基础气道辅助装置，有橡胶、塑料或金属制品，根据患者年龄和体型可选择不同型号的 OPA。插口咽通气管时先打开患者口腔，然后将导管插入口内，口咽通气管的置入有三种方法：

①直接放置法，即一手使用压舌板或拉舌钳协助固定舌头，另一手将 OPA 咽弯曲凹面部分沿舌面顺势快速送至上咽部，使舌根与咽后壁分开。

②反向插入法，即一手拇指与食指将患者的上唇齿与下唇齿分开，沿舌上方反向(导管凸面朝向患者下颌)下插，当导管插入全长的 1/2 时，将导管旋转 180° 并向前推进至合适的位置。

③横向插入法，即一手拇指与食指将患者的上唇齿与下唇齿分开，另一手将 OPA 咽弯曲凹面部分朝向一侧的脸颊内部插入，然后在前进过程中朝着咽后壁旋转 90° 向下翻转 OPA，使 OPA 凹面向下压住舌根进入。全部插入 OPA，其翼缘部分与嘴唇平齐。

(4) 鼻咽通气术：鼻咽通气管 (NPA) 属于基础气道辅助装置，是一种柔软的橡胶或塑料制无套囊插管，其长短和粗细具有不同尺寸，以适应不同大小鼻腔的患者使用。NPA 可替代 OPA 用于气道的开放，如对牙关紧闭置放 OPA 困难的患者可放置 NPA。此外，NPA 也可用于意识清醒的患者。使用前在导管表面用棉签蘸取润滑剂或麻醉凝胶，润滑一侧鼻腔和 NPA 外壁。选择鼻腔通畅的一侧，局部可喷雾血管收缩剂如麻黄素，将通气管沿与腭平行的方向插入，直至感到越过鼻咽腔的转角处再向前推进至使气流最畅处，并用胶布固定。

(5) 气管插管法：气管内插管是保持气道通畅、保证有效人工通气及防止胃膨胀及胃液反流入气道最有效的方法。气管插管对于抢救和复苏治疗有很大的实用价值。

①用品：手套、气管导管、导芯、喉镜、棉签、液状石蜡、牙垫、5mL 空针、胶布、听诊器、呼吸球囊、吸引装置。

②操作方法：A. 患者仰卧，头垫高 10cm，后仰。术者右手拇、食、中指拨开上、下唇，提起下颌并启开口腔。左手持喉镜沿右口角置入口腔，将舌体稍向左推开，使喉镜片移至正中位，此时可见腭垂 (悬雍垂)。B. 沿舌背慢慢推进喉镜片使其顶端抵达舌根，稍上提喉镜，可见会厌的边缘。继续推进喉镜片，使其顶端达舌根与会厌交界处，然后上提喉镜，以撬起会厌而显露声门。C. 右手以握笔式手势持气管导管，斜口端对准声门裂，轻轻地插过声门而进入气管内。放入牙垫于上、下齿之间，取出喉镜。听诊两肺有呼吸音，确定气管导管在气管内且位置适当后，妥善固定导管与牙垫。D. 气管导管套囊注入适量空气 (5 ～ 10mL)，使导管与气管壁密闭，便于辅助呼吸或控制呼吸，并可防止呕吐物、口腔分泌物或血液流入气管。

③注意事项：A. 插管前，检查插管用具是否齐全合用，特别是喉镜是否明亮。B. 气管插管时患者应呈中度或深度昏迷，咽喉反射消失或迟钝；如嗜睡或昏迷，咽喉反应灵敏，应行咽喉部表面麻醉，然后插管。C. 喉镜的着力点应始终放在喉镜片的顶端，并采用上提喉镜的方法。声门显露困难时，可请助手按压喉结部位，可能有助于声门显露，或利用导管管芯将导管弯成“L”形，用导管前端挑起会厌，施行盲探插管。必要时，可施行经鼻腔插管、逆行导管引导或纤维支气管镜引导插管。D. 插管动作要轻柔，操作迅速准确，勿使缺氧时间过长，以免引起反射性心搏、呼吸骤停。E. 插管后吸痰时，必须严格无菌操作，吸痰时持续时间一次不应超过 15s，必要时于吸氧后再吸引。经导管吸入气体必须注意湿化，防止气管内分泌物稠厚结痂，影响呼吸道通畅。F. 目前所用套囊多为高容低压，导管留置时间一般不宜超过 72h，72h 后病情不见改善，可考虑气管切开术。导管留置期间每 2 ～ 3 小时放气一次。G. 气管插管完成后应检查气管导管的深度，成年人一般在 22 ～ 26cm。H. 对于插管不合作的患者，可给予镇静药或在肌松药下行快速气管插管，但必须确保在出现插管困难的情况下，能进行紧急加压面罩给氧。

(二) 成人心肺复苏术

心肺复苏术是对因各种原因导致的心搏骤停所采取的徒手促进其恢复自主循环和自主呼吸的一系列紧急医疗救治措施。高质量的心肺复苏技术对维持有效循环、促进脑心肾等重要脏器灌注压有重要作用。

1. 适应证

各种原因所致的呼吸、循环骤停。

2. 操作方法和要点

(1) 识别心搏骤停：

①判断意识：轻拍患者肩部，并大声呼叫患者，患者无反应即为意识丧失。

②判断呼吸：观察胸廓起伏(时间：至少5s但不超过10s)，患者没有呼吸或没有正常呼吸(仅是喘息)即为没有正常呼吸。

③启动应急反应系统：大声呼救其他人帮忙，请其拨打急救电话。如果没有人回应，则自行拨打急救电话。如有可能，获得AED(自动体外除颤仪)。

④判断脉搏：成年人一般选择判断颈动脉搏动，用2根或3根手指由气管正中向一侧滑动到胸锁乳突肌前缘(气管外侧2～3cm)。判断时间5～10s，如果10s内不能确定有无脉搏即默认为无脉搏，立即开始急救。

(2)摆放体位：呼救的同时，应迅速将患者摆放成仰卧位，翻身时整体转动，保护颈部；身体平直，无扭曲；摆放的地点要求在地面或硬板床上，保证坚硬、绝缘、平坦、安全。

(3)实施胸外心脏按压：具体手法：施救者跪于伤员一侧(一般为右侧)。左手的掌根部放在胸骨的下半部，将右手叠在左手背上，手指相扣，脱离胸壁。手肘固定，手臂伸直。肩膀位于手掌上方，以保证每次按压的力量都直接作用于胸骨上。抢救者的上半身前倾，腕、肘、肩关节伸直，以髋关节为轴，垂直向下用力，借上半身的体重和肩膀部肌肉的力量进行按压。按压频率：至少100/min，按压幅度：至少5cm。不论单人还是双人抢救，成人按压与呼吸比均为30:2。

(4)开放气道：尽快去除患者口腔异物，采用仰头举颏法开放气道，一手抬起颏部，另一手下按前额，使头后仰，颈部抬起。

(5)人工呼吸：采用口对口人工呼吸方法，抢救者用放在前额的手的拇指和食指捏住鼻子，正常吸一口气，双唇紧贴患者口部，使完全不漏气，给予一次吹气，注意被抢救者胸廓是否隆起。吹气后要放松鼻子，抬头换气并观察患者被动呼吸情况。如胸廓未隆起，请重复仰头举颏法，再次吸气，如果尝试两次后，仍无法对患者成功通气，应迅速恢复胸外按压。人工呼吸时应注意缓慢吹气，吹气时间为1s；保证呼气量足够，避免过度通气，以能够观察到胸廓起伏为准。

3. 胸外心脏按压有效的指征

缺氧明显改善；瞳孔由大变小；按压时可扪及大动脉搏动，收缩压峰值可达8～10.7kPa(60～80mmHg)；有知觉反射、呻吟或出现自主呼吸。

4. 胸外心脏按压注意事项

(1)高质量心肺复苏技术包括以下几个要点：按压速度要够快，按压的深度要有保证，每次按压后要使胸壁完全回弹；尽可能减少按压的中断，确需中断者时间不能超过10s；避免过度通气。

(2)胸外心脏按压必须与人工呼吸结合进行才能得到有效复苏，按压/通气比为30:2。

(3)胸外心脏按压应掌握按压的力量，尽量避免造成肋骨骨折、肝脾破裂、血气胸等严重并发症。

(4) 胸外心脏按压时患者必须水平仰卧，头部如果比心脏稍高，流向脑部的血流会很少甚至消失。为增加静脉回流，按压时可抬高下肢。

(三) 活动性出血的急救

出血是创伤的主要并发症之一，也是导致伤病员发生休克致死的主要因素，因此创伤出血必须做好止血措施。

1. 出血的分类

(1) 动脉出血：血液颜色鲜红，血液自近心端随脉搏冲出，压力较高，故呈喷射状。

(2) 静脉出血：血液颜色暗红，血液自伤处远心端涌出或缓慢流出，相对动脉而言压力较低。

(3) 毛细血管出血：血液颜色由鲜红过渡至暗红，遍及整个创面，呈点状或片状渗血，混有细小的动脉或静脉，量较少，多可自愈。

2. 出血量的估计

出血量的估计见 (表 8-4)。

3. 有效循环血量不足的临床表现

(1) 交感神经活动增强心率、脉搏加快、四肢湿冷、出汗增加，有焦虑的表现。

(2) 血管灌注不足，皮肤黏膜苍白，静脉塌陷，尿量减少。

(3) 缺氧表现对于无颅脑损伤的患者若出现意识障碍是脑缺氧的可靠指征。

表 8-4　出血量与临床表现

程度	出血量	占体内总重量百分比	主要症状
轻	＜ 500mL	10%～ 15%	神志清楚或躁动不安，主诉口渴，皮肤稍苍白，血压正常或稍高
中	＜ 1500mL	15%～ 30%	头晕，眼花，心慌，面色苍白，呼吸困难，脉细，血压下降
重	＞ 1500mL	30%以上	严重呼吸困难，心力衰竭，休克，出冷汗，四肢发凉，血压下降

4. 止血常用用品及器械

在现场急救过程中，用物可就地取材。可用无菌敷料、绷带，甚至干净的毛巾、布料、衣服等均可用于加压包扎止血。充气止血带、橡皮止血带是制式止血带，在紧急情况下也可用绷带、布条等代替，但绝不可以使用绳索、电线或铁丝等物代替。止血钳等专用的止血器械是可靠有效的止血方法，但应避免盲目钳夹，从而导致血管神经的不可逆损伤。

5. 止血方法

(1) 直接压迫法：此法适用于小动脉，中、小静脉或毛细血管出血。直接压迫止血法可以控制绝大多数的急性出血。用手指或手掌压迫伤口近心端的动脉，将其压向深部骨骼上，阻断动脉血液流通。

①头顶、额部、颞部出血：用食指或拇指压迫患侧耳前方，对着下颌关节，有力压迫颞浅动脉搏动点。

②面部出血：用食指或拇指或中指压迫双侧面动脉搏动处。面动脉在下颌骨下缘下颌角前方约3cm的凹陷处。因为面动脉在面部有很多小分支相互吻合，即使一侧面部出血也要压迫双侧面动脉。

③颈部出血：一侧头面部出血，可用大拇指或其他四指压迫患侧气管外侧与胸锁乳突肌前缘中点强烈搏动的颈总动脉，向后、向内压向颈椎方向。此法仅用于非常紧急的情况，压迫时间不宜过长，否则可能引起脉搏减慢，血压下降，甚至心搏骤停，更不能双侧同时压迫，以免脑部缺氧而昏迷。

④腋窝和肩部出血：用拇指压迫同侧锁骨上窝中部的锁骨下动脉搏动点，用力方向向下、向后。

⑤上肢出血：用四指压迫腋窝部搏动强烈的腋动脉，将它压向肱骨方向。

⑥前臂出血：用拇指或四指压迫上臂肱二头肌内侧缘，将肱动脉压向肱骨方向。

⑦手掌、手背出血：用两手拇指分别压迫手腕的尺动脉和桡动脉搏动处。

⑧手指或脚趾出血：用拇指、食指分别压迫手指或脚趾的两侧动脉。

⑨下肢出血：用拇指、单或双手掌根向后、向下压住跳动的股动脉。

⑩足部出血：用两手指或拇指分别压迫足背中部内踝下方的足背动脉和足跟内侧与内踝后方的胫后动脉。

(2) 加压包扎法：是最常用的止血方法，在四肢、头颈、躯干等体表出血大多可采用此种方法。具体的做法是：用无菌纱布、敷料或干净的毛巾等折成比伤口稍大的衬垫，盖住伤口，再用绷带、三角巾等加压缠绕包裹，松紧度应适宜，以达到止血目的又不影响远端血运为准则。将受伤部位抬高也在一定程度上有助于控制出血，且几乎没有严重的不良反应，但注意该措施不能影响制动和伤员转运。

(3) 填塞止血法：适用于大腿根部、腋窝、肩部等处，难于用一般包扎方法达到止血目的。具体的方法是用无菌敷料填入伤口内压紧，外加大块无菌敷料加压包裹，再用绷带或三角巾反复缠绕固定。但在填塞过程中应注意避免将伤口的皮肤、脏物一起塞进去，以免引起感染。填塞的敷料不能长久留在体内，一般在术后3～5天开始慢慢取出，过早会导致再出血，过晚则易引起感染。

(4) 屈肢加垫止血法：适用于无骨折的四肢出血经单纯加压包扎止血无效或效果不佳者。具体做法是：在肘(腘)窝垫一棉垫或绷带卷，将肘关节或膝关节尽力屈曲，借衬垫压住动脉，并用绷带或三角巾将该肢体固定于屈曲位。此方法虽然可以止血，但也有弊端，如可能压迫血管、神经等组织。

(5) 止血带止血法：适用于损伤大血管的四肢严重创伤或经加压包扎等其他止血方法

无效者。常用的止血带分为橡皮管止血带、充气止血带和卡式止血带3种。充气止血带由于有压力表指示压力，压力作用平均，效果较好。在紧急情况下也可使用绷带、布条、三角巾等代替，但无论使用何种止血带，一定要用衬垫保护局部软组织，否则可能造成更严重的出血或肢体缺血坏死。

①橡皮管止血带：具体做法是，取长约1m富有弹性的橡皮管1根，在创口近心端垫上布垫或敷料，然后拉紧缠绕2～3圈，橡皮管的末端压在紧缠的橡皮管下面加以固定。试用两个手指插入橡皮管下感觉无压痛、无肢体远端动脉或创面无搏动性出血为宜。

②充气止血带止血法：常用血压计袖带，即将袖带平整地铺在伤口近心端，缠绕肢体后慢慢充气，直到出血停止。

③卡式止血带止血法：将松紧带绕肢体一圈，然后把插入式自动锁卡插进活动锁紧开关内，一只手按住活动锁紧开关，另一手紧拉松紧带，直到不出血为止。放松时用手向后扳放松板，解开时按压开关即可。

④使用止血带止血法的注意事项：A. 不能用绳索、铁丝、电线等代替止血带，以免加重组织损伤。B. 止血带应结扎于尽量靠近伤口上方，即伤口的近心端，不强调“标准位置”的限制(以往认为上肢出血应扎在上臂的上1/3处，下肢应扎在大腿根部)，也不受前臂和小腿的“成对骨骼”的限制。C. 使用止血带前应先用毛巾、敷料、衣服等做衬垫，防止止血带捆扎时损伤皮肤及软组织。D. 绑扎止血带时应做到松紧度适宜，以达到停止出血、远端摸不到动脉搏动为准。E. 使用止血带时间越短越好，通常每0.5～1小时放松1次，每次2～3min，最长使用时间不宜超过5h。放松前应先保证充足的血容量的情况下并准备好止血用具后再进行。F. 使用止血带应标记明显，裸露止血带部位，并在醒目处挂标记牌，注明止血带的时间、部位、放松记录，严格交接，尽快后送。

(6) 药物止血法根据受伤的具体情况，可选用适当的止血药物，或直接输入新鲜血液、各种凝血因子，以提高凝血作用。伤口局部可使用吸收性明胶海绵、止血粉覆盖止血。此法通常与其他止血方法合并使用。

(四)骨折固定

所有的四肢骨折均应进行固定，其目的在于限制受伤部位的活动度，从而减轻疼痛，避免骨折断端等因摩擦而损伤血管、神经乃至重要脏器。脊柱骨折、骨盆骨折在急救中也应相对固定。固定也利于防治休克，便于伤员的搬运。

1. 骨折固定法

(1) 前臂骨折固定：协助伤员将伤肢屈曲90°，拇指在上。取两块夹板，其长度分别为肘关节内、外侧至指尖的长度，分别置于前臂内、外侧，用三条带子固定骨折的上、下端和手掌部，再用大悬臂带将上肢悬吊于胸前。仅有一块夹板时可置于前臂外侧。无夹板时，也可用上臂无夹板固定的方法。

(2) 上臂骨折固定：如用一块夹板时，夹板置于上臂外侧；若用两块夹板，则分别置于上臂的后外侧和前内侧。然后用两条带子在骨折的上、下端固定。使肘关节屈曲90°，用上肢悬吊包扎法将上肢悬吊于胸前。若无夹板，可用两块三角巾，一条将上臂呈 90° 悬吊于胸前，另一条将伤肢上臂与胸部固定在一起。

(3) 大腿骨折固定：用木板 2 块，将大腿小腿一起固定。置于大腿前后两块长达腰部，并将踝关节一起固定，以防这两部位活动引起骨折错位。

(4) 小腿骨折固定：取两块相当于大腿根部至足跟长度的夹板，分别置于小腿的内、外侧，在骨隆突处、关节处和空隙处加衬垫，然后用带子分别在骨折上下端和关节上下打结固定，足部用“8”字形固定，使脚与小腿呈直角功能位。在没有固定材料的情况下，可将患肢固定在健肢上。

(5) 脊柱骨折固定：立即将伤员俯卧于硬板上，不使移位，必要时，可用绷带将伤员固定于木板上。

(6) 锁骨骨折固定：用绷带在肩背做“8”字形固定，并用三角巾或宽布条于颈上吊托前臂。

2. 注意事项

(1) 遇有呼吸、心跳停止者先行复苏措施，如有伤口和出血，应先止血、包扎，然后再固定骨折部位，有出血休克者先抗休克处理。

(2) 对于开放性骨折，为避免伤口感染，切不可把外露的骨折断端送回伤口。

(3) 夹板固定时，其长度与宽度要与骨折的肢体相适应。下肢骨折夹板长度必须超过骨折上、下两个关节，即“超关节固定”原则；固定时除骨折部位上、下两端外，还要固定上、下两关节。

(4) 夹板不可直接与皮肤接触，其间要加衬垫，尤其在夹板两端、骨隆突处和悬空部位应加厚垫，以防局部组织受压或固定不稳。

(5) 固定时应松紧适宜，避免影响血液循环。固定时，一定要露出指 (趾) 端，以便随时观察末梢血运情况。

(五) 搬运

搬运伤 (病) 员的方法是院前急救的重要技术之一。搬运的目的是使伤病员迅速脱离危险地带，纠正当时影响伤病员的病态体位，以减少痛苦，减少二次伤害，安全、迅速地送往理想的医院治疗，以免造成伤员残废。搬运伤病员的方法，应根据当地、当时的器材和人力而选定。临场常用的搬运法有以下几种：

1. 徒手搬运

(1) 单人搬运法：适用于伤势比较轻的伤病员，采取背、抱或扶持等方法。

(2) 双人搬运法：一人搬托双下肢，一人搬托腰部。在不影响病伤的情况下，还可用椅式、轿式和拉车式。

(3) 三人搬运法：对疑有胸、腰椎骨折的伤者，应由三人配合搬运。一人托住肩胛部，一人托住臀部和腰部，另一人托住两下肢，三人同时把伤病员轻轻抬放到硬板担架上。

(4) 多人搬运法：对脊椎受伤的患者向担架上搬动应由 4 ～ 6 人一起搬动，2 人专管头部的牵引固定，始终保持与躯干成直线的位置，维持颈部不动。另 2 人托住臂背，2 人托住下肢，协调地将伤者平直放到担架上，并在头部两侧用软垫沙袋固定。

2. 担架搬运

担架搬运是最常用的搬运方法，它适用于路途较长、病情较重的伤员。搬运时应由 3 ～ 4 人合成一组，将患者移上担架；应注意患者头部间后，足部向前，搬运途中应保持水平状态。上坡时，前面的人要放低，后面的人要抬高；下坡时，则相反。

第六节　创伤患者的营养支持

创伤是指某些外部因素(外科手术、骨折、软组织损伤、烧伤、意外损伤等)作用于机体，而对机体造成局部和全身性的损害。创伤会引起机体内神经、激素与生化代谢的复杂变化。如早期创伤后引起的应激反应使机体营养物质代谢增强，创伤中大量的失血致营养物质丢失，创伤的愈合使机体对营养物质的需求增加。现代创伤具有动能巨大，伤情变化快，多发伤发生率高、致残率死亡率高，伤情变化快、休克多等特点，创伤患者容易发生营养不良。营养支持已成为创伤治疗中的重要一环。营养支持是在饮食摄入不足或不能的情况下，通过肠内或肠外途径补充或提供维持人体必需的营养素。了解创伤后机体营养代谢特点及患者营养需求，制订科学合理的营养护理计划，协助患者配合营养治疗，有利于促进创伤患者的康复。

一、创伤患者的营养代谢特点

创伤后，首先是神经活动的紧张动员，继而发生内分泌反应、心血管反应、坏死组织吸收和感染的继发毒性反应、饥饿反应等四个基本反应。以上反应影响体液、水电解质平衡及碳水化合物、蛋白质和脂肪的代谢。

(一) 营养物质代谢特点

1. 体内分解代谢的激素水平升高

应激反应是机体为了生存而对外界干扰的一种防御性神经内分泌反应，其反应的程度一般与创伤的严重性呈正相关。创伤后 1 ～ 3 天，损伤部位的疼痛刺激和精神因素，使交感 - 肾上腺髓质系统兴奋，分泌大量的去甲肾上腺素及肾上腺素，通过下丘脑或腺垂体分泌促肾上腺皮质激素。局部刺激通过传入神经、脊髓、脑干的网状结构上传至下丘脑，分泌肽类激素，再作用于腺垂体，使促肾上腺皮质激素、促甲状腺素及生长激素分泌增多。作用于靶组织后，血中肾上腺皮质激素 (糖皮质激素和盐皮质激素)、甲状腺素、生长激素、胰高血糖素的浓度升高，神经垂体释放抗利尿激素增加。在高水平的分泌激素作用下，可促进肝外蛋白质（主要是骨骼肌蛋白质）分解为氨基酸，并经糖原异生作用生成肝糖原，以保证糖原的供应；同时可促进肌糖原和肝糖原分解为葡萄糖进入血液，使血糖保持高浓度。胰高血糖素的浓度升高可导致胰岛素相对不足，以致血糖进一步升高。

去甲肾上腺素、肾上腺素、糖皮质激素及胰高血糖素的协同可加强脂肪动员，使血中脂肪酸及甘油浓度升高，甘油可作糖原异生的原料，脂肪酸可氧化供能。

2. 机体能量代谢增加

机体损伤后由于体内儿茶酚胺、生长激素和高血糖引起代谢率升高，能量消耗增加。经研究发现，多发性骨折、颅脑外伤等严重创伤患者，基础代谢率比正常增加 20%～40%，大面积烧伤患者甚至增加 80%～100%（表 8-5）。创伤后头 10d 的能量消耗达 20920～25104kJ/d，是基础能量 (BEE) 的 3 倍，甚至能耗的增加超过由脂肪供能的能力，致使肌肉蛋白大量分解。

表 8-5　不同临床状态的热能消耗

临床状态	静息热能消耗	
	热能 [kcal/d(kJ/d)]	正常 (%)
正常人	1800(7531)	100
单纯饥饿 (20d)	1080(4519)	60
手术后	1800(7531)	100
多发骨折	2160(9037)	120
严重感染	2520(10544)	140
60%烧伤		
21℃环境	3600(15062)	200
25℃环境	3819(15979)	212
33℃环境	3342(13983)	185

（二）蛋白质分解代谢加速

1930 年 Cuthberson 首次提出在创伤后存在“分解代谢反应”。机体受到创伤后，蛋白分解代谢增强和氮丢失量增加是机体显著的代谢特征，严重者可丧失约 20%的机体蛋白质，其中主要是骨骼肌蛋白。肌肉蛋白分解为氨基酸，成为肝脏糖原异生和内脏蛋白合成的前体，尿氮排泄增加。在创伤后早期，即使蛋白质摄入较多，仍可出现负氮平衡。此种反应一般持续 2～3d，其程度及持续时间与创伤的类型和范围、应激程度、患者年龄、应激前的营养状况及应激后营养摄入有关，并在很大程度上受体内激素水平的制约。尽管骨骼肌蛋白质的分解为肝脏和免疫细胞的蛋白质合成提供原料，但大量肌肉组织的消耗将增加危重患者的病死率（表 8-6）。此外，机体蛋白质的消耗必然伴随功能的丧失，如肝脏合成白蛋白、前白蛋白、转铁蛋白和纤维连接蛋白的能力下降，可引起低蛋白血症，创口愈合不良。随着肌肉组织的大量消耗，机体摄入的蛋白质将首先用于重建肌肉组织，很少用于创口的愈合，从而延缓创口愈合的时间。多核白细胞和T淋巴细胞功能下降，则可影响机体免疫功能。此时若有充足的外源性营养素如氨基酸和能量物质，可有效增加蛋白质合成；补充胰岛素和高张葡萄糖，以减少氮丢失量，改善氮平衡。能量的补充可以避免所输注的大量氨基酸被作为能源利用。

（三）糖原代谢紊乱

葡萄糖为大脑细胞、心肌、骨髓等重要组织脏器所必需，若供给不足，将从氨基酸经糖原异生作用来补充。严重创伤后分解代谢期，以肝糖原为主的糖原很快被耗竭。而应激状态使得患者体内的皮质激素、肾上腺素和垂体后叶素升高，导致糖原异生作用加强，血糖增高，但不被胰岛素抑制。所以创伤患者应增加葡萄糖的补给量，以满足正常和损伤组织的需要。同时要充分考虑到此类患者对糖的利用比一般非创伤和（或）感染患者要差得多，应增加外源性胰岛素的用量。

表 8-6　肌肉组织消耗与病死率的关系

肌肉组织消耗的程度（%）	对机体的影响	死亡率（%）
10	免疫力下降，增加机体感染率	10
20	创口愈合不良、感染	30
30	患者不能坐起，易诱发褥疮、肺炎等	50
40	并发肺炎，甚至死亡	100

（四）脂肪代谢的改变

机体损伤后，为了应对高代谢，体内脂肪分解加速，机体大量利用脂肪能量以减少蛋白质消耗，体内储存的三酰甘油加速动员和被氧化，血中极低密度脂蛋白、三酰甘油及游离脂肪酸浓度增加。加速动员和使用游离脂肪酸现象，会导致持续地刺激交感神经系统，使患者基本上对饥饿的主观感觉变得迟钝，这时如果不给予营养物质支持，严重创伤患者体内的脂肪储备与蛋白质储备将会迅速耗竭，对患者应付应激状态非常不利。

（五）创伤患者的营养需求

患者的营养状态与创伤组织修复、免疫功能和其他生理功能复原密切相关。轻度创伤的患者能较早恢复饮食，补充机体的消耗。伤情较重的病员，其分解代谢加速，且胃肠道功能不全，甚至无法进食，出现负氮平衡和重要脏器功能下降，需要营养支持治疗。

1. 营养状态的评估

在实施营养治疗前，对患者的营养状态做出评定是必要的。在应激或饥饿状态下，无脂肉质被动员，平均相当于每天分解 50 ～ 60g 组织蛋白，严重者可高达 280g，主要消耗的是占总体蛋白 39%的肌肉蛋白，内脏蛋白消耗表明蛋白质缺乏的严重性。

(1) 蛋白质 - 能量营养不良程度的衡量：这是根据实际体重 / 理想体重之比率而定，二者的比率为 60%～80%时为中度营养不良；若在 60%以下为重度营养不良。理想体重的测算方法：男性标准体重 (kg) ＝身高 (cm) － 105；女性标准体重 (kg) ＝身高 (cm) － 100。

(2) 无脂肉质消耗程度的测定：系通过测算肌酐身高指数 (CHI) 来判定。人尿中的肌酐量随骨骼肌分解代谢的程度而异。CHI 测定方法：连续保留 3 天 24h 尿液，取肌酐平均值与相同性别及身高的标准肌酐值比较，所得百分比即为 CHI。CHI 评定标准：CHI ＞ 90%为正常，80%～90%表示轻度营养不良，60%～80%时为中度营养不良，在 60%以下为重度营养不良。

(3) 骨骼肌消耗的测定：多用测定上臂肌周径法来进行，测定的部位为上臂中点。测定方法为：先测上臂周径，再测二头肌皮褶厚度 (TSF)。公式为：上臂肌周径 (cm) ＝上臂周径－ [0.314×TSF(mm)]，正常男性 8.3mm，女性 15.3mm。

(4) 内脏蛋白损耗程度的测定：以人血白蛋白、转铁蛋白、前白蛋白、视黄醇结合蛋白的含量来衡量。白蛋白的半衰期长，很难作为及时反映内脏蛋白耗损情况的指标；转铁蛋白、前白蛋白、视黄醇结合蛋白为短半衰期蛋白，目前测量仍未普及，只在有条件的单位开展此方法。

(5) 握力的测试：近年来，握力被认为是研究肌肉蛋白质损耗的重要指标，甚至认为握力比人体测量、血浆蛋白检查更为敏感，且操作简便，易于复查。具体方法是：用标准握力计，测量患者平卧安静时非优势手的握力。有研究发现，大手术后患者在分解代谢期握力迅速下降，营养情况恶化，而在营养支持较好者，术前后握力基本保持不变，说明肠外营养对减少肌肉蛋白质分解所具有的重要作用。握力作为营养评定的监测指标之一，有实际临床意义。

(6) 体重指数 (BMI) 的测定：BMI 的计算公式是 BMI ＝体重 (kg)/ 身高 ^{2}(m^2)。BMI 的测定可以借助评估工具。BMI 测得结果所体现的营养状态见 (表 8-7)。总之，医护人员应综合各项参数，做出合理判断，以确定营养支持的途径和方法。

表 8-7　体重指数营养状态评估表

BMI(kg/m^2)	营养状态
＜ 18	营养不良
18 ～ 20	潜在营养不良
20 ～ 25	正常
25 ～ 30	超重
＞ 30	肥胖

2. 不同营养成分的供给

营养支持的主要目的是提供足够的热量并纠正负氮平衡。营养素包括糖、脂肪、蛋白质、维生素、矿物质及微量元素。

(1) 热量创伤后，由于机体应激及炎症反应，机体代谢率将增高。如果合并高热 (体温每升高 1℃，代谢率增高约 13%)、感染或其他并发症，则需要的热量更多。此外热能的需要还与体重、年龄、性别、疾病性质等因素相关。有条件时，可用间接测热法，即测定患者的氧耗量及二氧化碳排量来估算其热卡需量。如无必要的设备，可根据伤情进行估测：轻度创伤患者，代谢率基本不变；中等创伤，代谢率增加 20%～40%；多发伤、使用人工呼吸机的患者，代谢率增加 30%～75%；严重烧伤的患者，代谢率可增加 100%以上。应激早期采取低热卡喂养，补充能量 20～25kcal/(kg·d)，在应激与代谢状态稳定后能量补充到 30～35kcal/(kg·d)。营养支持的过程中，要根据病情的变化进行动态的调整，过高的能量供给将导致危重患者感染性并发症及死亡率的增加。

糖氧化后提供热能量为 16.7kJ/g；蛋白质提供 16.7kJ/g；脂肪提供 37.7kJ/g。通常在胃肠道外营养支持中，糖提供的热能占总量的 50%，脂肪提供 50%，蛋白质和氨基酸一般用来补充机体消耗，不供给热能。

(2) 糖类：如果患者热能入不敷出，出现负氮平衡时，势必消耗机体的糖原储备。成年人的糖原储备仅 300～500g，尚不足一天的消耗。因此随后将消耗脂肪和蛋白质，通过糖异生作用来补充热能及维持血糖水平。创伤的患者必须每天从静脉中补充足量的葡萄糖，提供 50%的热能，以减少蛋白质的消耗；防止、减轻酮血症及代谢性酸中毒；减少肝糖原的消耗，以维护肝功能，保护肝脏；防止血糖过低。

(3) 脂肪：脂肪供热量较多，但是不能比例过高，因为食物中如果脂肪含量太多，易引起食欲缺乏、消化不良。所以在饮食支持中，脂肪提供热能一般不超过总热能的 30%。但在胃肠道外营养中，热能的 1/2 可由脂肪乳剂提供，这样可避免高葡萄糖所引起的血糖难以控制，并防止脂肪肝的发生。脂肪乳剂除了提供热能外，还能预防必需脂肪酸缺乏症。至少补充脂肪 50～100g(20%脂肪乳剂 250～500mL)/d 作为能量及必需脂肪酸的来源。长时间依靠肠外营养的伤员，应选择中链三酰甘油为主，而不宜选长链三酰甘油，前者较后者更易于消化吸收，可直接进入门静脉，无须经乳糜管、淋巴管系统至肝脏，也容易氧化分解。

(4) 蛋白质：组成蛋白质的氨基酸分为必需氨基酸和非必需氨基酸两类，前者必须摄入，体内无法合成。人体所需要的必需氨基酸主要来源于动物蛋白质，植物蛋白质中除大豆外，含量较少，也不完全。所以补充蛋白质应以动物蛋白为主，应该多品种，以免某种必需氨基酸的缺乏。

轻度创伤的患者，每日蛋白质需要量按体重计算为成人 2～3g/kg，并应注意蛋白质的质量，优质蛋白质 (鱼、蛋、肉类及大豆制品) 摄入应不少于 50%，小儿、严重感染、高热、重度创伤的患者，蛋白质消耗较多，需要根据氮平衡补足蛋白。

蛋白质的补充应尽量口服，因为口服蛋白质的种类齐全。如果口服有困难或不能达到营养要求者，可采用静脉输入氨基酸。一般不提倡利用全血、血浆或人血白蛋白来作为蛋白质的补充。为了保证摄入的蛋白质充分被用于组织合成及修复，避免作为热能消耗，应同时给予适量的热能。通常的比例是 1g 氮（等于 6.25g 蛋白质或 30g 瘦肉）配合 628kJ 的热量。此外，蛋白质的合成需要一定量的钾、磷与 B 族维生素等，应注意同时补充。

(5) 维生素：维生素 C 对细胞间质的合成及对胶原纤维和黏多糖的形成有密切关系。维生素 C 缺乏时将使毛细血管通透性及脆性增加，发生出血倾向，影响伤口的愈合和张力。维生素 B_1 是糖代谢过程中丙酮酸氧化酶的组成成分，缺乏时，将使糖代谢发生障碍。维生素 B_6 与蛋白质代谢有关，维生素 B_2 具有促进细胞新陈代谢的作用。以上为需要补充的主要水溶性维生素，它们主要来自食物。但是，创伤后的患者常无法正常进食，为了防止维生素缺乏，应及时补充各种水溶性维生素。严重感染、高热、重度创伤的患者维生素的需要量更多，尤其是维生素 C。成人每天一般剂量：维生素 C 200 ～ 400mg，维生素 $B_1$10 ～ 20mg，维生素 $B_2$5 ～ 10mg，维生素 $B_6$5 ～ 10mg。脂溶性维生素与创伤关系不太大，轻度创伤的患者无须特殊补充。但是对于严重创伤的患者，如果长期不能进食，也需要给予一定的补充。

(6) 矿物质与微量元素：矿物质是人体体液及组织细胞的重要组成成分，具有调节机体内环境，保持稳定的作用，为营养代谢所必需。由于钾对糖和蛋白质代谢关系密切，对于创伤的患者，钾的需要量增多，尤其是大量补给热能与蛋白质的同时，应增加补钾。一般补钾应达到 100 ～ 150mmol/d(1g 钾等于 13mmol)。如严重创伤患者，补钾可增至 200mmol/d 左右。长期禁食的患者，还应注意补充镁、钙等离子。

铁、铜、锌等微量元素需求量极少，但都具有重要生理功能，长期禁食的患者，应注意补充。可以每周输血 1 次，每次 400mL 或使用复合制剂。

二、创伤患者的营养支持与护理

（一）营养支持途径

1. 肠内营养

肠内营养的优点是营养因子经门静脉进入肝脏，增进门静脉系统的血流，促进肠蠕动，使肠道释放胃肠道激素，改进肠黏膜的屏障功能，减少肠道细菌的易位。因此，如果没有肠内营养的禁忌证，只要胃肠道尚存一点功能，均应给予肠内营养。但肠内营养受肠道运动功能、消化功能和吸收功能的限制，其禁忌证包括活动性消化道出血、肠梗阻、肠道缺血、严重腹胀、腹泻或腹腔间室综合征等。

(1) 口服：口服方便、经济、安全，而且所含营养要素最齐全，因此是最有效的支持方法。如果患者有口服营养支持的可能，应该尽量使用该途径。但是创伤后，由于病情的影响，多数患者无法立刻进入口服营养支持的途径，可以先以静脉或管饲等途径进行支持，待病情有所好转后，及时改为口服支持。在安排口服支持的过程中，应尽量增进患者的食欲，包括实施个性化的心理护理，改善食物的色泽、口味以符合患者的饮食习惯，选择对食欲影响较小的食物等。对于严重创伤带来进食不便的患者，护理人员要协助进餐，魏林立等设计了“头面部烧伤患者进食器”，适用于面部烧伤患者及重症或无自理能力患者的进食。

即使对于严重创伤的患者，口服营养支持也有一定的益处。有研究表明：腹部钝器伤和穿透伤的患者在采用肠道内营养支持时，脓毒症性并发症的发生率低于胃肠外营养支持时，根据营养不良和饥饿研究确定的结果，严重损伤患者的高代谢状态要求患者在创伤后第 7 天达到热量和蛋白质的摄入目标，此时尚不能耐受肠道内营养支持目标比率 50% 以上的患者必须实行胃肠外营养支持。

(2) 管饲：管饲包括鼻饲、胃造瘘、空肠造瘘及食管造瘘。主要适用于胃肠道功能基本正常而口服有困难的患者，仍属于消化道营养，可获得较完全的营养支持。与静脉营养相比，受患者的病情影响较大。如胃肠道蠕动下降、腹膜炎、后腹膜血肿等患者，管饲营养支持的效果有限。

管饲食物以流食为主，饮食的配制可以由护士完成或由医院营养科配制要素饮食。一般每 2 ～ 4 小时注入一次或连续滴入，但一次连续滴入的时间一般不应超过 4h。要注意注入食物的温度和放置时间。管饲饮食的种类可分为三种：

①一般应用的流质饮食，含高分子而未经水解的蛋白、糖及脂肪，渗透压低，适合胃肠道功能正常及管径粗的管饲。

②部分水解的流质饮食，使用蛋清、豆浆，无乳糖，渗透压高，黏稠度低，适合管径较细的管饲及消化能力较差的患者。

③要素饮食，由化学营养素配制而成，高渗，消化时无须蛋白水解酶或脂解酶，适合胃肠道疾病患者或胃肠道仅有部分功能的患者。应用要素饮食要保持适当温度，鼻饲 37℃，造口管滴注 41℃为适宜，温度太低，可产生腹泻。采用连续滴入时可使用输液增温器，不仅使用方便，而且可保持温度的恒定。

管饲患者的护理措施包括：

①防止误吸：妥善固定喂养管，协助患者取合适的体位，及时估计胃内残留量，并密切观察有无呛咳、呼吸急促或咳出类似营养液的痰液。

②避免黏膜和皮肤损伤：对于长期留置鼻胃管或鼻肠管者，应每天用软膏涂拭鼻腔黏膜，对胃、空肠造瘘者，应保持瘘口周围皮肤清洁干燥。

③维持患者正常的排便形态：控制营养液的浓度和输入的速度，保持适宜的温度，药物需稀释后再经营养管输入。

④避免营养液污染变质：营养液应现配现用，保持调配容器的清洁无菌，调配好的营养液放置时间不超过 8h，并每天更换营养液的导管、包装瓶或袋。

⑤观察和预防感染性并发症：预防误吸，防止吸入性肺炎的发生。一旦发生急性腹膜炎，应按医嘱使用抗生素以避免继发性感染或腹腔感染。严格无菌操作，防止肠道感染。

⑥防止堵管：输注前后及连续输注过程中每隔 4h 及特殊用药前应用 30mL 温开水或生理盐水冲洗喂养管。药物应磨碎、溶解后直接注入喂养管。

长期用鼻饲者，鼻导管质量应光滑、质柔，且要定期更换，以防鼻咽部溃疡。要素饮食应按规定稀释，一般情况下，其浓度不宜超过 25%。浓度高、用量大时可能发生胃胀或腹泻，严重者可引起高渗性脱水、高渗性利尿或高渗非酮症昏迷，此时必须给予足量的水。长期应用要素饮食时，更应注意各种制剂的组成特点，予以补充含量低或缺乏的成分。

2. 胃肠道外营养

胃肠道外营养的优点在于其高浓度的葡萄糖被稀释，利于充分氧化利用；混合后脂肪成分的输入速度大大减慢，消除了单瓶脂肪输注的不便和可能产生的不良反应；热、氮物质同时输入，各司其职，生理效应提高；全封闭的输注系统无须排气，减少污染机会；一日的输液量一次性完成，减少护理工作量。当创伤患者胃肠道不能充分应用时，应使用胃肠道外营养。其禁忌证是严重水电解质、酸碱平衡失调，出凝血功能紊乱，休克。

临床上胃肠道外营养可分为氨基酸 - 高浓度葡萄糖系统及氨基酸 - 中浓度葡萄糖 - 脂肪系统。采用高浓度葡萄糖作为主要能源的肠外营养必须经过中心静脉导管输注。采用中心静脉或外周置入中心静脉导管 (PICC) 为给药途径时目前多主张选择上腔静脉置管，少用下腔静脉，因后者的导管护理较困难，感染性并发症的发生率高。完全胃肠外营养液经中心静脉导管输注时，应 24h 连续滴注，均匀、缓慢地输入利于机体的利用。在静脉营养液配制过程中应将电解质、微量元素、胰岛素和水溶性维生素加入葡萄糖或氨基酸液中，磷酸盐加入另一瓶氨基酸液中，脂溶性维生素加入脂肪乳剂中。最后将各种营养要素在无菌条件下混合在乙烯 - 醋酸乙烯酯 (EVA)3L 静脉输液袋中。完全胃肠外营养液在室温 (20 ～ 25℃) 条件下应 24h 内使用。如果患者特别衰弱，或免疫功能高度抑制，应用终端过滤器，以防止霉菌输入体内。为了控制输入速度，防止因患者咳嗽等动作导致中心静脉插管回血堵塞，最好由微电脑控制的输液泵进行。

在肠外营养支持中，国内目前广泛使用复合氨基酸注射液，含有 8 种必需氨基酸及 6 ～ 12 种非必需氨基酸，且支链氨基酸比例适合，为基本通用型氨基酸注射液。但是目前所有商品氨基酸均不含谷氨酰胺。研究证明谷氨酰胺能促进氮平衡，保持肠黏膜完整，防止细菌易位和肠道毒素入血。由于谷氨酰胺的水溶液不稳定，目前在国内还没有用于临床。

国内外常用的脂肪乳剂是由豆油的脂肪或豆油及红花油的脂肪制成，含油酸、亚油酸、α- 亚麻酸三酰甘油，在营养支持中提供能量和必需脂肪酸。国内已有不同浓度的商品制剂，可供临床选择。

胃肠道外营养的护理措施主要是观察与预防并发症。

(1) 导管移位：妥善固定中心静脉输液管，防止导管移位，一旦发生应立即停止输液，拔除管道并做局部处理。

(2) 感染：穿刺部位敷料消毒更换，1 次 /d。营养液应在层流环境中按无菌技术操作进行配制，配制好的液体应在 24h 内输完。

(3) 代谢紊乱：葡萄糖的输入速度小于 5mg/(kg·min)，一旦出现糖代谢紊乱的征象时应测血糖值。20%的脂肪乳剂 250mL 通常需输注 4 ～ 5h，以防止脂肪代谢紊乱。

(4) 血栓性静脉炎：一旦发生应局部湿热敷，更换输液部位或外涂可经皮吸收的具消炎、抗凝作用的软膏后可逐步消退。

(5) 促进患者舒适感：采取合适的体位，控制输液速度，高热患者可遵医嘱给予物理降温或服用退热药。

(6) 维持体液平衡：合理安排输液种类和顺序，加强观察与记录。

(7) 注意营养液的输入速度和保存时间：营养液应现配现用，暂时不用时应存于冰箱，并在输注前 0.5 ～ 1h 取出恢复至室温。

（二）营养支持时间

对于发生了躯体和腹部严重钝器伤和穿透伤及严重头部受伤而接受胃肠道营养支持的患者，直接小肠通道是获得成功营养支持的必要条件。大多数头部损伤患者由于胃轻瘫的关系，其胃内营养支持可能最早要在伤后 3 ～ 4 天获得成功。这部分有小肠通道的患者能耐受小肠内营养支持。对于有腹部穿透伤和钝器伤及建立了小肠通道的患者，大多数患者在完成复苏并取得血流动力学稳定后可以实行肠道内营养支持。腹部创伤指数 (ATI) 评分较高的患者，特别是 ATI ＞ 40 分者，达到肠道内营养支持目标比率的增加速度要减慢一些。另外，胃肠道损伤部位低于通道所在部位者可能要减慢管饲的增加速度，但不是直接小肠内营养支持的禁忌证。严重烧伤患者在复苏期间要尽可能早地实行胃内营养支持，以预防或尽量减轻胃轻瘫，如果推迟胃内营养支持时间，特别是如果推迟到 18h 以后，则胃轻瘫的发生率可能升高。所有患者在受伤后不久，最好在获得血流动力学稳定和完成复苏后，实行全胃肠外营养。对于复苏早期、血流动力学不稳定、严重代谢性酸中毒、严重肝功能障碍、肝性脑病、严重氮质血症和严重高血糖患者应暂缓营养支持。

（三）主要营养素配方

1. 中度至重度受伤

伤害严重程度评分为 25 ～ 30 分的患者，必须接受根据 Harris-Benedict 方程计算为 104.6 ～ 125.5kJ/(d·kg) 或 120%～ 140%预计 BEE 的总热量。

2. 严重头部受伤

格拉斯哥昏迷量表 (GCS) 评分＜ 8 分的患者中，非药理性瘫痪者必须接受约 125.5kJ/(d·kg)(大约静息时能量消耗的 140%) 的总热量，瘫痪者必须接受大约为 104.6kJ/(d·kg)(大约静息时能量消耗的 100%) 的总热量。

3. 脊髓损伤

在脊髓损伤后的最初 2 周四肢瘫痪者必须接受 83.7 ～ 92kJ/(d·kg) 总热量的营养支持 (根据 Harris–Benedict 方程计算的结果，为预计 BEE 的 55%～ 90%)，截瘫者必须接受 92 ～ 100kJ/(d·kg) 总热量的营养支持 (根据 Harris–Benedict 方程计算的结果，为预计 BEE 的 80%～ 90%)。

(四) 营养支持的监测

应该进行营养支持疗效的连续监测，虽然尚无证据表明这种做法可以改善临床转归。正确的氮平衡测定，可能是当前能获得的评估营养支持是否充分的最佳手段，并且是所有其他监测方法都要与之进行比较的标准手段。但是，标本收集和数学计算的难度可能引起显著高估氮平衡，对烧伤患者尤其如此。在创伤和烧伤患者中，血清前白蛋白水平的连续测定似乎与氮平衡测定的相关性非常好，具体监测项目和监测频率见 (表 8–8)。

表 8–8　胃肠外营养实验室监测项目与频率

项目	第 1 周	1 周以后
氮平衡 (简化时可测尿的尿素)	1/d	3 ～ 7/ 周
氮加常数，代表总氮排出	3/d	1/ 周
血糖	2/d	1 ～ 2/ 周
钾、钠、氯	1/d	1/ 周
CO_2CP	1/d	1/ 周
钙、磷	2/d	1/ 周
尿素	1/d	1/ 周
转氨酶	1/d	1/ 周
白蛋白 / 球蛋白	1/d	1/ 周
胆红素	1/d	1/ 周
血红蛋白	4/d	1/ 周
白细胞计数	1/d	1/ 周
凝血酶原	1/d	1 周
镁、锌等	1/d	1/ 周
血脂分析	1/d	1/2 ～ 4 周

第九章　骨科手术护理程序

第一节　护理程序基础知识

护理程序是指导护理人员以满足护理对象的身心需要，恢复或增进护理对象的健康为目标，科学地确认护理对象的健康问题，运用系统方法实施计划性、连续性、全面整体护理的一种理论与实践模式。

一、基本概念

护理程序中，主要包含四个基本概念：人、环境、健康、护理。

(1) 人是由身体、心理、社会等方面组成的整体，也是各科手术护理中的主体。

(2) 环境分内环境（包括生理环境和心理环境）和外环境（包括社会环境和自然环境）。手术室对于患者来说是一个陌生的外环境，需要自身调节去适应。

(3) 健康是人对环境的一种积极且良好的反应，健康与疾病在个体生活过程中，可以相互转化而无绝对明显的界限。

(4) 护理是诊断和处理人类现存的和潜在的健康问题的反应。贯穿整个围术期，可根据患者自身和手术的不同制订个性化护理方案。

二、护理程序步骤

一般可分为 5 个步骤，即评估、诊断、计划、实施和评价。

（一）护理评估

护理评估是指有计划、有目的、有系统地收集患者资料的过程。手术护理的评估是体现手术室护士对于患者、手术类型方式的全面把控的能力，收集整理并判断患者在围术期内可能会出现的问题。

1. 评估目的

(1) 为分析、判断和正确作出护理诊断或护理问题提供依据。

(2) 建立患者健康状况的基本资料。

2. 评估内容

收集资料的内容应该与护理有关，并且尽可能不与其他专业人员重复收集相同的资料。根据手术的需求，收集资料时一般可从下面 4 个方面进行：

(1) 一般情况：包括患者的年龄、职业、单位、职务、民族、文化程度等。

(2) 病史：询问现病史、既往史、个人史、婚育史、月经史、家族史等。

(3) 运动与皮肤状况：行动是否方便、有无受到限制、对日常和剧烈活动的承受能力等；查看皮肤的颜色、弹性、完整性，有无出血点和瘀斑。

(4) 手术内容：麻醉方式、手术方式、体位、时长等。

3. 评估方法：术前访视

每位患者对于手术都存在着紧张和恐惧，充分调动患者的主观能动性，使之积极配合手术是治疗成功的关键。手术室护士对手术患者术前访视，可使患者以最佳状态迎接手术，在围术期护理中发挥着积极的作用。

(1) 访视目的

①通过术前访视，护士可掌握患者的情况，制订护理计划，以便在围术期实施正确的护理。

②缓解患者术前的恐惧心理，介绍手术及麻醉注意事项，增强对手术的信心。

③通过访视，加强护士对护理工作的研究、思考和探索，提高业务水平。

访视方法：访视者为配合手术的巡回护士，访视前首先与病房联系，得到允许后可进行访视，访视时间为手术前一天下午。

(2) 访视方式

①交谈：交谈是一种直接有效的人际沟通方式，通过与患者及其家属、朋友的交谈来获取护理诊断所需要的资料信息。在询问患者时让他感到自然、轻松，用闲聊的方式来得到资料。交谈时应根据患者不同的年龄、职业、文化程度等运用不同的沟通方式。

②查阅记录：通过查阅病历，与主管医生、护士联系，了解患者一般情况生命体征，现病史、既往史、家族史、药敏史、实验检查结果、有无活动义齿及隐形眼镜、女性患者是否在月经期、有无感染、营养状态、身高体重、生活史、生活习惯、社会背景、接受手术的态度和程度等，诊断、拟定手术名称、麻醉方式。

(3) 访视注意事项

①访视时间适宜，应避开治疗和进食时间，会面时间一般为 10 ～ 15 分钟，不宜过长，以不引起患者紧张感和疲劳感为宜。

②与患者交谈时，应正视患者，采用通俗易懂的生活用语，尽量少用医学术语，避免强制、教育的态度。

③对不清楚的事情，不要含糊地回答患者，避免说引起患者不安的话语，以免患者对手术产生不信任感，加重其心理负担。

（二）护理诊断

护理诊断是关于个人、家庭、集体、社区对现存或潜在的健康问题，以及人在生命过程中对健康问题的反应和判断，这些属于护理职责范畴，可以用护理的方法来解决。对于围术期可能出现的问题做出预判，将现有、潜在、可能出现的问题总结并列出。

1. 现有的

指围术期所会发生的问题。

2. 潜在的

致危险因素存在，在手术结束后可能会影响健康的一系列问题。

3. 可能的

指可疑因素存在，根据个体差异所导致的不同结果。

（三）护理计划

制定手术护理计划是解决手术中的护理问题的方式方法，其目的是保障护理对象的安全，使手术顺利。

1. 确定护理重点

一个患者可能同时有多个手术护理问题，制定计划时应按其重要性和紧迫性排出主次，一般把威胁最大的问题放在首位，其他的依次排列，通常可按首要问题、中优问题和次优问题排列。

2. 制定预期目标

预期目标是为解决护理问题而设置，预期目标不是护理行为，但能指导护理行为，并在工作结束时作为对效果评价时的标准。

(1) 目标是通过护理应对患者在围术期的各项问题。

(2) 每个目标都应有针对性。

(3) 目标应在护理技能所能解决范围之内，并要注意医护协作。

(4) 目标陈述的行为标准应具体，以便于评价。

3. 制定护理措施

护理措施是护士为患者提供的工作项目及具体实施方法，是为协助患者达到目标而制定的具体活动内容。

（四）实施计划

针对护理诊断提出的计划是采取护理措施从而完成护理目标的方式方法。

1. 提供直接护理

对手术患者实施护理，对手术的过程和方式有直接影响。

2. 协调和计划整体护理的内容

将计划中的各项护理活动分工、落实，共同完成护理任务，比如在手术等候区进行留置针的穿刺与抗生素的使用等。

（五）护理评价

1. 评价效果

评价效果是将护理实施的结果与预期目标进行比较，评价的重点是患者的健康，评价的内容主要是护理效果。

在收集了有关患者健康状况的资料后，护士应列出实施护理措施后患者出现的反应，并将这些反应与目标相比较，衡量目标达标情况。目标实现程度可分为三种，即目标完全实现、目标部分实现、目标未实现。对目标部分实现或目标未实现的原因要进行探讨和分析，并重审护理计划。重审护理计划时，对已解决的问题停止采取措施，但应进一步评估患者可能存在的其他问题，拟定相应目标。问题依然存在，计划的措施适宜，则继续执行原计划。原来认为可能存在的问题，能排除的予以取消，并对诊断、目标和措施中不适当的内容加以修改。

2. 评价内容

(1) 整体护理情况。

(2) 护理各环节的护理质量。

(3) 观察病情及手术中的各种情况。

(4) 术后患者恢复情况，随访记录是否跟进。

3. 评价方法

(1) 观察法：通过对患者的床边观察，随时记录。

(2) 对比法：对比同类型手术患者的手术情况。

(3) 调查法：制定问卷，或者以访谈等形式进行。

第二节 运用护理程序实施手术护理

以全髋关节置换为例阐述运用护理程序实施手术护理。案例：唐某，女，47 岁，汉族，已婚，无业，无既往史；×× 病室，×× 床号，手术名称为右侧全髋关节置换术。

一、护理评估

(1) 查看患者的健康活动情况：身体状况良好，可适当下床活动，无其他不适。

(2) 告知患者手术所需要准备的事宜，做好心理疏导。告知患者术前禁食禁饮时长，做好卫生清洁，并且要调整心态，睡眠规律。

(3) 询问患者的病情主述、既往史、家族史、月经期等。患者当前右侧髋部活动后有轻微疼痛，休息后可缓解，无其他病症，无既往史，无家族史，无过敏史，未处于月经期。

(4) 评估手术及麻醉情况：手术时拟进行神经阻滞麻醉，手术时长约 2 小时，手术部位为右侧，手术部位标识已做好。

二、护理诊断

(1) 焦虑与担心术后康复程度有关。

(2) 睡眠紊乱与环境、疾病有关。

(3) 低体温与手术有关。

(4) 皮肤完整性受损与手术体位有关。

(5) 手术部位感染与手术环境、手术操作有关。

三、制订护理计划

（一）疏导患者情绪

在接患者及入室后多与患者交谈，以减轻患者麻醉前的紧张和手术后的焦虑。

（二）预防低体温

术前、术中、术后分时段调节手术间温度、使用暖风机保暖、使用加温输液仪，预防低体温的发生。

（三）预防术中压力性损伤

手术体位为左侧卧位，做好受压部位，如髂嵴、肩部、耳郭等部位的皮肤保护，降低受压部位皮肤压疮发生。

（四）预防手术部位感染

手术安排符合感染控制原则，术中控制手术间人数及人员流动，严格执行无菌操作，把控抗生素使用时机。

四、实施护理计划

(1) 手术前进行术前访视，并告知术前准备流程、禁食禁饮时间、术前进入手术室的时间及入室后的手术基本流程，以减轻患者的焦虑与恐慌。

(2) 患者在进入手术室后，仔细核对患者的信息、手术方式、手术内容等，用平和聊天的方式进行核对并安抚患者。在进行护理操作前告知操作目的及方法，注重人文关怀。

(3) 在患者入室前将房间温度调至 22 ～ 24℃，选择一次性半身暖风毯铺在患者上半身进行保暖，使用加温输液仪进行输液加温，尽量减少皮肤暴露。密切关注术中患者温度，手术开始，调低手术间温度至 20℃左右；注意术中出血状况；手术快结束时，提前调高手术间温度至 22℃左右。

(4) 切皮前 30 分钟内输注完抗生素。

(5) 做好左侧肩关节、髂嵴、大转子、外踝等骨隆突处皮肤保护，使用海绵软垫、压疮贴保护受压部位。

(6) 严格控制手术间相关人员，参观学习人员控制在 2 人内，手术用物准备齐全，双人核对，开台布局按标准要求规范执行，护理操作统筹安排，以减少不必要的走动。

五、护理评价

(1) 患者安全渡过手术关，手术时长约 2 小时，术中生命体征平稳，出血少，未输血，无输液、过敏等反应发生。术毕安全返回麻醉复苏室。

(2) 术毕皮肤完整，无压红。

(3) 术毕体温正常，无低体温发生。

(4) 抗生素给药时机把控到位，术前抗生素在切皮前 25 分钟输注完毕。

(5) 术后第 1 天进行随访，患者神志清醒，生命体征平稳，可扶助步器下床。

(6) 患者自我感觉好，对手术护理满意。

参考文献

[1] 叶丹 . 临床护理常用技术与规范 [M]. 上海：上海交通大学出版社，2020.

[2] 韦向荣，高海鹏，梁智林 . 骨科临床诊断与手术学 [M]. 长春：吉林科学技术出版社，2019.

[3] 王绍利等 . 临床护理新进展 [M]. 长春：吉林科学技术出版社，2019.

[4] 邱贵兴，戴克戎 . 脊髓、脊柱和骨盆创伤 [M]. 武汉：湖北科学技术出版社，2016.

[5] 赵定麟 . 现代脊柱外科学胸、腰、骶尾椎疾患第 3 版 [M]. 上海：上海世界图书出版公司，2017.

[6] 王韬 . 现代创伤骨科学 [M]. 上海：上海科学技术文献出版社，2022.

[7] 姜保国 . 创伤骨科手术技术 [M]. 北京：北京大学医学出版社有限公司，2017.

[8] 朱立国，李金学 . 脊柱骨伤科学 [M]. 北京：人民卫生出版社，2015.

[9] 邱贵兴 . 骨科诊疗常规 [M]. 北京：中国医药科技出版社 ，2013.

[10] 夏亚一，张积礼 . 实用骨科疾病诊疗技术 [M]. 兰州：兰州大学出版社，2012.

[11] 和艳红，安丙辰 . 骨科疾病术后康复 [M]. 郑州：河南科学技术出版社，2014.

[12] 董立红 . 实用外科临床诊治精要 [M]. 长春：吉林科学技术出版社，2019.

[13] 王英 . 临床常见疾病护理技术与应用 [M]. 长春：吉林科学技术出版社，2019.